Pfannenstiel/Hotze/Schwarz

Der große TRIAS-Ratgeber zur Schilddrüse

Die Autoren:

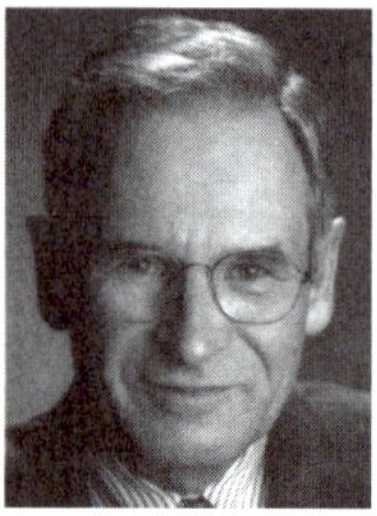

Prof. Dr. med. Peter Pfannenstiel (* 1934) hat als Internist und Nuklearmediziner in vierzig Jahren beruflicher Tätigkeit die Entwicklung in seinem Spezialgebiet maßgeblich mitgestaltet. Seine Verdienste um den Fortschritt bei der Vorbeugung, Erkennung und Behandlung von Schilddrüsenkrankheiten finden im In- und Ausland Anerkennung. Er ist Gründer und Ehrenmitglied der Schilddrüsenliga Deutschland und erhielt 1997 den Iatros-Preis »Arzt des Jahres« in Würdigung seines wissenschaftlichen, ärztlichen und publizistischen Engagements. Die Gesamtauflage seiner Schilddrüsenbücher für Ärzte und für Patienten hat die halbe Million überschritten.

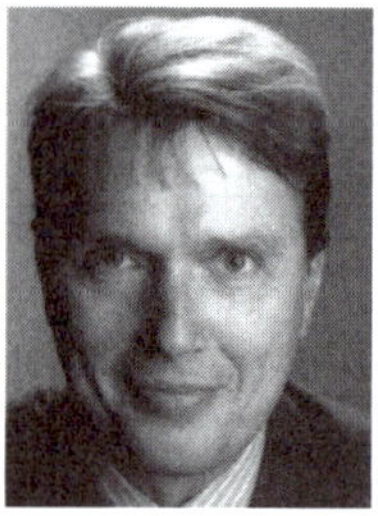

Prof. Dr. med. Lothar-Andreas Hotze (* 1955) leitet die von Prof. Pfannenstiel aufgebaute Praxis für Schilddrüsenkranke in Wiesbaden/Mainz-Kastel. Er hat sich durch seine Forschungsarbeit in Deutschland und im Ausland als Schilddrüsenexperte einen Namen gemacht. Neben seiner ärztlichen und wissenschaftlichen Tätigkeit vermittelt er seit Jahren bei der oft schwierigen Kommunikation zwischen Arzt und Patient, so durch sein Engagement als Vorsitzender des wissenschaftlichen Beirates der Schilddrüsenliga, des Dachverbandes der Selbsthilfegruppen für Schilddrüsenkranke in Deutschland.

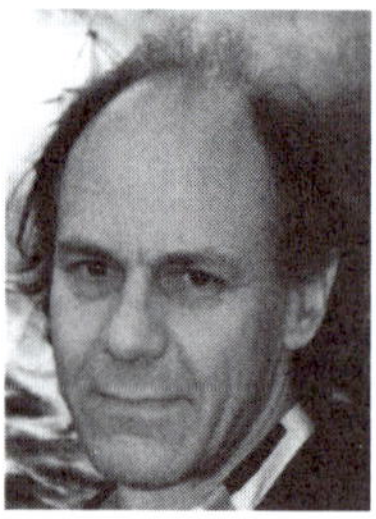

Dr. phil. Werner Schwarz (* 1946) ist der Ausbildung nach Arzt und Psychologe, der wissenschaftlichen Qualifikation nach Kognitionsforscher und Psycholinguist, dem Berufe nach Autor und Journalist. Er wirkt freischaffend in Heidelberg und sieht es als Aufgabe, medizinisches Wissen mit Formulierkunst und Sprachwitz unters Volk zu bringen. Er versteht Sachliteratur bei aller sachlichen Ausrichtung als literarische Sprachsache. Besser als mit fachsprachlich gefärbter Sachsprache, die vor lauter Sachlichkeit zu vertrocknen droht, ist der Sache, um die es geht, mit sprachästhetischer Darstellung gedient. Und erst recht dem Leser.

Prof. Dr. med. Peter Pfannenstiel
Prof. Dr. med. Lothar-Andreas Hotze
Dr. phil. Werner Schwarz

Der große TRIAS-Ratgeber zur Schilddrüse

- Krankheiten und ihre Ursachen verstehen
- Wie Ihr Arzt untersucht und behandelt
- So ernähren Sie sich jodreich

TRIAS

Leserservice:
Wenn Sie Fragen oder Anregungen zu diesem Buch haben, schreiben Sie uns:
TRIAS Verlag, Postfach 30 11 07,
70451 Stuttgart
oder schicken Sie uns eine E-Mail:
trias.lektorat@thieme.de

Anschrift der Autoren:
Prof. Dr. med. P. Pfannenstiel
Prof. Dr. med. L.-A. Hotze
Schilddrüsenpraxis
Peter-Sander-Straße 15
55252 Mainz-Kastel
Tel. 0 61 34-72 02-0
Fax 0 61 34-72 91 55
E-Mail: Info@Schilddruesenpraxis.de
Internet:
http://www.schilddruesenpraxis.de

Dr. phil. Werner Schwarz
Landfriedstraße 4
69117 Heidelberg
Tel. 0 62 21-16 46 10

Lektorat: Stefan Vieregg M. A.
Außenlektorat: Annerose Sieck M. A.,
Maria Brand

Umschlaggestaltung:
Cyclus · D + P Loenicker, Stuttgart

Zeichnungen:
Friedrich Hartmann, Nagold

Die Deutsche Bibliothek –
CIP Einheitsaufnahme
Pfannenstiel, Peter:
Der große TRIAS-Ratgeber zur Schilddrüse : Krankheiten und ihre Ursachen verstehen ; wie Ihr Arzt untersucht und behandelt ; so ernähren Sie sich richtig / Peter Pfannenstiel ; Lothar-Andreas Hotze; Werner Schwarz. –
6. Aufl. – Stuttgart : TRIAS, 1999
5. Aufl. u. d. T.: Pfannenstiel, Peter:
Nichts Gutes im Schilde

Dieses Buch wurde in der neuen deutschen Rechtschreibung verfasst.

Gedruckt auf chlorfrei gebleichtem Papier.

Rüdigerstraße 14, D-70469 Stuttgart
Printed in Germany
Satz: Hofacker DDV GmbH, Schorndorf
Druck: Parzeller, Fulda

ISBN 3-89373-537-2 1 2 3 4 5 6

Wichtiger Hinweis:
Wie jede Wissenschaft ist die Medizin ständigen Entwicklungen unterworfen, Forschung und klinische Erfahrung erweitern unsere Erkenntnisse, insbesondere was Behandlung und medikamentöse Therapie anbelangt. Soweit in diesem Werk eine Dosierung oder eine Applikation erwähnt wird, darf der Leser zwar vertrauen, dass Autoren, Herausgeber und Verlag große Sorgfalt darauf verwandt haben, dass die Angabe dem **Wissensstand bei Fertigstellung des Werkes** entspricht.
Für Angaben, Dosierungsanweisungen und Applikationsformen kann vom Verlag jedoch keine Gewähr übernommen werden.
Jeder Benutzer ist angehalten, durch sorgfältige Prüfung der Beipackzettel der verwendeten Präparate und unter Umständen nach Konsultation eines Spezialisten festzustellen, ob die dort gegebene Empfehlung für Dosierungen oder die Beachtung von Kontraindikationen gegenüber der Angabe in diesem Buch abweicht. Eine solche Prüfung ist besonders wichtig bei selten verwendeten Präparaten oder solchen, die neu auf den Markt gebracht worden sind. **Jede Dosierung oder Applikation erfolgt auf eigene Gefahr des Benutzers.** Autoren und Verlag appellieren an jeden Benutzer, etwa auffallende Ungenauigkeiten dem Verlag mitzuteilen.

Bildnachweis:
Umschlag vorne: Mauritius
hinten: WZMedia

Zu diesem Buch

In fünf Auflagen und in über 85 000 Exemplaren ist dieses vom Seniorautor (Pfannenstiel) begründete Schilddrüsenbuch seit 1977 erschienen. Der rasche Erkenntnisfortschritt in der Medizin macht vor der Schilddrüse nicht Halt, und so tat fünf Jahre nach der letzten Auflage eine gründliche Überarbeitung Not, um das Buch auf den neuesten Wissensstand zu bringen. Immerhin soll es nicht nur allen Schilddrüsen-Interessierten ein Kundgeber, sondern speziell den Schilddrüsenkranken ein Mut- und Ratgeber sein. Und wer (oder was) guten Rat geben will, darf nicht von gestern sein.

Aus dem Autorentandem der letzten Auflage ist mittlerweile ein Triumautorat geworden. Da der Seniorautor sich zunehmend aus der Medizin zurückzieht, ist ein neuer Schilddrüsenexperte (Hotze) als dritter Autor hinzugekommen. Er hat inzwischen nicht nur die Leitung der überregionalen Pfannenstiel-Schilddrüsenpraxis in Mainz-Kastel, sondern auch die Funktionen des Seniorautors in mehreren Gremien und Organisationen übernommen. Die Ergänzungen, Umgewichtungen und Kürzungen des fachlichen Inhalts wurden weitgehend von ihm vorgenommen. Der Seniorautor hat sich bei der neuen, sechsten Auflage damit begnügt, den zwei Koautoren beratend zur Seite zu stehen und ihren Text kritisch zu überprüfen.

Der Zweitautor der fünften Auflage (Schwarz), der als Mediziner und »Mann des Wortes« für die sprachliche Gestaltung des Stoffes verantwortlich zeichnet, hat die inhaltlichen Neuerungen in seine Sprache umgesetzt. Gespräche mit Patienten machen deutlich, wie wichtig für das Interesse und Verständnis des Laien eine von der Wissenschaftssprache abgerückte Darbietung medizinischer Inhalte ist.

Die gemeinsame Autorenschaft hat sich auch in ihrer erweiterten Form bewährt: Die Früchte, die sie trägt, schlagen im wahrsten Sinne des Wortes zu Buche. Es ist am Leser, sie zu ernten. Das mittlerweile sehr komplexe Wissen von der gesunden und kranken Schilddrüse ist hier für den Laien nicht nur verständlich, sondern – mit Sprachwitz und Formulierkunst – auch interessant dargestellt. Diese Form der Darstellung soll zum Lesen und Weiterlesen anregen. Der Humor, der in und zwischen den Zeilen dieses Buches steckt, will den darin behandelten Themen nicht den gebührlichen Ernst streitig machen, sondern die Auseinandersetzung mit ihnen erleichtern. Ein Konzept, das mehr als aufgeht – wenn man den zahlreichen Leserstimmen glauben darf!

Auch die sechste Auflage ist in Dankbarkeit all den Patienten gewidmet, die seit Ende der Fünfzigerjahre in der Schilddrüsenpraxis des Seniorautors betreut wurden. Inzwischen sind es über 125 000 und die Erfahrungen mit ihnen sind in dieses Buch eingeflossen. Gedankt sei an dieser Stelle auch dem Team des TRIAS-Verlags für die langjährige gute Zusammenarbeit.

Ziel und Absicht dieses Buches über die Schilddrüse bleiben unverändert: dass es nämlich allen seinen Lesern zu einem besseren Verständnis dieses lebenswichtigen, wenn auch oft vernachlässigten Teiles ihres Körpers verhelfe – und allen Schilddrüsenpatienten unter ihnen zu einem besseren Vermögen, mit ihrer Krankheit umzugehen und sie zu meistern.

Mainz-Kastel/Heidelberg, im September 1999 — Die Autoren

Einführende Bemerkungen

Dieses Buch wurde für Menschen geschrieben, die an der Schilddrüse und an deren Funktion und Krankheiten interessiert sind – als Betroffene, als Mitbetroffene oder einfach als Erkenntnishungrige, denen die Kinderfrage nach dem Warum der Dinge, zumal körpereigener wie beispielsweise eines Kropfes, nicht aberzogen wurde. Dazu dürften auch die wenigen gehören, die allen Verdrängungsneigungen zum Trotz in dem Bewusstsein leben, dass auch sie – wie alle Nichtbetroffenen – potenzielle Betroffene sind. Im Übrigen gilt gerade für Schilddrüsenkrankheiten, von deren hoher Dunkelziffer man sich lange Zeit keine Vorstellung machte, dass viele Leser nicht nur zu ihren potenziellen, sondern bereits zu ihren tatsächlichen, wenn auch noch unerkannten »Opfern« zählen. Demgemäß ist dieses Buch auch auf Subtraktion aus: Es will die Zahl der unerkannten Schilddrüsenkranken – und mithin die Zahl der Schilddrüsenkranken überhaupt – verringern helfen.

So erfährt der Leser alles Wichtige über Schilddrüsenkrankheiten: ihren physiologischen Hintergrund, ihre Symptome, ihre Diagnose, ihre Behandlung und die Möglichkeiten, ihnen vorzubeugen. Die Einsichten, die das Buch vermittelt, sind dem Patienten Hilfe für ein Leben mit kranker Schilddrüse – und dem Arzt eine indirekte Hilfe bei der Betreuung des Patienten. Ein aufgeklärter Patient ist dem Arzt allemal ein »besserer« Partner auf dem Wege zum gemeinsamen Ziel: der richtigen Abklärung und erfolgreichen Behandlung seiner Krankheit – und damit auch seiner Schilddrüsenkrankheit. Nur wer Bescheid weiß, kann verantwortlich handeln. Das gilt für den Patienten nicht weniger als für den Arzt. Die Mittel der modernen Medizin kommen nur da voll – und sinnvoll – zur Geltung, wo das Verständnis des Betroffenen sich mit dem Sachverstand des Arztes vereint. Das Verständnis will freilich erst errungen sein. Wer es als Patient mithilfe dieses Buches erlangt, hat sich selbst geholfen. In diesem Sinn ist das Buch auch eine Hilfe zur Selbsthilfe.

Den Besuch beim Arzt aber soll und kann es nicht ersetzen. Anhand des Buches mag der unerkannte Kranke zwar seiner Krankheit innewerden und die Diagnose mutmaßen, aber die Bestätigung wird ihm erst der Arzt geben können – und auch dieser nur unter Rückgriff auf sein diagnostisches Instrumentarium und nach Maßgabe der erhobenen Befunde. Für eine angemessene Therapie bedarf der Patient ohnehin des Arztes.

Dieses Buch enthält die Quintessenz von 40 Jahren ärztlicher Erfahrung mit Schilddrüsenkranken – gleichwohl sind es nur die Erfahrungen eines einzelnen Arztes (nämlich des Seniorautors). Der individuelle Spielraum, den die Medizin dem Arzt bei der Umsetzung wissenschaftlicher Erkenntnisse in praktische Heilkunst gewährt, bringt es mit sich, dass die hier geschilderten Vorgehensweisen nicht unbedingt deckungsgleich sind mit der Arbeit anderer Ärzte. Die Schilddrüsenpatienten unter den Lesern sollten sich davon nicht irritieren lassen. Entscheidend ist, dass die jeweils geübte Heilkunst den grundlegenden wissenschaftlichen Prinzipien der Diagnose und Behandlung von Schilddrüsenkrankheiten gerecht wird.

Schilddrüsenkrankheiten im Bewusstsein der Menschen

Statistische Erhebungen sind zwar meist nicht erhebend, deswegen aber noch lange nicht unerheblich. Nach neueren Untersuchungen hat etwa die Hälfte der Deutschen eine vergrößerte Schilddrüse. Von diesen »Kropfträgern« wird aber nur jeder Vierte rechtzeitig als solcher erkannt und behandelt. Erstaunlicherweise lässt auch eine merkliche Größenzunahme der Schilddrüse die Betroffenen nicht an eine Erkrankung dieses Organs denken – als ob sie nicht wüssten, dass sie überhaupt eine Schilddrüse haben. Selbst Familien, deren Stammbaum mit Kröpfen vollhängt, sind für den Gedanken an eine Schilddrüsenkrankheit nicht unbedingt sensibilisiert.

So unterbleibt zunächst der Gang zum Arzt – gleichwohl eine krankhafte Schilddrüsenvergrößerung mittels einer einfachen Ultraschalluntersuchung bereits im Frühstadium erkennbar wäre! Überdies bringt ein rechtzeitiger Ausgleich des Joddefizits, das den meisten Kröpfen zugrunde liegt, bei jungen Menschen einen solchen Kropf fast durchweg zum Schwinden – und nicht selten zum Verschwinden. Eigentlich keine schlechte Perspektive – beginnen doch die Hälfte der Kröpfe ihr Dasein bereits während und 20 Prozent sogar schon vor der Pubertät ihres Trägers. Aber vor die Behandlung haben die Götter die Diagnose gesetzt – und davor den Gang zum Arzt.

Offensichtlich hat die Schilddrüse als Quelle gesundheitlicher Störungen noch keinen angestammten Platz im deutschen Bewusstsein. Einige Forscher wollten es genau wissen: Sie überprüften in einer repräsentativen Umfrage das Wissen der Deutschen von der Schilddrüse und deren Krankheiten. Und siehe da: vier von zehn Befragten wussten um die Unentbehrlichkeit der Schilddrüse und hatten von Schilddrüsenkrankheit eine Vorstellung. Am geläufigsten waren ihnen der Kropf, der dem Volksmund ja als Maßstab für Überflüssiges dient, und die Einsicht, dass ein Zuviel oder Zuwenig des Guten auch im Falle der Schilddrüse nichts Gutes bedeutet: nämlich deren Über- oder Unterfunktion.

In wessen Bewusstsein die Vorstellung von der Schilddrüse als einem lebenswichtigen Organ einen Platz gefunden hat, der weiß auch, dass bei uns viele Menschen an einer Schilddrüsenkrankheit leiden. Die Häufigkeit der Kropfbildung in der deutschen Bevölkerung wird von den Schilddrüsenbewussten auf 15 Prozent geschätzt – immerhin! Aber noch lässt diese Art von Bildungsbewusstsein zu wünschen übrig: Angesichts der nahezu 50 Prozent Kropfträger, die hierzulande herumlaufen, nimmt sich der Schätzwert eher bescheiden aus.

Jeder fünfte Befragte wusste sein Kausalbedürfnis mit der ursächlichen Verknüpfung von Jodmangel und Kropf angemessen zu stillen. Dass der notorische Jodmangel deutscher Schilddrüsen mit der Jodarmut hiesiger Böden und Gewässer zusammenhängt, dürfte indes weniger bekannt sein. Warum dem Staat lange Zeit an einer generellen Jodierung des Speisesalzes, die sich in unseren jodarmen Nachbarländern so eindrücklich bewährt hat, nicht viel gelegen war, wissen die Politiker wohl selber nicht so recht. Dem gesunden Menschenverstand jedenfalls bleiben ihre Gründe unergründlich.

Welche Symptome welcher Schilddrüsenkrankheit im Einzelnen anzulasten sind, darüber sind sich auch unter den Schilddrüsenbewussten die meisten nicht im Klaren. Nur bei einigen von ihnen hat sich herumgesprochen, dass Symptome wie Nervosität, Reizbarkeit, Verstimmung, Atemnot, chronische Müdigkeit und unerklärliche Gewichtsschwankungen zur Gefolgschaft kranker Schilddrüsen zählen.

Dunkelziffer der Schilddrüsenkrankheiten

Krankheiten haben ihre Dunkelziffern. Die Dunkelziffer einer Krankheit drückt aus, dass diese häufiger in der Bevölkerung vorkommt, als die offiziellen Zahlen, die sich meist auf dokumentierte Fälle stützen, es glauben machen. Durch groß angelegte Untersuchungen, bei denen mit gesicherten diagnostischen Methoden in repräsentativen Stichproben nach einer Krankheit gefahndet wird, lässt sich deren Dunkelziffer erhellen. Für die häufigste Schilddrüsenkrankheit, den Kropf, wurden solche erhellenden Studien durchgeführt. Die einstige Hellziffer von 15 Prozent für deutsche Kropfträger wurde daraufhin korrigiert: Heute geht man von 50 Prozent aus. Für die Schilddrüsenfunktionsstörungen gibt es noch keine verbindlichen Korrekturen früherer Häufigkeitsangaben: Das Dunkel um ihre Dunkelziffer lichtet sich erst allmählich.

Es liegt auf der Hand, warum ohne Reihenuntersuchungen oder groß angelegte Studien die wahre Häufigkeit vieler Krankheiten im Dunkeln bleibt. Nicht alle Kranken werden beim Arzt vorstellig und nicht bei allen, die vorstellig werden, wird die richtige Diagnose gestellt. Somit geht die Dunkelziffer zu einem Teil zulasten der Ärzte: Sie zeigt an, dass die Ärzte bei der betreffenden Krankheit oder Gruppe von Krankheiten mitunter im Dunkeln tappen.

Dass gerade die Häufigkeit der Schilddrüsenkrankheiten lange Zeit unterschätzt wurde, ist nicht verwunderlich. Ihre Symptome entwickeln sich typischer- und tückischerweise schleichend, sind unspezifisch und werden daher leicht fehlgedeutet, bagatellisiert oder eben übersehen. Dies gilt insbesondere für Veränderungen des psychischen und sozialen Verhaltens und Einschränkungen des Leistungsvermögens, die sich einstellen können, bevor irgendwelche anderen Symptome einer Schilddrüsenfunktionsstörung merklich sind.

So werden die Symptome von Schilddrüsenkrankheiten vor allem im Anfangsstadium von unaufgeklärten Patienten kaum mit der Schilddrüse in Verbindung gebracht. Aber auch die Ärzte haben damit ihre Not, denn das Krankheitsbild der Schilddrüsenüberfunktion stellt sich in der Praxis nur selten so typisch dar wie auf den einschlägigen Seiten der Lehrbücher. Sie tun sich insbesondere da schwer, wo sie sich damit begnügen, die Schilddrüsenhormone im Blut zu bestimmen. Diese bleiben nämlich infolge der Kompensationsbemühungen der Schilddrüse, die in der Kropfbildung ihren Ausdruck finden, meist lange Zeit normal. Darin liegt ja gerade der Sinn des Kropfes.

Normal ist beim Kropf meist auch die Konzentration des Schilddrüsensteuerhormons, das die Schilddrüse zu Hormonproduktion und -freisetzung anhält. Leider wird allzu oft vergessen, mit den Schilddrüsenhormonen zugleich auch dieses Steuerhormon zu erfassen, das eine Fehlfunktion der Schilddrüse frühzeitig anzeigt. Von der normalen Schilddrüsenhormonkonzentration im Blut getäuscht, mag der Arzt davon absehen, die Schilddrüse mit Ultraschall zu untersuchen – und übersieht dabei ihre kropfige oder knotige Veränderung. Der Kropf bleibt (vorerst) unerkannt.

Am arztlichen Bewusstsein vorbei mogelt sich nicht selten auch die Schilddrüsenüberfunktion, die kropflastige ältere Menschen betrifft und geradezu als Alterskrankheit gelten kann. Denn eine Schilddrüsenüberfunktion entwickelt sich umso eher, je länger ein Kropf besteht, je älter also der Kopfträger wird: Es kommt dann leicht zu einer unkontrollierten Überproduktion der Schilddrüsenhormone, zumal wenn der Jodmangel, der dem Kropfwachstum zugrunde liegt, (vorübergehend) abgestellt ist. Die unspezifischen Zeichen solcher kropfbedingten Schilddrüsenüberfunktion im vorgerückten Alter gehen in der Vielfalt anderer altersüblicher Beschwerden und Krankheitszeichen leicht unter.

Fast noch diagnosefeindlicher als die Überfunktion ist die Unterfunktion der Schilddrüse, gerade bei älteren Menschen. Man muss sie kennen, um sie nicht zu verkennen. Der wichtigste Schritt zu ihrer Diagnose ist der, bei unspezifischen Beschwerden an die Möglichkeit dieser Funktionsstörung überhaupt zu denken. Am besten, man stellt sich grundsätzlich darauf ein. Schließlich werden heute in der täglichen Praxis Schilddrüsenkrankheiten insgesamt häufiger verkannt oder übersehen als erkannt und behandelt.

Schilddrüsenkrankheiten in der Übersicht

Krankheiten der Schilddrüse bedeuten entweder Veränderungen des Schilddrüsengewebes oder Störungen der Schilddrüsenfunktion oder eine Kombination von beidem. Vergrößert sich die Schilddrüse, die im Normalzustand nach außen hin meist unkenntlich bleibt, über ein bestimmtes Maß hinaus, spricht man von einem Kropf oder, fachwörtlich, einer Struma. Eine langfristige Überproduktion von Schilddrüsenhormonen ist Ausdruck einer Schilddrüsenüberfunktion (Hyperthyreose). Bleibt die Hormonproduktion hinter dem Bedarf des Körpers zurück, liegt eine Schilddrüsenunterfunktion (Hypothyreose) vor. Im Vergleich zu diesen Störungen sind Entzündungen und bösartige Tumoren der Schilddrüse selten.

Die wichtigsten Krankheiten der Schilddrüse

Es empfiehlt sich, für die summarische Darstellung der wichtigsten Schilddrüsenkrankheiten von den allgemeinen Veränderungen der Form und Funktion der Schilddrüse auszugehen, also von ihren morphologischen und funktionellen Störungen: dem Kropf, der Überfunktion und der Unterfunktion. Diese Störungen sind nicht selbst Krankheiten, sondern gemeinsamer Ausdruck oder Folgezustand einer Reihe von Krankheiten. Dazu kommen noch die Krankheitsgruppen der Entzündungen und der bösartigen Tumoren, wogegen die Schilddrüse so wenig wie andere Organe gefeit ist.

Der Kropf

Als Kropf oder Struma wird jede Vergrößerung der Schilddrüse bezeichnet. Die Struma ist ein deutliches Indiz dafür, dass die Schilddrüse in Normalgröße Mühe hat, ihr Hormonproduktionssoll zu erfüllen. Dahinter steckt in den allermeisten Fällen ein chronischer Mangel an Jod: Dem Körper wird mit der Nahrung nicht genügend Jod zugeführt. Die Schilddrüse, die für ihre Hormonproduktion auf die Zulieferung des Hormonbausteins Jod angewiesen ist, versucht dem Mangel abzuhelfen, indem sie die zwei Möglichkeiten ausschöpft, die einem Organ zur Vergrößerung seiner selbst zu Gebote stehen: Sie lässt ihre Zellen größer werden und folgt damit dem Wachstumsprinzip der Hypertrophie. Und sie gewinnt zusätzliches Drüsengewebe, indem sie diese Drüsenzellen zugleich zur Vermehrung antreibt – ein Kompensationsmechanismus, der Eingeweihten als Hyperplasie geläufig ist. Offensichtlich ist die Hormonausbeute bei gleicher Gesamtjodmenge größer, wenn mehr Drüsenzellen das Jod unter sich aufteilen. Der Anteil des ungenutzten Jods pro Zelle wird dadurch verringert. Auf diese Weise steigert die Schilddrüse in der Not die Effizienz ihrer Jodverwertung.

Wie lange ein Kropf wächst, hängt wohl vom Grad der Jodverknappung ab und davon, in welchem Maße das Joddefizit über bestimmte Wachstumsfaktoren die Schilddrüse zum Wachsen zwingt. Wann aber ein Jodmangelzustand erreicht ist und wann noch nicht, ist individuell definiert. Die Fähigkeit der Drüsenzellen zur Jodverwertung ist von Person zu Person verschieden. So unterscheiden sich die Schilddrüsen in ihrem Jodbedarf. Was für die eine ein Mangel, mag für die andere, die das verfügbare Jod besser zu nutzen versteht, noch lange ausreichend sein.

Da der Kropf eine Anpassung der Schilddrüse an widrige Produktionsbedingungen darstellt, die dem Zwecke dient, den Schilddrüsenhormonhaushalt trotz Rohstoffmangels im Lot zu halten, ist bei Zweckerfüllung zunächst nicht mit einer Fehlfunktion des Kropfes zu rechnen. In der Tat: eine solche stellt sich meist erst nach vielen Jahren ein – vorausgesetzt, man gönnt dem Kropf ein ruhiges Dasein und lässt ihn lange genug unbehandelt.

Schilddrüsenüberfunktion

Die Schilddrüsenüberfunktion ist einerseits Ausdruck einer funktionellen Entgleisung bestimmter Schilddrüsenareale, die sich vom umgebenden Gewebe abgrenzen, autonom werden und eigene Wege gehen. Andererseits imponiert sie als Hauptelement eines umschriebenen Krankheitsbildes: der Basedow'schen Krankheit.

Schilddrüsenautonomie

In Kröpfen, die lange Zeit therapeutisch unbehelligt bleiben, können sich einzelne Zellen oder Zellkomplexe infolge einer genetischen Veränderung dem regulierenden Einfluss übergeordneter Zentren entziehen und funktionell verselbstständigen: Sie werden zu »Knoten«, die vor Produktionseifer heißlaufen, sobald nur genügend Jod zur Verfügung steht. Der Fachmann spricht bei so einem Knoten, wenn er allein auftritt, von einer unifokalen, wenn er mehrfach auftritt, von einer multifokalen Autonomie (früher: autonome Adenome). Völlig unabhängig und unbeirrt vom Pegelstand des Schilddrüsensteuerhormons produzieren diese autonomen Areale ihre Hormone. Die ungezügelte Aktivität der so genannten heißen Knoten kann sich in der hormonellen Nettobilanz als Schilddrüsenüberfunktion bemerkbar machen: Es wird dann so viel Schilddrüsenhormon produziert, dass die Speicher überquellen und der Körper weit über seinen Bedarf hinaus damit überschwemmt wird.

Eine Autonomie entwickelt sich zwar bevorzugt in älteren Kröpfen, findet aber nicht selten auch in normal großen Schilddrüsen einen fruchtbaren Boden. Also sind auch kropflose Menschen vor einer Hyperthyreose durch autonome Schilddrüsenareale nicht sicher.

Bereits als Überfunktion zu werten ist ein Verhalten der Schilddrüse, welches das Steuerhormon, das die Schilddrüse zur Arbeit anstachelt, dazu veranlasst, seine normübliche Konzentration im Blut zu unterschreiten, während die Schilddrüsenhormonkonzentration noch normal ist. Der Körper nutzt hier seine Regulationsmöglichkeiten bis zum Äußersten und kann so die unphysiologische Mehrproduktion der Schilddrüsenhormone vorerst hintanhalten. Man spricht in solchen Fällen von einer latenten (versteckten) Überfunktion: Sie hält sich zunächst noch bedeckt, tritt nicht offen zutage, ist nicht manifest (offenkundig). Nur der Tiefstand des Steuerhormons verrät sie.

Basedow'sche Krankheit

Wenn hinter einer Hyperthyreose keine Schilddrüsenautonomie steckt, spricht die Wahrscheinlichkeit für die Basedow'sche Krankheit (nach dem Merseburger Arzt Karl Adolf von Basedow, 1799–1854), die sich auf diese Weise bemerkbar macht. Was man bemerkt, ist das Eingeständnis eines Irrtums: Das Immunsystem, die körpereigene Polizei, schickt fälschlicherweise seine Antikörpertruppen gegen die Drüsenzellen der eigenen Schilddrüse ins Feld. Diese werden aber nicht zerstört, sondern sie verwechseln die Autoantikörper mit dem stimulierenden Schilddrüsensteuerhormon (Thyreotropin oder, kürzer, TSH genannt) und lassen sich, gewissermaßen hinters Licht geführt, zu gesteigerter Aktivität anhalten. Dabei produzieren nicht nur einzelne Gewebeanteile vermehrt Hormone, sondern es wird die gesamte Schilddrüse in produktiven Aufruhr versetzt.

Im typischen Fall der Basedow'schen Autoimmunkrankheit, unter den rund 60 Prozent der Fälle fallen, gesellen sich zur Hyperthyreose stark hervortretende Augäpfel. Dieses Exophthalmus benannte Symptom ist den gleichen Autoantikörpern anzulasten, die in der Schilddrüse ihr Unwesen und die Drüsenzellen zu unsinniger Überproduktion treiben. Die Augensymptome treten unter dem Banner Basedows ebenso schicksalhaft auf wie der Rest des Krankheitsbildes. Der wahre Urheber steckt in den Genen; demgemäß findet die Urhebung familiär gehäufter statt.

Schilddrüsenunterfunktion

Was darüber liegt, ist von Übel; was darunter liegt, aber nicht minder: ein Zuwenig an Schilddrüsenhormonen – und die Stoffwechselvorgänge in den Zellen kommen nicht richtig in Schwung. Das ist bei den Neugeborenen, die mit einer Hypothyreose geboren werden, nicht anders als bei älteren Kindern und Erwachsenen, die erst später daran erkranken. Nur die Folgen sind nicht die gleichen.

Angeborene Schilddrüsenunterfunktion

Auf einen schwungvollen Stoffwechsel sind vor allem die Organe angewiesen, die sich im Wachstum befinden. Deswegen sind Kleinkinder mit einer Schilddrüsenunterfunktion besonders gefährdet. Gerade die ist aber neben dem Diabetes die häufigste endokrine Erkrankung im Kindesalter. Bei angeborener Hypothyreose ist die Schilddrüse entweder zu klein oder gar nicht vorhanden. Und die Neugeborenen tragen schwer an den Folgen – zumal wenn die Hormonstörung nicht gleich nach der Geburt erkannt und behandelt wird. Unter der Last bleibt das Längenwachstum zurück – und auch die geistige Entwicklung wird behindert. Kretinismus heißt dieses Krankheitsbild. So verheerend sind dabei die Verläufe, dass heute bei jedem Neugeborenen routinemäßig nach einer Hypothyreose gefahndet wird. Man darf der angeborenen Schilddrüsenunterfunktion keine Chance zur Entfaltung geben.

Erworbene Schilddrüsenunterfunktion

Man sollte glauben, die Hypothyreose sei eine häufige Folgeerscheinung der Jodmangelstruma. Dem steht entgegen, dass die Schilddrüse alle Anstrengung unternimmt, einem jodmangelbedingten Hormondefizit durch An- und Ausbau ihrer Produktionsstätten zuvorzukommen. Die Rechnung scheint aufzugehen: Die Schilddrüsenunterfunktion läuft dem Kropf hinterher – und holt ihn doch nur selten ein. Zwar entstehen in der unbehandelten Struma mit der Zeit Erschöpfungsareale – ausgelaugte Bezirke, so genannte kalte Knoten, aus denen der Hormonfluss versiegt und am Ende Zysten oder Verkalkungsherde hervorgehen. Aber die Hormonbilanz der Schilddrüse bleibt dennoch meist ausgewogen. Eine Hypothyreose im Gefolge eines Knotenkropfes ohne zusätzliche Krankheitsprozesse ist selten. Außerdem können heiße Knoten, die sich anderwärts in der Schilddrüse aus einzelnen überaktiven Zellen heranbilden, die kalten Knoten funktionell wettmachen.

So wird die Hypothyreose meist auf andere Weise erworben. Wenn man von Einwirkungen von außen absieht, sind am häufigsten Autoimmunprozesse, die bei bestimmten Entzündungen der Schilddrüse ihren Auftritt haben, dafür verantwortlich zu machen. Will man von äußeren Einwirkungen aber nicht absehen, dann fällt der Blick auf die Ärzte in einer ungewohnten Rolle: nämlich als unfreiwillige Krankheitsverursacher. Denn Schilddrüsenoperationen oder -behandlungen mit radioaktivem Jod sind für den Patienten nicht selten mit einem Aufpreis verbunden: Er wird seine Überfunktion oder seinen Kropf zwar los, muss dafür aber zeitlebens eine chronische Unterfunktion und damit eine Abhängigkeit von Schilddrüsenhormontabletten in Kauf nehmen. Auch wer sich als Hyperthyreotiker bei der Einnahme von Schilddrüsenfunktionshemmern nicht an die verordnete Dosis hält, wird womöglich mit einer Hypothyreose bestraft.

Schilddrüsenentzündung

Nach dem zeitlichen Ablauf lassen sich verschiedene Formen der Schilddrüsenentzündung (Thyreoiditis) unterscheiden: die akute, die unvermutet und mit heftigen Schmerzen einsetzt; die subakute, die weniger dramatisch, aber meist ebenfalls schmerzhaft verläuft und Wochen bis Monate anhält; und die chronische, die sich unbemerkt einnistet, schleichend entwickelt und lange Zeit hinzieht.

Die Hashimoto-Thyreoiditis

Die häufigste Schilddrüsenentzündung ist die chronische Hashimoto-Thyreoiditis (nach dem japanischen Arzt Hashimoto, der sie vor fast 100 Jahren als Erster beschrieb). Für diese Form der Thyreoiditis sind wie bei der Basedow'schen Krankheit Autoantikörper verantwortlich zu machen, die jedoch nicht die Schilddrüsenzellen zur vermehrten Hormonproduktion anregen, sondern auf Zerstörung aus sind – und so manche

Zelle muss daran glauben. Eine Unterfunktion ist die natürliche Folge. Da die chronische Schilddrüsenentzündung hier Ausdruck eines gegen den eigenen Körper gerichteten Aggressionsaktes des Immunsystems ist, gehört sie – zusammen mit der Basedow'schen Variante der Hyperthyreose – zur Gruppe der Autoimmunkrankheiten. Im Frühstadium lässt sich die Krankheit nur schwer in die Karten gucken. Diese werden häufig erst im Spätstadium auf den Tisch gelegt: im Folgezustand der Hypothyreose.

Schilddrüsenkrebs

Bösartige Tumoren gehören zu den seltenen Krankheiten der Schilddrüse. Pro Jahr erkranken von einer Million Menschen zehn bis 30 an Schilddrüsenkrebs und fünf sterben daran. In der Regel geht der Krebs nicht mit einer Funktionsstörung einher. Er tritt zunächst nur als expandierender Knoten in Erscheinung, der mit gutartigen Knotenbildungen leicht zu verwechseln ist.

Häufigkeit der Schilddrüsenkrankheiten

Könnte man nur zählen, wie man wollte, ergäbe sich ein klareres Bild davon, wie viele Menschen der Gesamtbevölkerung oder einer definierten Bevölkerungsgruppe zum Zeitpunkt der Untersuchung an einer bestimmten Krankheit leiden (die so genannte Prävalenz) oder wie viele in einem umschriebenen Zeitraum an diesem Leiden erkranken (die so genannte Inzidenz). Der Begriff der Dunkelziffer verrät, dass bei Häufigkeiten generell mit Unschärfen zu rechnen ist: Auch im speziellen Fall der Schilddrüsenkrankheiten sind Häufigkeitsangaben mit einem Körnchen Jodsalz zu nehmen. Bei jedem Prävalenzhinweis ist also eine Relativierung mitzudenken.

Die Domäne der Epidemiologen

Epidemiologen sind Mediziner, die sich von Fachs wegen bemühen, die Häufigkeit von Krankheiten ins rechte Licht zu rücken. Sie wollen so verhindern, dass ein Teil davon im Dunkeln bleibt. Für die Volkskrankheit Kropf hat sich ihr redliches Bemühen mittlerweile bezahlt gemacht: Die neue Hellziffer wird – es wurde bereits gesagt – mit 50 Prozent veranschlagt. Freilich ist in vielen Lehrbüchern selbst neueren Druckdatums nach wie vor von zehn bis 15 Prozent die Rede.

Die Quoten, mit denen die Häufigkeit deutscher Schilddrüsenfunktionsstörungen derzeit beziffert werden, haben ihre Korrektur noch vor sich: Wie diese ausfallen wird, lassen Hochrechnungen der Ergebnisse aus epidemiologischen Untersuchungen an der Arbeiterschaft großer Betriebe erahnen. Demnach ist in Deutschland unter der arbeitenden Bevölkerung zusätzlich mit 420 000 Fällen von Überfunktion und 135 000 Fällen von Unterfunktion zu rechnen – auch wenn es sich bei der Mehrzahl um eine verkappte oder latente Fehlfunktion handelt, deren sich die betroffenen Funktionsträger gar nicht so recht bewusst sind.

Häufigkeit der Schilddrüsenkrankheiten im Überblick

In der Regel sind Krankheiten in der Bevölkerung nicht gerecht verteilt: Bestimmte Bevölkerungsgruppen werden großzügiger bedacht als andere. Alter und Geschlecht spielen dabei fast immer eine Rolle. Die Schilddrüsenkrankheiten machen hier keine Ausnahme. Also sind in

Tab. 1

Schilddrüsenkrankheiten	Häufigkeit in % der Bevölkerung	Bevorzugtes Erkrankungsalter	Geschlechtsverteilung Frauen/Männer
Jodmangel-Struma	40 – 50 %	Pubertät, Schwangerschaft, Wechseljahre	3 : 1
Unterfunktion			
angeboren	1 von 3 000	Lebendgeburten	1 : 1
erworben	10 %	eher höheres Lebensalter	5 : 1
– manifest	3 %		
– latent	7 %		
Entzündungen	7 %	jedes Alter	5 : 1
Überfunktion	6 %	jedes Alter	5 : 1
Autonomie		eher höheres Alter	
– manifest	2 %		
– latent	3 %		
Basedow	1 %	eher jüngeres Alter	
bösartige Tumoren	30 pro Million Einwohner pro Jahr	jedes Lebensalter, bevorzugt 30. – 60. Lebensjahr	3 : 1

Tabelle 1, welche die fünf großen Gruppen der Schildrüsenkrankheiten in der Reihenfolge ihrer Häufigkeit zusammenfasst, die Geschlechterverteilung und die bevorzugt betroffenen Lebensabschnitte mit angegeben.

Frauen sind doppelt benachteiligt

Schilddrüsenkrankheiten haben fraglos eine ausgesprochene Vorliebe für das weibliche Geschlecht. Einmal mehr gereicht ein Mann-Frau-Verhältnis (das sich aus den Hellziffern für die geschlechtsspezifischen Prävalenzen bestimmt) der Frau zum Nachteil: Dreimal bis fünfmal so häufig wie Männer fallen Frauen der eigenen Schilddrüse zum Opfer. Betroffene Frauen sind also doppelt benachteiligt. Lediglich bei den angeborenen Formen der Schilddrüsenkrankheiten ist der zusätzliche Nachteil für das weibliche Geschlecht aufgehoben.

Dass Schilddrüsenkrankheiten es auf Frauen besonders abgesehen haben, ist nicht verwunderlich. In Zeiten hormoneller Umstellung gerät das Hormonsystem leicht ins Straucheln und sein Haushalt aus dem Gleichgewicht. Solche Zeiten müssen Frauen in ihrem Leben aber öfter durchmachen als Männer: Zur Pubertät kommen die Schwangerschaft, die Stillzeit und die Wechseljahre. Überdies wird den Frauen eine solche Umstellung ein halbes Leben lang allmonatlich abverlangt: Mag sein, dass das periodische Wechselspiel mit der Regelblutung vor allem der Schilddrüse, als dem »Sensibelchen« unter den hormonbildenden Organen, stärker zusetzt als anderen Drüsen.

Familiäre Häufung

Schilddrüsenkrankheiten halten es mit der Familie. Nicht selten ergreifen sie von der ganzen Familie Besitz und sind darin dann gehäuft zu finden. Das heißt freilich nicht, dass nächste Verwandte von Schilddrüsenkranken unausweichlich auch selber schilddrüsenkrank werden; zudem wird oft eine Generation übersprungen. Mit einem erhöhten Risiko müssen sie gleichwohl rechnen und leben – wobei sich das Risiko nicht auf eine bestimmte Schilddrüsenstörung beschränkt. So können in ein und derselben Familie Überfunktionen und Unterfunktionen nebeneinander vorkommen. Die Familienbindung von Schilddrüsenkrankheiten erklärt die diagnostische Neugier des Arztes auf einschlägige Schilddrüsenerfahrungen unter den Angehörigen seiner Patienten.

Beschwerden bei Schilddrüsenkrankheiten

Beschwerden, die von der Schilddrüse ausgehen, sind entweder auf ein verstärktes Wachstum zurückzuführen oder auf eine Störung der Funktion, bei der entweder zu viel des Guten oder zu wenig des Guten – nämlich des Schilddrüsenhormons – gebildet wird.

Kropfbeschwerden

Eine wachsende Schilddrüse bereitet im Allgemeinen keine Beschwerden, bis sie eine bestimmte Größe überschreitet. Dann geht es im Halsraum eng her: Atmen und Schlucken fallen schwer. Ein Kloß macht sich im Hals breit, ganz ohne psychischen Stress und man verspürt einen ständigen Druck. Spätestens jetzt hat der Kropf Krankheitswert. Nicht immer ist die vergrößerte Schilddrüse von außen sichtbar: Mitunter wächst sie vornehmlich nach innen und fällt erst auf, wenn sie Beschwerden bereitet.

Damit ein Kropf beschwerlich wird, muss also nicht unbedingt die Funktion gestört sein. Was wächst, braucht Platz und fordert seinen Raum. Auch die Kropfbildung ist ein raumfordernder Prozess. Wird die Forderung zu groß, kann sie nur auf Kosten anderer Organe erfüllt werden. Im Hals- und oberen Brustraum haben Luftröhre und Speiseröhre ihren angestammten Platz. Gegen die vordringenden Gewebemassen des Kropfes geraten die beiden Röhren jedoch ins Hintertreffen: Von außen bedrängt, nach innen verengt! Das gilt vor allem dann, wenn der Kropf nach unten wächst, dem Brustraum zu. Denn die obere Brustkorböffnung ist ein knöcherner Ring und im Gegensatz zu den Halswänden keiner Erweiterung fähig. So kann auch schon ein kleiner Kropf, falsch platziert, Atemnot, Heiserkeit und Schluckstörungen mit sich bringen.

Beschwerden bei Überfunktion

Bei Schilddrüsenüberfunktion sind die Schilddrüsenhormone nicht nur zu viel des Guten – sie tun auch zu viel davon. Der Stoffwechsel läuft auf Hochtouren; jede Zelle gibt, was sie hat. Das Beschwerdebild ist geprägt von den Befindensstörungen, die aus dem hektischen Stoffwechsel der Zellen und Organe resultieren: Heißhunger ohne Nahrungsentzug, Gewichtsverlust ohne Diät, Hitzewallungen ohne Klimaeinfluss, Schwitzen ohne Anstrengung. Sogar im Winter sitzt der Kranke gern am offenen Fenster. Der Schlaf ist gestört, die Nächte werden länger. Der

Tag aber wird von Nervosität beherrscht: Die innere Ruhe geht verloren und macht anhaltender Gereiztheit Platz. Für das soziale Umfeld gewinnt der Hyperthyreotiker instrumentelle Bedeutung: Er wird zur Nervensäge. Sein Blutdruck versucht sich in höheren Regionen, das Herz schlägt rascher und lässt sich in seinem Rhythmus manchmal lebensbedrohlich stören.

Beschwerden bei Unterfunktion

Bei der Schilddrüsenunterfunktion kommt der Stoffwechsel in den Zellen nicht so recht in Fahrt: Er läuft auf Sparflamme. Der Patient verfällt in eine allgemeine Schwäche, wird lethargisch, bewegt sich wenig, ermüdet leicht, schläft vermehrt und friert selbst in überheizten Räumen. Seine Muskeln sind steif und krampfen gern. Er spricht heiser, hört schwer und legt an Gewicht zu. Sein Puls ist langsam, sein Blutdruck eher niedrig, sein Haar spröde und womöglich ausfallend, seine Haut trocken. Außerdem sieht er verquollen aus, undank teigiger Schwellungen des Unterhautgewebes im Gesicht.

Die Hypothyreose dokumentiert eindrucksvoll die Bedeutung des Hormonhaushaltes für die seelische Befindlichkeit: Das Interesse an Umfeld und Umwelt schwindet, Lustlosigkeit wächst, die Stimmung verstimmt sich zur Depression. Die Merkfähigkeit lässt nach, das Denken fällt noch schwerer als sonst. Apathie macht sich breit.

Beschwerden bei Schilddrüsenentzündungen

Die bedauerlichen Veränderungen, welche die chronische Entzündung, als unterschwelliger Schwelbrand des Schilddrüsengewebes, auf Dauer in dem befallenen Drüsenorgan anrichtet, lassen sich zwar mit technischen Hilfsmitteln sichtbar machen, dem Bewusstsein des Schilddrüseneigners aber bleiben sie verborgen. So waltet die Autoimmun-Thyreoiditis lange im Untergrund und gibt sich erst in ihrem Spätstadium an den Symptomen der Hypothyreose zu erkennen.

Die akuten Entzündungen sind da von einem anderen Kaliber: Heimlichkeit ist ihnen fremd. Sie stellen von Anfang an klar, was Sache ist. Schmerz ist ihr Erkennungszeichen. Dafür lassen sie für gewöhnlich die Schilddrüse unversehrt zurück, wenn sie nach meist kurzem und heftigem Umtrieb mit oder ohne therapeutischen Druck ihre Wirkstätte wieder verlassen.

Beschwerden bei Krebs der Schilddrüse

Wie die meisten anderen Spielarten des grässlichen Körpertieres treibt der Schilddrüsenkrebs sein Unwesen heimlich und tückisch. Nur gelegentlich wuchern krebsige Kropfknoten so schnell, dass die Nachbarschaft in Bedrängnis und der Tumor beschwerlich zu Bewusstsein kommt.

Teste sich, wer will!

Selbsttestung liegt im Trend. Wir setzen auf das Trendbewusstsein des Lesers, der sich hier selbst ein Bild vom Jodstatus und vom Funktionszustand seiner Schilddrüse machen kann.

Test zur Erfassung des eigenen Jodstatus

Der »Jodruf« deutscher Schilddrüsen wird oft lange Zeit überhört. Wer seine Ohren für diesen Notruf schärfen und Einblick in seine Jodversorgungslage gewinnen will, der wähle die für ihn zutreffenden Antworten auf die folgenden Fragen und teste an den dazugehörigen Punktzahlen zugleich sein Additionsvermögen.

Testen Sie Ihren Jodstatus!

Ihr Geschlecht?

- Frau (5)
- Mann (1)

Bevorzugen Sie mit Jodsalz hergestellte Back- und Fleischwaren sowie Fertignahrungsmittel?

- immer (1)
- gelegentlich (5)
- nie (10)

Verwenden Sie zu Hause Jodsalz?

- immer (1)
- gelegentlich (5)
- nie (10)

Wie oft essen Sie Meeresfisch?
- mehr als 2 × pro Woche (1)
- mindestens 1 × pro Woche (5)
- weniger als 1 × pro Woche (10)

Nehmen Sie vorbeugend Jodidtabletten ein?
- regelmäßig (–30)
- gelegentlich (–15)
- nie (0)

Die Zahl der Punkte bringt es an den Tag: Wer es auf deren 27 oder mehr bringt, lebt mutmaßlich in Jodarmut. Weniger ist hier mehr: Wer zwischen zwölf und 27 Punkte erreicht, ist des Jodmangels nur verdächtig. Wer aber unter zwölf Punkten bleibt, darf sich vorerst sicher fühlen: Seine Jodversorgung gibt zu keiner Besorgnis Anlass.

Beurteilung der eigenen Schilddrüsenfunktion

Wer sich eine Vorstellung vom Funktionszustand seiner Schilddrüse machen möchte, beantworte die nachfolgenden Fragen. Durch einfaches Zählen seiner Ja-Stimmen erhält er dann seine Schilddrüsenfunktionszustandseigentestungspunktzahl (das längste Wort in diesem Buche: Mark Twain, beredter Spötter wider deutsche Bandwurmwörter, hätte seine Freude – und seinen Spott – daran gehabt!). Dem Leser wird nicht entgehen, dass die Fragen auf die wichtigsten Beschwerden abzielen, die bei einer Unter- oder Überfunktion der Schilddrüse zu erwarten sind.

Ja oder Nein – das ist hier die Frage!

- Haben Sie ohne erkennbaren Grund an Körpergewicht zu- oder abgenommen?
- Leiden Sie unter Schlafstörungen?
- Ist Ihnen ohne äußeren Anlass häufig heiß oder kalt?
- Haben Sie trockene Haut?
- Sind Sie oft grundlos nervös oder hektisch?
- Haben Sie öfter Herzrasen?

- Sind Sie oft müde, obwohl Sie genug schlafen?
- Leiden Sie unter Atemnot oder Schluckbeschwerden?
- Haben Sie des öfteren Durchfall oder Verstopfung?

Man muss kein konsequenter Jasager sein, um sich einer Funktionsstörung verdächtig zu machen. Wer mehr als vier Fragen bejaht, sollte auch zur Untersuchung seiner Schilddrüse Ja sagen – dann aber konsequent.

Bau und Funktion der Schilddrüse

Damit Ratschläge auf fruchtbaren Boden fallen, gilt es, diesen zu bereiten. Soll der Patient verstehen, warum ihm dieses abverlangt und jenes angeraten wird, muss er in die sachlichen Zusammenhänge eingeweiht werden – und sich darin auch einweihen lassen. So viel Zeit muss sein. Wer seiner oder anderer Menschen Schilddrüsenkrankheit mit besserem Verständnis begegnen will, der lese den folgenden Abschnitt über den Aufbau und die Funktion der Schilddrüse. Nur vor dem Hintergrund des Gesunden ist Krankhaftes zu begreifen.

Überblick

Die Schilddrüse ist eine endokrine Drüse: Sie sondert ihr Sekret nach innen ab, nämlich in die Gewebeflüssigkeit und von da ins Blut. Solche Sekrete heißen Hormone. Die Schilddrüsenhormone stehen im Dienste des Stoffwechsels; ihr Dienst ist unverzichtbar, ihr Fehlen mit dem Leben schwer vereinbar. Entscheidender Bestandteil der Schilddrüsenhormone ist das Jod, das über Wasser und Nahrung aufgenommen wird.

Die Konzentration der Schilddrüsenhormone im Blut wird über einen Regelkreis in bestimmten Grenzen konstant gehalten: Sinkt oder steigt der Hormonspiegel über Gebühr, werden Hormonausschüttung und Hormonproduktion von der Hirnanhangdrüse aus über das Schilddrüsensteuerhormon Thyreotropin (kurz TSH genannt) gesteigert oder gebremst. Die Order von ganz oben darf dabei nicht fehlen: Herrscht im Blut ein niedriger Schilddrüsenhormonstand, setzt die Hormonzentrale im Zwischenhirn mit ihrem Freisetzungshormon (kurz TRH genannt) zusätzlich Thyreotropin aus der Hirnanhangdrüse frei.

Im Konzert der endokrinen Drüsen spielt die Schilddrüse die erste Geige: Sie gibt den Ton an und solange dieser harmonisch ist, bleibt der Wasserhaushalt ausgewogen und die Körpertemperatur konstant. Nach ihrem Takt, den sie mittels der Schilddrüsenhormone angibt, werden in den Zellen die Grundnährstoffe gewechselt: Kohlenhydrate, Fette, Eiweiß. Auf diese Weise nimmt sie Einfluss auf das Wachstum und die geistige und körperliche Entwicklung. Aber auch die seelische Entwicklung hängt von ihr ab, ja die seelische Befindlichkeit überhaupt. Die Stoffwechselwirkungen der Schilddrüsenhormone verknüpfen die Aktivität der Schilddrüse mit dem Sauerstoffbedarf des Körpers: Je nach Pegelstand dieser Hormone steigt oder sinkt der Sauerstoffverbrauch.

Auf einen Nenner gebracht: Der Schilddrüse obliegt die Rolle des Antreibers. Eine Einbuße ihrer Funktion bremst, eine Steigerung ihrer Funktion beschleunigt die körperlichen und psychischen Lebensvorgänge.

Anatomie der Schilddrüse

Wenn die Schilddrüse erkrankt, verändern sich häufig ihre Gestalt und ihr innerer Aufbau. Will man diese Veränderungen begreifen, muss man sich ein Bild von ihrer normalen Beschaffenheit machen können. Unter Umständen werden umliegende Strukturen in das Krankheits- oder das therapeutische Geschehen mit einbezogen: So gilt es zu verstehen, in welcher Lage die Schilddrüse sich befindet und welche Beziehungen sie zu ihren Nachbarorganen unterhält. Die Anatomie der Schilddrüse gibt darüber Auskunft.

Lage und Gestalt der Schilddrüse

Unter dem Schildknorpel des Kehlkopfes, der beim Mann als Adamsapfel bekannt ist und den Taufpaten für die Schilddrüse abgab, schmiegt sich diese mit ihren zwei Seitenlappen und einem schmalen Mittellappen wie ein Schmetterling der Luftröhre von vorne an. Die Flügel des Drüsenfalters reichen bis an die Speiseröhre; ihre unteren Pole markieren den Übergang des Halses in den Brustkorb. Die großen Blutgefäße ziehen zusammen mit den Halsmuskeln an den Drüsenlappen vorbei (Abb. 1).

Die Schilddrüse ist nicht von Anbeginn an unter dem Schildknorpel heimisch: Erst im Laufe der Embryonalentwicklung wandert sie in die Halsregion ein. Ihren Ursprung hat sie unterhalb der Zunge. In seltenen Fällen verpasst sie den Absprung vom Zungengrund oder bleibt auf ihrem Weg nach unten oberhalb des Kehlkopfes hängen. Auf diese Weise kommt es bei angeborener Unterfunktion der Schilddrüse zur so genannten Zungengrundstruma.

Streckt ein schlanker Mensch den Kopf nach hinten, können sich am Hals die Konturen seiner Schilddrüse abzeichnen, auch wenn diese nor-

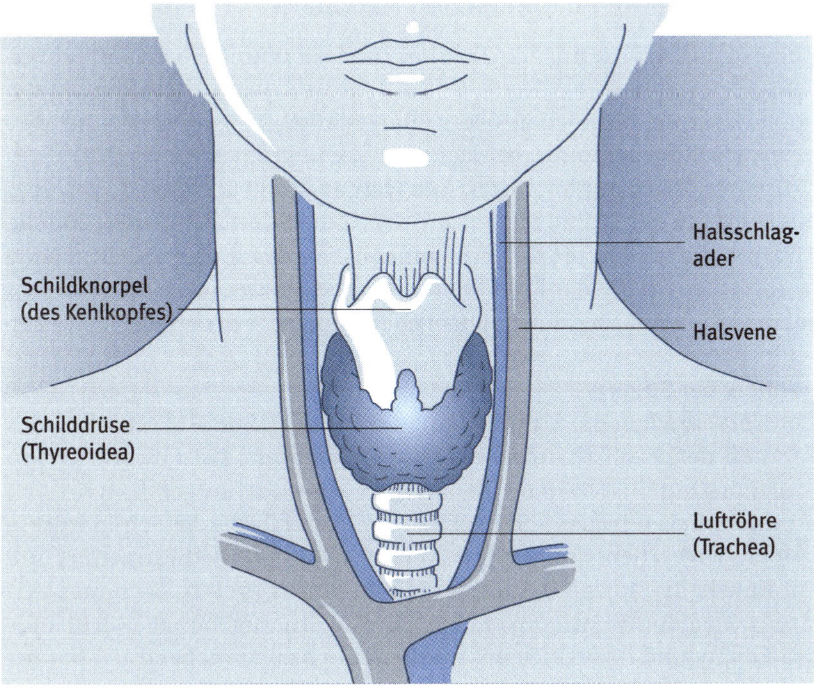

Abb. 1: Die Schilddrüse liegt wie ein Schmetterling in der vorderen Halsregion unterhalb des Kehlkopfes vor der Luftröhre.

mal groß ist. Umgekehrt ist an einem gedrungenen Hals, etwa bei einem beleibten Menschen, selbst eine deutlich vergrößerte Schilddrüse nicht unbedingt zu sehen oder zu tasten.

Die Chancen, einen Kropf an solchen Hälsen zu sichten, sind ungleich größer, wenn der Kropffahnder den Kropfverdächtigen beim Schlucken beobachtet. Da die Schilddrüse über ihre bindegewebige Kapsel mit der Luftröhre verwachsen ist, vollzieht sie beim Schlucken die Aufwärtsbewegung der Luftröhre mit. Springt nun die im Schlucktakt hüpfende Schilddrüse dem Betrachter ins Auge, ist ein Kropf zwar noch nicht verbürgt – doch eine eingehendere Untersuchung zu empfehlen.

Schwer zu tragen hat man übrigens an der Schilddrüse nicht – jedenfalls solange kein Kropf daraus wird. Bei der Geburt wiegt die gesunde Schilddrüse gerade zwei Gramm. Nach der Kindheit und Jugend, den Phasen ihres stärksten natürlichen Wachstums, wiegt sie bei der Frau bis zu 18, beim Mann bis zu 25 Gramm.

Die wichtigsten anatomischen Nachbarn

Neben der Luftröhre mit dem Kehlkopf und der unmittelbar dahinter verlaufenden Speiseröhre, die mit der Schilddrüse in hautnahem Kontakt stehen und deren räumlichen Übergriffen zuallererst ausgesetzt sind, gibt es zwei weitere anatomische Nachbarn, die in krankhafte Verläufe ihres Drüsennachbarn mit hineingerissen werden können: der Nerv, von dem die Funktion der Stimmbänder und damit die Stimme abhängt, und die Nebenschilddrüsen, die den Kalziumhaushalt des Blutes steuern. Beide werden nicht durch das Krankheitsgeschehen in der Schilddrüse an sich gefährdet – wohl aber durch chirurgische Eingriffe in dieselbe (s. S. 121).

Der Nerv der Stimme

Der Nerv, an dem die Stimme hängt, ist ein direkter Abkömmling des zehnten der zwölf Hirnnerven. Er zieht beidseits halsabwärts in den Brustkorb hinein, schlingt sich dort um ein großes Blutgefäß, kehrt sich nunmehr halsaufwärts und strebt an der Hinterfläche des Schilddrüsenlappens vorbei dem Kehlkopf zu (Abb. 29, S. 122), wo er die inneren Kehlkopfmuskeln und damit auch die Stimmbänder »nervt«. Ob seines Verlaufes wird dieser Stimmbanderreger und Stimmgeber als Rückläufer bezeichnet und findet sich im Anatomiebuch entsprechend als »Nervus recurrens«. Darüber hinaus ist er bei jeder Schilddrüsenoperation ein Dorn im Auge des Chirurgen und im seltenen Falle seiner Versehrung dem Patienten eine Quelle leidiger Heiserkeit.

Die Nebenschilddrüsen

Die Schilddrüse kommt nicht alleine. In der Tat hält der Drüsenfalter hinter seinen vier Flügelspitzen noch etwas parat: nämlich je eine pfefferkorngroße Nebenschilddrüse (Abb. 23, S. 94). Darin wird das Parathormon gebildet, ein Hormon, das mit der Regulation der Blutkalziumkonzentration betraut ist und diese innerhalb enger Grenzen konstant hält.

Körper aus Epithel

Die Nebenschilddrüsen sind kaum mehr als Stränge von Epithelzellen: Zellen also, die an den Häuten und Schleimhäuten die Oberschicht, das Deckepithel, darstellen und in den Drüsen, eigens zum Drüsenepithel ausgebildet, mit der Herstellung und Freisetzung der jeweiligen Hormone beauftragt sind. Und so heißen die Nebenschilddrüsen denn auch Epithelkörperchen.

Aufbau der Schilddrüse

Anatomisch ist die Schilddrüse kein reines Organ: Sie wird dem klassischen Ideal der Einheit von Struktur und Funktion nicht gerecht. Aus wärtige Elemente sind fernher eingewandert und haben sich ungefragt auf schilddrüsigem Terrain angesiedelt. Ungeachtet des umringenden Schilddrüsengewebes verfolgen sie nun ihre eigenen Ziele – diese so genannten C-Zellen. Auf sich gestellt schließen sie sich zusammen und bilden häufig kleine Gruppen: funktionelle und strukturelle Mini-Enklaven in einem fremden, aber keineswegs feindlichen Organ.

Das eigentliche Schilddrüsengewebe

Die hormonbildenden Zellen (Thyreozyten) sind so angeordnet, dass sie zahllose winzige Hohlräume mit einem Durchmesser von rund einem Zehntel Millimeter bilden: die Schilddrüsenfollikel (Abb. 2). Diese ent-

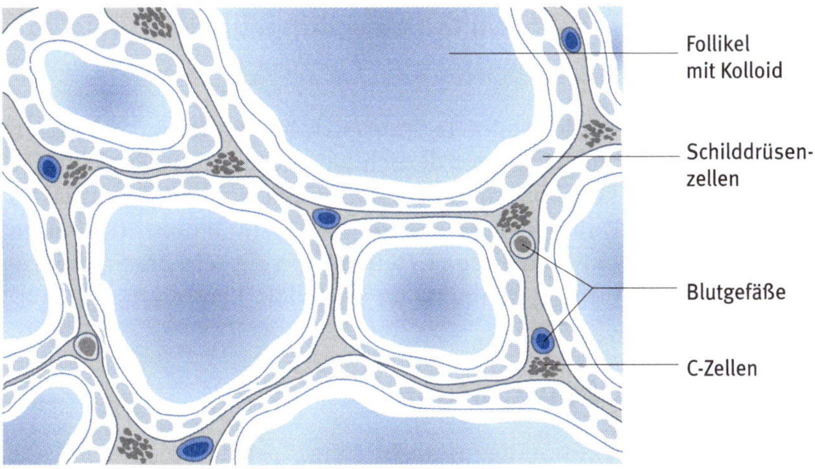

Abb. 2: Feingewebliche Struktur der Schilddrüse. Die von den Schilddrüsenzellen gebildeten Follikel enthalten Kolloid. Zwischen den Follikeln verlaufen Blutgefäße und liegen die sogenannten C-Zellen.

halten das Schilddrüsenkolloid, ein dickflüssiges Gemisch mit Kohlenhydrat und Fett als Grundsubstanz und dem Trägereiweiß Thyreoglobulin als entscheidendem Bestandteil. Im Kolloid sind die Schilddrüsenhormone, eingebettet in Thyreoglobulin, jederzeit abrufbereit gespeichert. Die Menge des Kolloids, die Form und Größe der Follikel und die

Gestalt der Schilddrüsenzellen, welche die Follikelbegrenzung darstellen, ändern sich je nach Funktionszustand der Schilddrüse.

Die Schilddrüse gehört zu den bestdurchbluteten Organen des Körpers. Ihre Gefäß-Infrastruktur erfüllt vollauf die logistischen Erfordernisse für eine angemessene Versorgung der Körperzellen mit Schilddrüsenhormon. Die Follikel geben bei Bedarf hormontragendes Thyreoglobulin an die Schilddrüsenzellen zurück, woher die Hormone, vom Thyreoglobulin befreit, sich unverzüglich in die reichlich vorhandenen Gefäße begeben. Im normalen Funktionszustand sind die Follikel groß und kolloidreich. Bei einer Überfunktion sind die Follikel klein und enthalten nur wenig Kolloid: Es wird dabei eben nicht nur mehr Hormon produziert, sondern auch mehr Hormon ausgeschüttet, sodass die Speicher gar nicht voll werden. Auf diese Weise kann auch eine normal große Schilddrüse dem Körper zu viel Schilddrüsenhormone antun. Oft jedoch sind bei der Überfunktion die Stätten der Hormonfertigung überdimensioniert. Die Fließbänder laufen dann nicht nur schneller, sie fassen auch mehr: So wird die Produktivität zweifach gesteigert.

C-Zellen

Eingestreut zwischen den Follikeln finden sich die organfremden C-Zellen (Abb. 2, S. 35), die unabhängig von der Schilddrüse und deren Funktion ihr eigenes Süppchen kochen: Sie produzieren das Hormon Calcitonin, das als Gegenspieler des Parathormons (s. S. 34) die Kalziumkonzentration im Blut bei Bedarf senkt. Von diesen C-Zellen kann ein seltener Schilddrüsenkrebs seinen Ausgang nehmen: das medulläre Karzinom (s. S. 223).

Funktion der Schilddrüse

Die Schilddrüse ist zuständig für die Bildung, Speicherung und Abgabe der Schilddrüsenhormone. Betrachtet man diese als ihren verlängerten Arm, dann ist sie auch verantwortlich für die schilddrüsenhormonelle Wirkung im Körper.

Bildung der Schilddrüsenhormone

Die Schilddrüse bildet die beiden Hormone Trijodthyronin und Tetrajodthyronin (Kurzform: Thyroxin). Den chemischen Bezeichnungen lässt sich entnehmen, dass ein Molekül dieser Hormone drei (tri) bzw. vier (tetra) Atome Jod enthält (Abb. 3). Da diese Wortungetüme unbe-

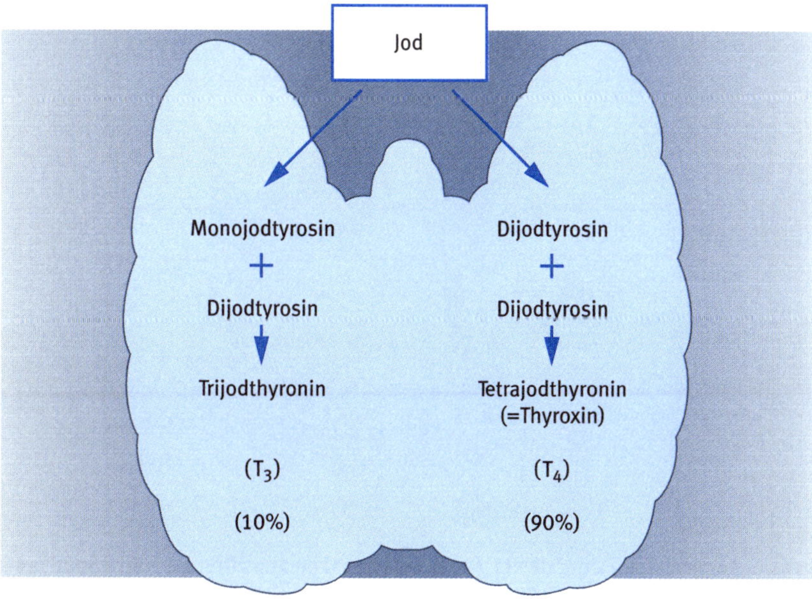

Abb. 3: Ablauf der Synthese der Hormone T_3 und T_4 in der Schilddrüse.

quem zu handhaben sind, behilft man sich in der medizinischen Praxis mit den Abkürzungen T_3 und T_4 – um beispielsweise die Konzentration der Schilddrüsenhormone im Blut anzugeben. In dieser Kurzform werden sie der Einfachheit halber auch in diesem Buch des Öfteren erscheinen.

Jod als Hormonbaustein

Für die Herstellung ihrer Hormone ist die Schilddrüse auf den Rohstoff Jod angewiesen. Dessen Knappheit in unserer Nahrung ist verantwortlich für die Kropflastigkeit der deutschen Bevölkerung, ja sie ist die häufigste Ursache von Schilddrüsenkrankheiten überhaupt. Die Schilddrüse benötigt täglich 150 bis 300 Mikrogramm (millionstel Gramm = µg) Jod, um so viel T_3 und T_4 zu bilden, wie der Körper pro Tag verbraucht. Insgesamt enthält die gesunde Schilddrüse rund zehn Milligramm (mg) Jod. Den Jodnachschub holt sie sich aus dem Blut: Sie ist eine immerfängische Jodfalle, in der sich das durchströmende Jod ausweglos verfängt (Abb. 4).

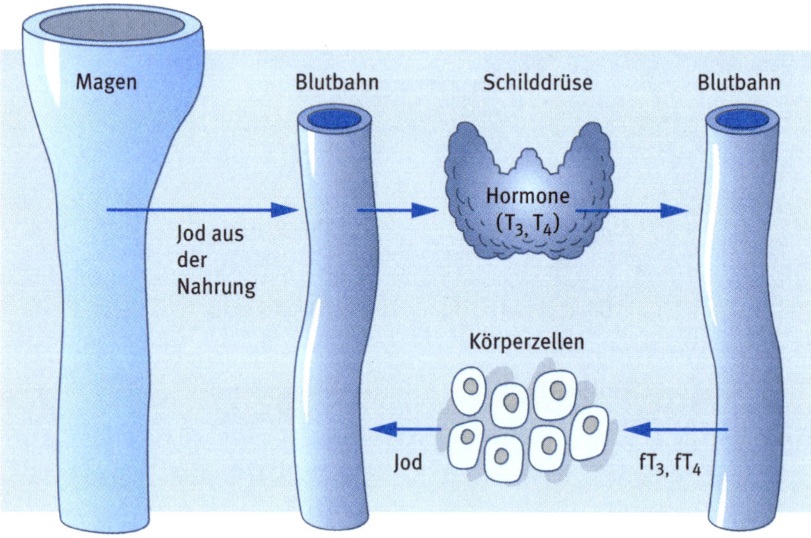

Abb. 4: Jodkreislauf: Über den Magen-Darm-Kanal und das Blut gelangt das mit der Nahrung aufgenommene Jod in die Schilddrüse. Dort wird es für die Bildung der beiden Schilddrüsenhormone T_3 und T_4 benötigt. Das Blut transportiert die Hormone zu den Körperzellen, den größten Teil an Eiweiß gebunden, den Rest frei (fT_3, fT_4). Nur die freie Fraktion gelangt zu den Zellen. Beim Abbau der Hormone frei werdendes Jod gelangt erneut in die Blutbahn und wird entweder wieder von der Schilddrüse aufgenommen oder mit dem Harn und Stuhl ausgeschieden.

Für die Jodhascherei müssen die Schilddrüsenzellen (besagte Thyreozyten) Energie aufwenden: Die Aufnahme in die Zelle geschieht durch einen aktiven Transport. Im Innern der Zelle sitzt ein Eiweiß mit Namen Thyreoglobulin, unter dessen Bausteinen die Aminosäure Tyrosin besonders häufig vertreten ist. An ihr beweist das Jod seine Anhänglichkeit: Ein oder zwei Jodatome hängen sich jeweils an ein Tyrosin. In der doppelt jodierten Form wird dieses dann gesellig. Es paart sich mit seinesgleichen zum Thyroxin (T_4) oder, weit weniger häufig, mit der einfach jodierten Form zum Trijodthyronin (T_3). Zuletzt kommt auf neun T_4-Paare ein T_3-Paar (Abb. 3, S. 37).

Gebettet in Thyreoglobulin verlassen T_3 und T_4 den Ort ihrer Paarung, das Innere der Schilddrüsenzelle, und lassen sich im Kolloid außerhalb der Zelle, aber innerhalb der Follikel nieder (Abb. 2, S. 35), bis sie zu gegebener Zeit wieder ins Zellinnere berufen werden. Von dort treten sie, des Thyreoglobulins ledig, ihre vorbestimmte Reise im Blutstrom an, um zuletzt in bedürftigen Körperzellen ihre Mission auftragsgemäß zu erfüllen (Abb. 4, S. 38).

Die Bedeutung der Schilddrüsenhormone

Aufgabe und Wirkung der Schilddrüsenhormone machen ihre Bedeutung für den Organismus aus. Freilich lassen sich ihre Aufgaben nur aus ihren Wirkungen erschließen – vorausgesetzt, man begreift die Wirkungen auf einer ganz allgemeinen Ebene.

Aufgaben der Schilddrüsenhormone

»Hormon« kommt aus dem Griechischen und bedeutet so viel wie Antreiber. In der Tat treiben die Schilddrüsenhormone den Stoffwechsel an – und steigern so nebenbei die Wärmeproduktion und den Sauerstoffverbrauch. Ohne die Schilddrüsenhormone bliebe der Stoff – ob nun Zucker, Fett oder Eiweiß – ungewechselt in den Zellen liegen. Ohne sie würden weder die Knochen wachsen noch das Gehirn reifen. Ihr chronischer Mangel hat in der Phase des Wachsens und Werdens verheerende Konsequenzen.

Die Schildddrüsenhormone führen die Nahrung ihrer letzten Bestimmung zu: Mit ihrer Hilfe gewinnt der Körper daraus die Energie, die ihn am Leben erhält. Sie bestimmen, wie viel Energie umgesetzt wird: Demgemäß richtet sich der Grundumsatz nach ihrer Blutkonzentration. Und sie bestimmen auch, wie rasch die Energie bei den verschiedenen Stoffwechselprozessen freigesetzt wird. Somit hängt es von den Schilddrüsenhormonen ab, ob der Stoffwechsel und damit der gesamte Organismus mit normaler Drehzahl, auf Sparflamme oder auf Hochtouren läuft.

Blasebalg und Temperamentsdrüse

Die Funktion der Schilddrüse veranschaulicht eindrucksvoll die Rolle der Hormone als Vermittler zwischen Leib und Seele: Funktionsstörungen schlagen auf das Seelenleben zurück und ziehen die seelische Befindlichkeit in Mitleidenschaft. Der Zusammenhang ist auch sprachlich verbürgt: Im Munde des Volkes wurde die Schilddrüse zur »Temperamentsdrüse«. Dem naturwissenschaftlicher Denkart verpflichteten nüchternen Mediziner mag sich indes ein anderer Vergleich aufdrängen: Weil ohne Schilddrüsenhormone der Stoffwechsel ebenso erlöschen würde wie eine Flamme, der man den Sauerstoff entzieht, begreift er die Schilddrüse als einen »Blasebalg der inneren Verbrennung«.

Wirkungen von T_3 und T_4

Letztlich ist das dreifach jodierte Schilddrüsenhormon T_3 die Triebfeder, die dafür sorgt, dass der energiereiche Stoff, der aus der Nahrung stammt, in den Zellen gewechselt wird. Beim Stoffwechsel ist das T_3 auf zuverlässige Helfer in der Zelle angewiesen: auf Gene, die es mittels seiner guten Beziehungen zum Zellkern zur Eiweißsynthese anstachelt, und auf zahlreiche Enzyme, die es zu aktivieren versteht. Dabei entfacht T_3 insbesondere das Feuer, in dem die Kohlenhydrate verbrennen, um sich in Energie aufzulösen.

Da die Zellen ihre energiereichen Stoffe ohne die Hilfe der Schilddrüsenhormone nicht zu nutzen wüssten, ist jede einzelne Zelle, die leben und überleben will, davon abhängig – eine Abhängigkeit, die durchaus gesund, ja lebenserhaltend ist und in die sich natürlich auch alle Organe und Funktionssysteme des Körpers fügen müssen. Ob Nervensystem, Herz, Magen-Darm-Trakt, Muskulatur, Knochen, Haut, Haare oder Keimdrüsen – sie alle sind der Schilddrüse und deren Abkömmlingen auf Gedeih und Verderb ausgeliefert (Abb. 5).

Um die Gelegenheit zu einer kleinen Beispielerei zu nutzen: Wenn Nerven und Muskeln unter der Fuchtel der Schilddrüsenhormone stehen, dann sind die Schnittstellen zwischen beiden erst recht unter deren Kontrolle. So wird die Geschwindigkeit der neuromuskulären Übertragung – ohne Anstoß durch die Nerven ist die Muskulatur nicht und zu nichts zu bewegen! – über die T_3- und T_4-Menge im Blut moduliert: Mehr davon lässt sie wachsen, weniger davon lässt sie schwinden. An den Sehnenreflexen (so dem nach Achill benannten der Ferse) wird der Zusammenhang sichtbar (s. S. 77).

Die Fuchtelfunktion der Schilddrüsenhormone bei der Tätigkeit der Muskulatur gilt auch für das Herzmuskelspiel. Unter dem Einfluss von T_3 und T_4 entwickelt der Herzmuskel (das Myokard) bei seiner Kontraktion mehr Kraft – medizindeutsch gesprochen: seine Kontraktilität nimmt zu. So wird mehr Blut in die Hauptschlagader (Aorta) gepumpt; zugleich steigen die Herzfrequenz, also der Pulsschlag, und der Blutdruck. Höhere Leistung verlangt mehr Sauerstoff. Angeschlagene Herzkranzgefäße haben mit der Mehrbeschaffung ihre Not – und treiben dabei ihr Herz womöglich in die Enge (der Brust: Angina pectoris).

Angesichts der universellen Rolle der Schilddrüsenhormone wird auch verständlich, weshalb eine normale körperliche und geistige Leistungsfähigkeit einen intakten T_3- und T_4-Haushalt voraussetzt. Die vitale

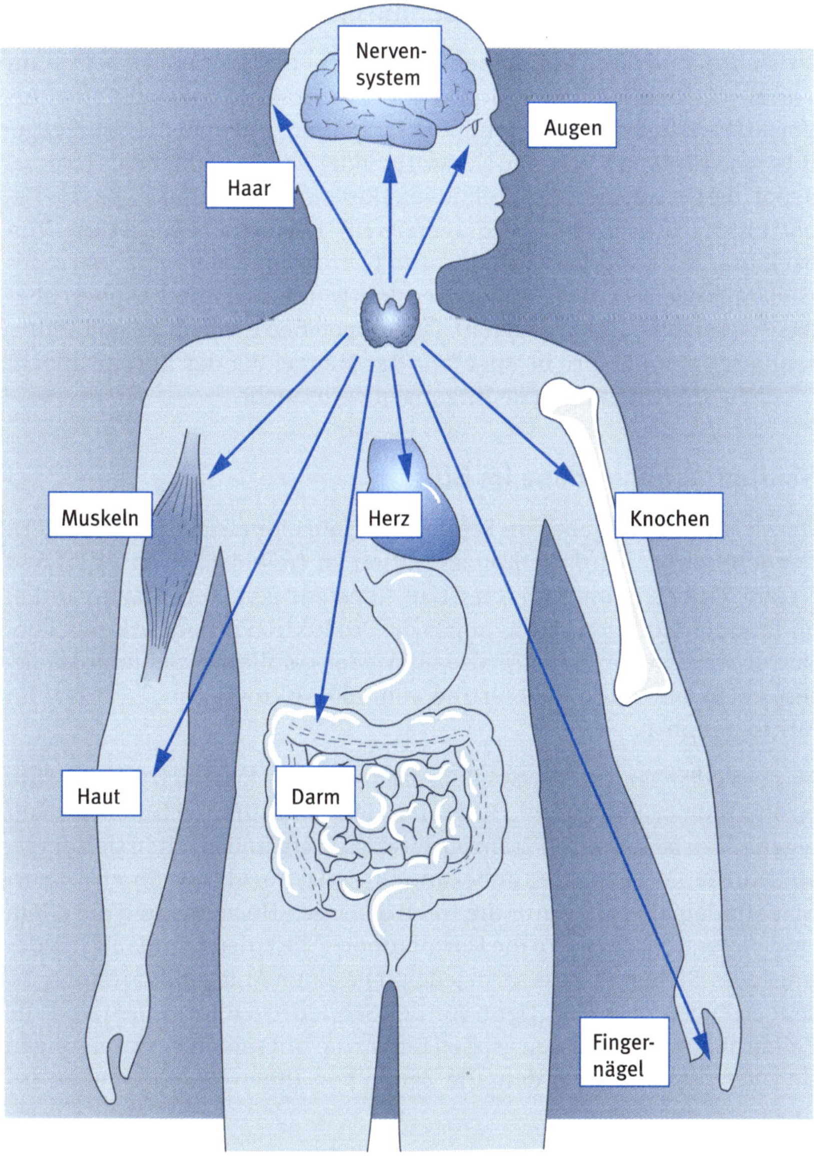

Abb. 5: Wenn die Schilddrüse aus dem Gleichgewicht gerät und zu wenig oder zu viel Hormone produziert, werden viele Organsysteme in Mitleidenschaft gezogen.

Bedeutung der Schilddrüsenhormone lässt sich an den Folgen einer gestörten Schilddrüsenfunktion eindrücklich ablesen.

Speicherung der Schilddrüsenhormone

So wichtig sind die Schilddrüsenhormone für den Körper, dass er sie auf Vorrat produzieren und in den Schilddrüsenfollikeln stapeln lässt. Als Vorratsbehälter dient das Schilddrüsenkolloid, mit dem die Follikel gefüllt sind (Abb. 2, S. 35). Die Gesamtheit der Follikel bildet das Reservedepot, die Gesamtheit des Kolloids das Reservoir an T_3 und T_4, das im Depot untergebracht ist. Das Trägereiweiß Thyreoglobulin ist die Verpackung, und so verpackt sind T_3 und T_4 im Kolloid gut aufgehoben, bis sie daraus nach Bedarf ins Blut abgegeben werden – auf dem Umweg über die Drüsenzellen (Thyreozyten). Der gespeicherte Vorrat an Schilddrüsenhormonen entspricht ungefähr der Menge, die der Körper in acht Wochen unter regulären Bedingungen verbraucht.

Schilddrüsenhormone im Blut

Durch ständige Abgabe von Schilddrüsenhormonen aus den Speichern der Schilddrüse wird die Konzentration an freiem Thyroxin (fT_4) und freiem Trijodthyronin (fT_3) im Blut konstant gehalten. Dazu parallel läuft unter regulären Bedingungen die Produktion in den Drüsenzellen, und so werden die Speicher alsbald wieder gefüllt. Die Schilddrüse liefert einen mittleren Tagesertrag von 100 Mikrogramm T_4 und zehn Mikrogramm T_3.

Nur ein geringer Teil der Schilddrüsenhormone lässt sich frei im Blutstrom treiben; alle übrigen Hormonmoleküle schiffen sich zunächst auf eigens dazu bestimmten Transporteiweißen ein und machen sich dergestalt auf den Weg zu ihrer unbekannten Zielzelle (Abb. 6). Einen Anlegeplatz finden allerdings nur die frei treibenden Hormone und die allein sind biologisch aktiv. Wo die Hormonmoleküle zuletzt landen, ist indes ungewiss. Sicher ist, dass sie in jeder Zelle einen Anlegeplatz, einen passenden Rezeptor finden. Denn von den Schilddrüsenhormonen sind alle Zellen abhängig: Über den großen Blutstrom mit seinen Verzweigungen und Verästelungen werden alle Zellen von ihnen gleichermaßen bedient.

Im Blut wird T_4 durch Abspaltung eines Jodatoms im selben Maße in das eigentlich wirksame T_3 umgewandelt, wie dieses von den Zellen verbraucht wird. Da aber auf neun Anteile T_4 ein Anteil T_3 kommt, halten sich die beiden Schilddrüsenhormone unterschiedlich lange in der Blutbahn auf: Die Hälfte des T_3 findet binnen 19 Stunden einen Abnehmer, vom T_4 ist nach acht Tagen noch die Hälfte unterwegs. T_3 wird also zehn-

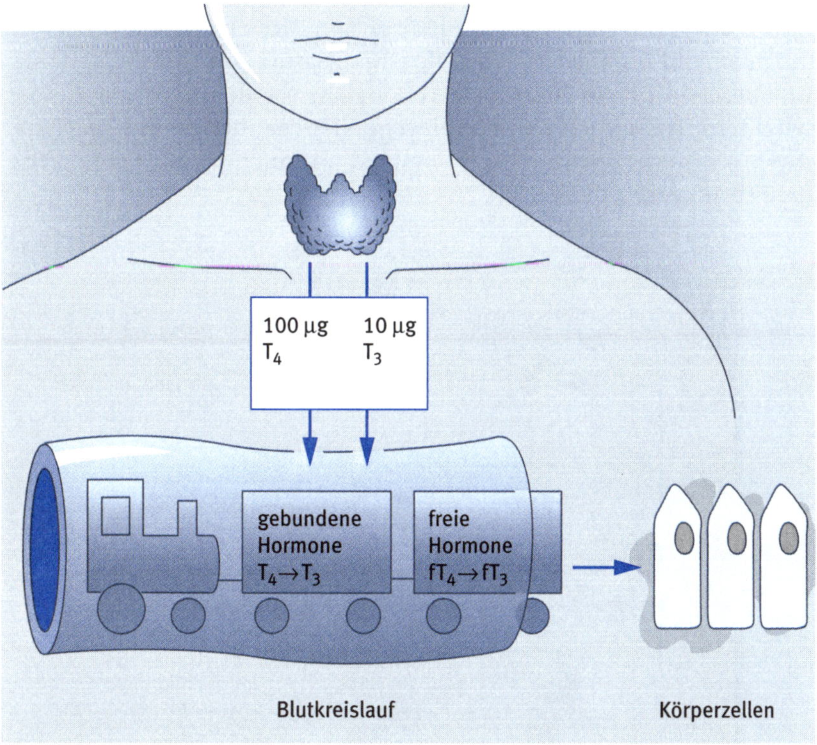

Abb. 6: Die von der Schilddrüse abgegebenen Hormone T_3 und T_4 werden im Blut an Transporteiweiß gebunden und vor Eintritt in die Körperzellen freigesetzt. Dabei wird T_4 in T_3 umgewandelt.

mal so schnell verbraucht wie T_4. Kein Wunder! T_4 muss erst zu T_3 werden, damit die Zellen etwas davon haben.

Regulationssystem Schilddrüse

Funktionen des Körpers sind im Allgemeinen als Regelprozesse beschreibbar: Ein Zustand wird trotz wechselhafter Bedingungen durch Regulation konstant gehalten, andererseits aber an geänderte Bedürfnisse angepasst. Die Funktion, um derentwillen die Schilddrüse einverleibt wurde, ist ein Beispiel für diese Art von körperlicher Steuerung.

Organisatorische Voraussetzungen

Ein System, das der Koordination und Regulation, im weiteren Sinn also der Organisation von Organ- und Körperfunktionen dient, muss selber entsprechend organisiert sein. Die Organisation des Hormonsystems, mit übergeordnetem Zentrum (dem Aufsichtsrat) im Hypothalamus des Zwischenhirns und der darunter liegenden Hirnanhangdrüse, der Hypophyse, als Steuerzentrale (dem Vorstand), ist auch für die Schilddrüse (die Fabrik) verbindlich (Abb. 7).

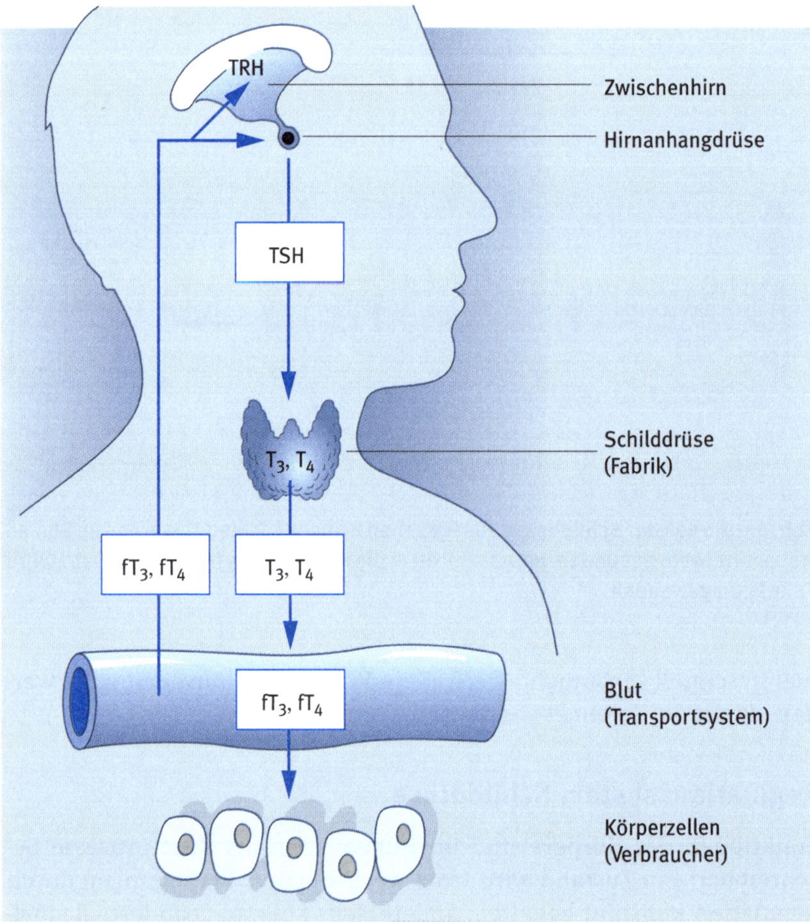

Abb. 7: Übergeordnete Zentren passen die Produktion der Schilddrüsenhormone dem Bedarf der Körperzellen durch einen Regelkreis ständig an. »Aufsichtsrat« (Zwischenhirn) und »Vorstand« (Hirnanhangdrüse) erhalten vom Transportsystem und den Verbrauchern in der Peripherie ständig entsprechende Rückmeldungen.

In der Hypophyse entsteht das Schilddrüsensteuerhormon Thyreotropin oder TSH, das die Schilddrüse (Thyreoidea) stimulierende Hormon, mit dessen Hilfe die Zentrale im Obergeschoss das Hormonspiel der Schilddrüse inszeniert. Ohne den Antrieb von oben, allein auf sich gestellt, vermag die Schilddrüse mit ihrem Hormonertrag gerade ein Fünftel des normalen Bedarfs zu decken.

Wer genauer wissen will, wie das Thyreotropin die Schilddrüsenzellen antreibt: In die Zellhülle (Zellmembran) eingebaut ist eine spezielle Eiweißstruktur, deren inneres Ende an Signalgeber im Zellinnern gekoppelt ist, während das äußere Ende über die Zelloberfläche hinausragt – stets empfangsbereit, als Empfänger (fachwörtlich: Rezeptor) für ankommende TSH-Moleküle. Kommt es zur Anbindung (oder Anbandelung?), also gewissermaßen zur Empfängnis, geben die zellinternen Signalgeber, was ihr Name verspricht, und setzen so über bestimmte Enzyme die ureigensten Funktionen der Schilddrüsenzellen in Gang: die aktive Aufnahme von Jodid durch die Zellmembran, die Bildung von Thyreoglobulin und die Bildung und Freisetzung von T_3 und T_4.

Das Prinzip des Regelkreises

Die Organisation des Hormonsystems erlaubt die Regulation der einzelnen Hormonhaushalte nach dem Prinzip des Regelkreises. Die Drüsen in der Peripherie, die über die stimulierenden und hemmenden Impulse der zentral freigesetzten Steuerhormone entweder ins Schwitzen geraten oder vorübergehend trockengelegt werden, sind als Teil des Regelkreises nicht nur von peripherer Bedeutung. Im Sinne einer negativen Rückkopplung wirken sie auf die Steuerzentrale zurück und schließen so den hormonellen Regelkreis.

Zur Veranschaulichung des Regelkreisprinzips darf einmal mehr das viel strapazierte Beispiel der durch Thermostat regulierten Zentralheizung bemüht werden (Abb. 8): Bei Absinken der Temperatur (des Stoffwechsels) des Heizkörpers (der Körperzellen) stimuliert der Thermostat (die Hirnanhangdrüse) den Brenner (die Schilddrüse). Dieser heizt (über die Schilddrüsenhormone) dem Heizkörper (den Körperzellen) kräftig ein. Die Temperatur (der Stoffwechsel) steigt an.

Für seine bewussten Handlungen begehrt der Mensch positives Feedback: Er fühlt sich dann unterstützt und bleibt im seelischen Gleichgewicht. Sein Körper indessen hält es bei seinen automatischen, unbewussten Regulationsprozessen mehr mit negativem Feedback: Er erhält sich so sein physiologisches Gleichgewicht.

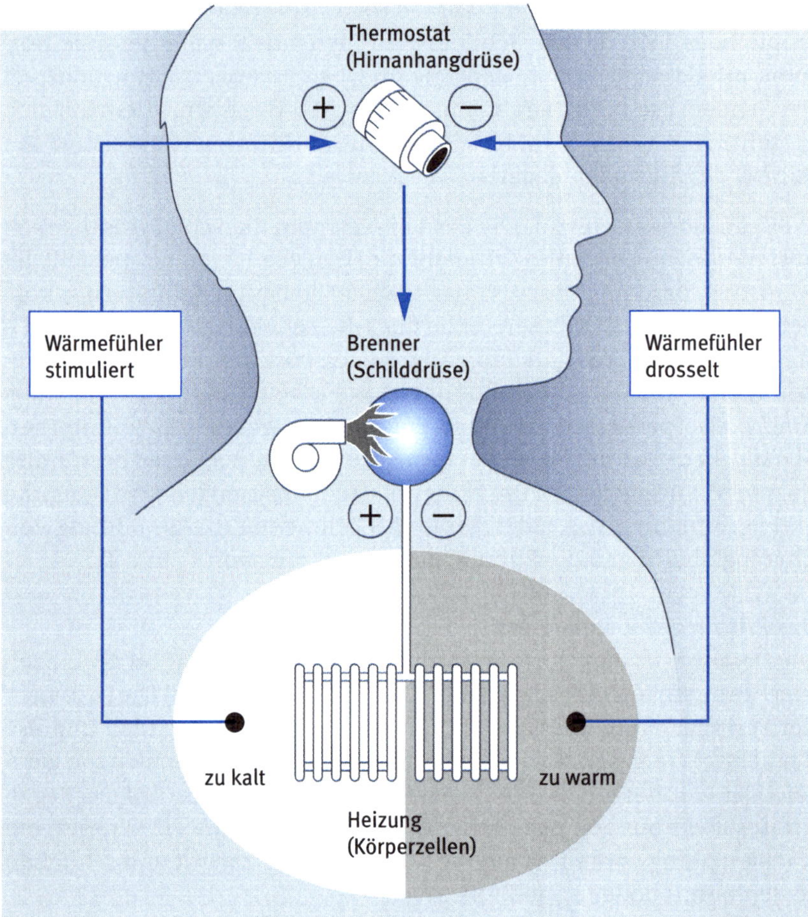

Abb. 8: Vergleich des Schilddrüsenregelkreises (s. Abb. 7) mit der Funktion des Thermostaten bei einer Zentralheizung. Bei abfallender Temperatur des Heizkörpers (Körperzellen) wird über den Wärmefühler (Hirnanhangdrüse) der Brenner (Schilddrüse) stimuliert, bei steigender Temperatur, d. h. Überversorgung der Körperzellen, dagegen gedrosselt.

Die Regulation der Schilddrüsenfunktion

Soll der Stoffwechsel in den Zellen reibungslos vonstatten gehen, muss die Schilddrüsenhormonkonzentration im Blut innerhalb bestimmter Grenzen konstant bleiben. Dies ist die Vorgabe an Hormonzentrum und Steuerzentrale. Die Zellen, als Endverbraucher, nehmen sich so viel

Schilddrüsenhormone, wie sie für ihre Stoffwechselvorgänge gerade benötigen. In Zeiten großer Nachfrage nehmen die Konzentrationen von T_3 und T_4 im Blut ab.

Die abfallende Hormonkonzentration wird vom Hypothalamus (Teil des Zwischenhirns) und von seinem treuesten Anhang, der Hypophyse, registriert. Die Hypophyse setzt vermehrt TSH frei, der Hypothalamus verstärkt diesen Effekt mit einer zusätzlichen Anweisung zur Freisetzung über sein im Zwischenhirn gebildetes Thyreotropin-Freisetzungshor-

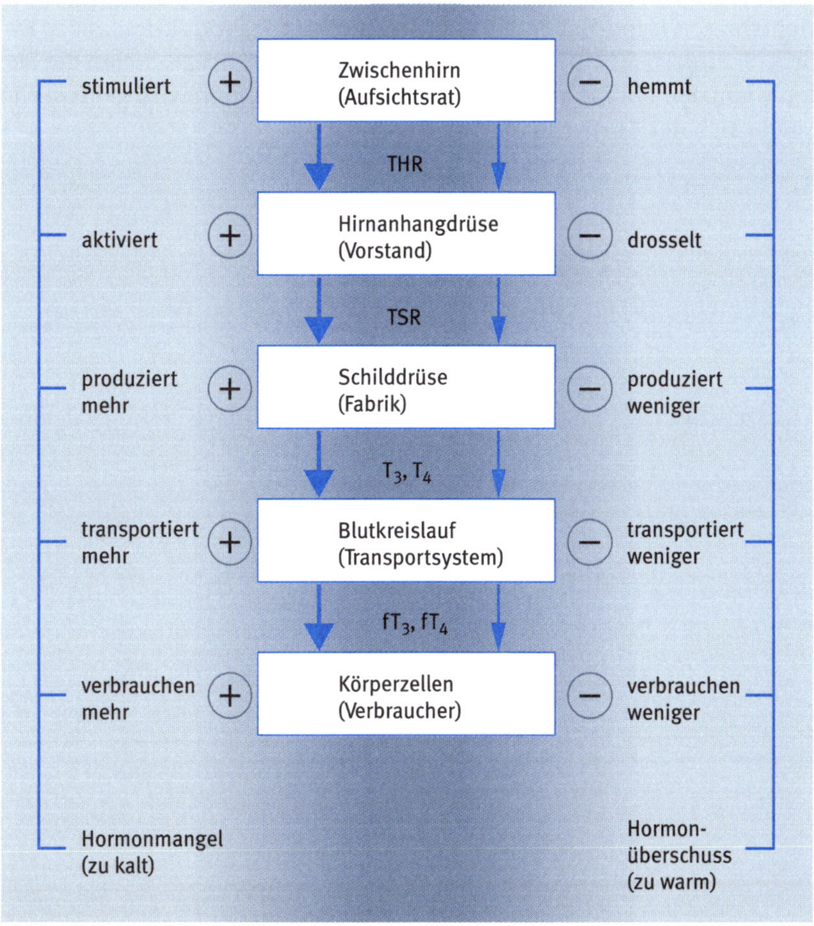

Abb. 9: Reaktion des Regelkreises (siehe Abb. 7) bei einem Mangel bzw. Überschuss an Schilddrüsenhormonen in den peripheren Körperzellen.

mon (TRH). Als Ergebnis dieser konzertierten Aktion pegeln sich die Konzentrationen der Schilddrüsenhormone im gewünschten Bereich ein. Umgekehrt werden bei T_4- und T_3-Mengen jenseits dieses Bereichs Sekretion und Produktion der Schilddrüse durch eine geringere Abgabe des Steuerhormons (TSH) so lange gebremst, bis der normale Pegelstand erreicht ist.

Um wieder im wirtschaftlichen Bilde zu sein: Das begrenzte Angebot (an Schilddrüsenhormonen) des Marktes (Blutes) kann den Bedarf (der Zellen) nicht decken. Der Vorstand (in der Hypophyse) reagiert prompt und veranlasst (durch sein Thyreotropin), bestärkt (durch das TRH) vom Aufsichtsrat (im Hypothalamus), eine Steigerung der Produktion in der Fabrik (Schilddrüse). Übersteigt das Angebot die Nachfrage, zielen die Befehle von oben in die andere Richtung: Die Produktion wird gedrosselt. So übt sich der Körper in Marktwirtschaft!

Arztbesuch und ärztliche Untersuchungen

Individuelle Krankheiten haben ihre Geschichte und ihre Vorgeschichte. Im ärztlichen Sprechzimmer endet mit des Patienten mündlicher Überlieferung seiner Beschwerden die Vorgeschichte seiner Krankheit und beginnt zugleich deren eigentliche Geschichte mit der Dokumentation durch den Arzt. Die erste Wegstrecke dieser Geschichte führt von einer vorläufigen Orientierung über spezifische diagnostische Maßnahmen zur Diagnose. Die Orientierung gewinnt der Arzt über die Anamnese, die Darstellung der Krankheitsvorgeschichte durch den Patienten, und die körperliche Befunderhebung am Patienten. Anamnese und körperliche Untersuchung sind die Grundpfeiler der Begegnung zwischen Arzt und Patient. Sie begründen deren Dialog.

Ergibt die Anamnese, dass bei den Beschwerden des Patienten die Schilddrüse ihre Hormone oder einen Kropf im Spiel haben könnte, wird der Arzt bei der körperlichen Untersuchung sein Augenmerk darauf richten und mit zwei ergänzenden Untersuchungen Klarheit über Wohl oder Wehe der Schilddrüse schaffen: Er wird im Blut die Schilddrüsenhormone und, wichtiger noch, das Schilddrüsensteuerhormon TSH bestimmen. Und er wird mittels Ultraschall Lage, Form, Größe und Gewebestruktur der Schilddrüse prüfen. Weisen die Befunde auf eine Schilddrüsenkrankheit hin, folgen weisungsgemäß als spezifische diagnostische Maßnahmen weitere Bluttests und die Szintigraphie, ein Verfahren, das die Aktivität der Schilddrüse in einem Funktionsabbild festhält. Funktionslose Knoten werden punktiert; blieben sie punktionslos, liefe man Gefahr, einen bösartigen Tumor zu übersehen. Zur Klärung spezieller Fragen kommen neben der herkömmlichen Röntgenuntersuchung auch andere diagnostische Verfahren zu ihrem Recht: die Röntgen- und die Kernspin-Computertomographie. Zuletzt kommt zur bunten Palette der diagnostischen Maßnahmen noch eine Reihe von Untersuchungen, die im Dienste der Therapie stehen und diese vorbereiten oder überwachen helfen.

Vorläufige Orientierung

Anamnese und körperliche Untersuchung gehören zusammen: Sie sind die erste und ursprünglichste Informationsquelle im Bemühen des Arztes um die Diagnose. Die Anamnese verhilft dem Arzt zu Mutmaßungen über die Krankheit, die hinter den Beschwerden des Patienten steckt. Bei der körperlichen Untersuchung versucht der Arzt, die Angaben des Patienten durch eigene Beobachtung zu belegen und darüber hinaus zu prüfen, ob die erhobenen Befunde in das mutmaßliche Krankheitsbild passen.

Vorgeschichte (Anamnese)

»Sprechstunde« kommt von Sprechen. In dem dafür bestimmten und danach benannten Zimmer nimmt der Patient im Kundtun seiner Krankheitsvorgeschichte den Dialog mit dem Arzt auf. Bei diesem ersten Dialog sind die Rollen klar verteilt, durch ihn wird das Sprechzimmer zugleich auch ein Zuhörzimmer: Der Patient hat das Sagen, der Arzt hat das Zuhören – und das Fragen. Mit seinem Fragen hilft der Arzt dem Sagen des Patienten auf die Sprünge. Das soll aber nicht darüber hinwegtäuschen, dass das Prinzip jeder Arzt-Patient-Begegnung auf den zwei großen existenziellen Patientenfragen gründet: »Was fehlt mir?« und »Kann mir geholfen werden?«

In manchen Fällen, wie bei der Krebsvorsorge, sind freilich in jenem ersten Dialog die Rollen vertauscht: Wenn nämlich der Patient keine Beschwerden hat und, keiner Krankheitszeichen gewahr, vom Arzt wissen will, ob er gesund ist oder jedenfalls über bereits erkannte und behandelte Krankheiten hinaus gesund ist. Der Patient hat dann keine Krankheitsgeschichte zu erzählen, wohl aber, auf ärztliches Befragen hin, seine Krankengeschichte – auch wenn diese sich in wenigen Kinderkrankheiten erschöpfen mag.

Spezialismus

Dem Zwecke dieses Buches gemäß wird für den Dialog zwischen Arzt und Patient eine besondere Ausgangssituation vorausgesetzt, die immer dann gilt, wenn der Patient schon mit einer Verdachtsdiagnose den Spezialisten aufsucht oder an ihn überwiesen wird. Nach dieser Voraussetzung liegt der Verdacht hier von vornherein auf einer Schilddrüsenkrankheit: Der Experte soll den Verdacht entkräften oder in einen Beweis ummünzen.

Nicht selten ist auch die Diagnose bereits gestellt und gefragt sind weitere Abklärung, Verlaufsbeobachtung oder Stellungnahme zur Therapie durch den Spezialisten. Die entsprechenden, anderweitig erhobenen Befunde gehören dann zur jüngsten Vorgeschichte des zu beurteilenden aktuellen Krankheitsgeschehens: Am besten, der Patient findet sich samt diesen (zu Papier gebrachten) Befunden zur Konsultation beim Spezialisten (für Schilddrüsenkrankheiten) ein. Was man schwarz auf weiß besitzt, kann man in solchem Fall getrost zum Arzte tragen.

Der Patient hat das Sagen

Was der Patient also fragenunterstützt zu berichten hat, sind die Beschwerden und Symptome, welche die Vorgeschichte der zu erkennenden Schilddrüsenkrankheit ausmachen. Für diese stehen zur Auswahl: der Kropf, die Krankheiten, die mit einer Hyperthyreose oder Hypothyreose einhergehen, dann die Entzündungen der Schilddrüse und zu schlechter Letzt der Schilddrüsenkrebs.

Zu den klassischen Symptomen einer vergrößerten Schilddrüse gehört das Druckgefühl in der vorderen Halsgegend. Ein Kropf ist niemandes Kragenweite und so kann dem Kropfträger der Kragen leicht zu eng werden: Womöglich beschleicht ihn das Empfinden, den Hals in der Schlinge zu haben. Andere Patienten berichten von einem Kloß im Hals – sofern sie nicht den Bayern zugehörig sind. Denn die vermuten auch ohne Bezug zur sonntäglichen Schweinshaxe dort eher einen »Knödel«.

Bisweilen ist der Kloß im Hals allerdings auch Beilage zu einer Herzkrankheit oder zu einem hohen oder niedrigen Blutdruck. Die Vorgeschichte sollte an den Tag bringen, ob das Kloß- oder Knödelgefühl an körperliche Belastung oder bestimmte andere Zustände gekoppelt ist.

Akute Beschwerden im Halsbereich wie starke Schluck- und Sprechstörungen oder heftige Schmerzen lassen eine Krankheit befürchten, die schnell behandelt werden muss. Tauchen im Hoheitsgebiet der Schilddrüse unversehens Knoten auf, kann dahinter eine Einblutung in eine Zyste stecken oder in seltenen Fällen ein bösartiger Tumor, dessen Ursprung jedoch nicht unbedingt in der Schilddrüse selbst liegt.

Symptome, hinter denen sich eine Schilddrüsenüberfunktion verbirgt, kommen auf leisen Sohlen: Sie schleichen sich in den Körper ein, ziehen sich zwischenzeitlich wieder zurück und sind womöglich obendrein noch maskiert. Das gilt insbesondere dann, wenn die Hyperthyreose den Autonomiebestrebungen einzelner Schilddrüsenbezirke entspringt. So wird die Schilddrüsenautonomie denn auch »der große Schauspieler« genannt. Der Patient klagt oft über untypische Beschwerden, die keine eindeutigen Leitsymptome zur Diagnose abgeben. Sie führen eher in die Irre und machen dem Arzt die Erkennung schwer.

Um die richtige Fährte nicht zu verpassen, muss der Arzt als Fährtensucher die Möglichkeit einer Schilddrüsenüberfunktion erwägen, wenn der Patient auf unregelmäßigen Herzschlag und unerklärlichen Gewichtsverlust, auf Muskelschwäche und veränderte Stuhlfrequenz, auf Antriebsarmut und ständige Verstimmtheit zu sprechen kommt. Die Überfunktion durch Schilddrüsenautonomie gehört grundsätzlich auf die diagnostische Fahndungsliste. Man wird auf ihre Maskerade dann nicht so leicht hereinfallen.

Der Arzt stellt Fragen

Nicht jeder Patient ist sich bewusst, dass er das Sagen hat. So muss der Arzt an der rechten Stelle mit der rechten Frage nachhelfen; womöglich muss er den Patienten überhaupt erst zum Reden bringen, wenn nicht gar ihm die ganze Krankheitsvorgeschichte aus der Nase (oder Schilddrüse) ziehen.

Bei der Krankheitsvorgeschichte kommt es auf Richtigkeit an, also ist die Aufrichtigkeit des Patienten gefragt. Die Bereitwilligkeit dazu kann zwar prinzipiell, nicht aber in jedem einzelnen Punkt vorausgesetzt werden – zumal wenn es sich um einen Schwachpunkt handelt. Vom Arzt hingegen ist Geduld und Verschwiegenheit in allen Punkten gefordert.

Muss er sich doch zuweilen auch in familiäre Belange des Patienten mischen und beispielsweise Fragen zu dessen Eltern und Geschwistern stellen. Das gehäufte Auftreten einer Krankheit in der Familie kann für das aktuelle Leiden des Patienten von Bedeutung sein. Man weiß heute, dass in so mancher Erbmasse Gene stecken, die den Boden für eine Schilddrüsenfunktionsstörung bereiten – womöglich den gleichen Boden, auf dem auch der Kropf gedeiht.

Weitere Fragen des Arztes dienen zur Ergänzung der Anamnese: Er wird sich sachkundig nach den Beschwerden erkundigen, über die der Patient von sich aus keine vorgeschichtliche Kunde gibt, die aber zu den bereits bekundeten Symptomen passen. Erzählt der Patient etwa von ständiger Müdigkeit und Kälteempfindlichkeit, wird der Arzt, einer Hypothyreose angedenk und ihrer Symptome eingedenk, nach einer unerklärlichen Zunahme des Körpergewichts und nach Stuhlverstopfung fragen. Eine Liste typischer ärztlicher Fragen im Dienste einer lückenlosen Überlieferung der Vorgeschichte mutmaßlicher Schilddrüsenkrankheiten findet sich auf den folgenden Seiten.

Unerlässlich ist die Frage nach den Medikamenten, die der Patient einnimmt. Es gilt, auf jene Mittel zu achten, die auf die Schilddrüsenfunktion nebenwirken. Eine Reihe von Medikamenten kann Arzt und Patient hinters Licht führen: Sie geben ein falsches Bild von bestimmten Laborwerten, die zur Beurteilung der Schilddrüsenfunktion herangezogen werden. Zu nennen sind hier die östrogenhaltigen Antibabypillen, überhaupt alle Östrogenpräparate. Überdies muss der Arzt sich bei Frauen im gebärfähigen Alter vergewissern, ob sie nicht gerade dabei sind, diese Fähigkeit unter Beweis zu stellen. Denn auch die Schwangerschaft erhöht das Östrogen im Blut.

Weist die Krankheitsvorgeschichte, die der Patient erzählt, auf eine Schilddrüsenüberfunktion, ist der Arzt verpflichtet, nach außergewöhnlicher Zufuhr des Hormonbausteins Jod zu fragen. Denn die Anwendung jodhaltiger Medikamente oder Röntgenkontrastmittel ist für die Schilddrüse eine Versuchung, der sie bisweilen nicht gewachsen ist: Einzelne autonome Gewebeareale werden angesichts der Jodflut übermütig und produzieren zu viel Hormon.

Wenn es darum geht, dem Sagen des Patienten durch Fragen auf die Sprünge zu helfen, halten es die Autoren dieses Buches mit dem Volk, aus dessen Mund verlautet, dass der gut fragen hat, der die Antwort schon in der Tasche hat. Auf die rechten Fragen also kommt es an – man will schließlich dem Patienten nicht das Hemd vom Leibe fragen. Immerhin weiß der Volksmund ja auch, dass am vielen Fragen der Narr zu erkennen ist. Um für das Patientengespräch die Tasche mit Antworten voll und gezielte Fragen parat zu haben, erstellten die beiden Schilddrüsenexperten unter den Autoren einen Fragebogen (S. 54 ff.), den die Patienten vor ihrem ersten Praxisbesuch ausfüllen. Damit keine Schilddrüsenkrankheit ihrer Diagnose entgeht.

Fragebogen für Neue Patienten

Zur Vorbereitung Ihres ersten Besuches in unserer Praxis bitten wir um Beantwortung dieses Fragebogens.

A. Persönliche Daten

1 Name: ______________________ Vorname: ______________________

ggf. Beruf: ______________________ Geb.-Dat.: ______________________

PLZ/Wohnort: ______________________ Straße: ______________________

Telefon: privat (__________) ______________ beruflich (__________) ______________

2 Krankenversicherung: ______________________ Beihilfe? ja ☐ nein ☐

Krankenversicherung der Bundesbahn KVB 1 ☐ KVB 2 ☐ KVB 3 ☐ KVB 4 ☐

Postbeamtenkrankenkasse Post B ja ☐

3 Selbstverständlich erhalten Sie selbst immer ein Duplikat unseres abschließenden **Befundberichtes** zu Ihrer persönlichen Information. Auf gute Zusammenarbeit mit Ihren behandelnden Ärzten legen wir großen Wert. An welche Ärzte soll unser Bericht gesandt werden? Bitte genaue Adressen mit Angabe der Fachgebiete der Ärzte und möglichst auch der Telefonnummern:

1. ______________________ 2. ______________________

______________________ ______________________

______________________ ______________________

Tel.: ______ ______________ Tel.: ______________________

4 **Einverständniserklärung bezüglich meiner persönlichen Daten**

Alle Patientendaten unterliegen der ärztlichen Schweigepflicht. Damit wir mehr Zeit für Ihre Untersuchung und Behandlung haben, reduzieren wir durch moderne Arbeitsteilung den Zeitaufwand für Verwaltungsarbeiten. Aus diesem Grund werden wir

- Ihre persönlichen Daten in unserer praxisinternen EDV-Anlage speichern
- Die Befundberichte durch ein der Praxis angeschlossenes Schreibbüro schreiben lassen
- Die Abrechnung durch eine privatärztliche Abrechnungsstelle vornehmen lassen.

Alle Mitarbeiter der Praxis sowie der von uns beauftragten Firmen sind vertraglich zur Verschwiegenheit verpflichtet.
Auf Wunsch nennen wir Ihnen Namen und Anschrift der externen, für uns tätigen Firmen.

Ich habe das Vorstehende gelesen und erkläre mein Einverständnis.

______________________ ______________________
Datum Unterschrift

5 Vorbefunde: Bitte bringen Sie diesen Fragebogen und wenn vorhanden auch **Kopien der Befunde vorausgegangener Schilddrüsenuntersuchungen** einschließlich der dabei erhobenen Laborwerte und ggf. der Ultraschall-, Szintigraphie-, Röntgen- und Kernspintomographie-Aufnahmen zur Untersuchung mit. Sie ersparen damit evtl. überflüssige Untersuchungen und helfen uns den Krankheitsverlauf besser zu beurteilen.

B. Ärztliche Fragen vor der Schilddrüsenuntersuchung

6 Welche Fragestellung ist Anlaß für die Konsultation?

7 Kreuzen Sie bitte jeweils eine der Antworten an:

	Ja, schon immer	In letzter Zeit vermehrt	Gelegentlich	Nein
Verspüren Sie Kloß- oder Engegefühle im Halsbereich?				
Haben Sie eine Abneigung gegen hochschließende Kleidung?				
Haben Sie Luftnot – in Ruhe?				
– bei körperlicher Belastung?				
Bemerken Sie ein Anschwellen der Halsregion bei Aufregung?				
Haben Sie Schmerzen im vorderen Halsbereich?				
Neigen Sie zu Nervosität und Reizbarkeit?				
Fühlen Sie sich innerlich unruhig?				
Bestehen Schlafstörungen?				
Neigen Sie zu Schwitzen?				
Haben Sie vermehrten Stuhlgang?				
Besteht ein Bluthochdruck?				
Neigen Sie zu Überaktivität?				
Beobachten Sie einen schnellen Pulsschlag?				
Haben Sie gesteigerten Appetit?				
Fühlen Sie sich müde und träge?				
Neigen Sie zu depressiver Stimmungslage?				
Frieren Sie vermehrt?				
Neigen Sie zu Stuhlverstopfung?				
Neigen Sie zu niedrigem Blutdruck?				
Besteht Haarausfall?				
Ist Ihre Haut trocken und spröde?				
Sind Ihre Fingernägel brüchig?				
Beobachten Sie eine Leistungsminderung?				
Ist der Pulsschlag langsamer geworden?				
Ernähren Sie sich bewußt jodreich (z. B. Seefisch, Jodsalz in Nahrungsmitteln)?				

8 Hat sich Ihr Körpergewicht in letzter Zeit ungewollt verändert? Ab- ☐ / zugenommen ☐ ?

Wenn ja um wieviel kg? ______________ und in welchem Zeitraum? ______________________________

9 Haben Sie Beschwerden im Bereich der Augen? Z. B. Schwellung der Augenlider, Augentränen, Augenjucken, Hervortreten der Augen, verschwommenes Sehen, Doppeltsehen (Zutreffendes bitte unterstreichen).

Sonstige Augen-Beschwerden: ______________________________

10 In welcher Gegend sind Sie aufgewachsen? ______________________________

Ist bei blutsverwandten Familienmitgliedern eine Schilddrüsenkrankheit bekannt? ja ☐ nein ☐

Wenn ja, bei wem? ______________________________

Welche Krankheit? (Kropf, Überfunktion, Unterfunktion, Entzündung, Krebs?) ______________________________

11 Wurde Ihre Schilddrüse schon einmal untersucht?

Wann?	Diagnose?	Behandlung? (Medikamente, Operation, Bestrahlung?)

12 Wurde bei Ihnen bereits eine nuklearmedizinische Untersuchung mit radioaktiven Substanzen durchgeführt? ja ☐ nein ☐

Wenn ja, wann? (Jahr) ______________ Welches Organ? ______________

13 Wurde schon einmal eine Behandlung mit radioaktiven Substanzen durchgeführt? ja ☐ nein ☐

Wenn ja, wann? (Jahr) ______________ Welches Organ? ______________

Wurde schon einmal eine (Röntgen-) Strahlentherapie durchgeführt? ja ☐ nein ☐

Wenn ja, wann? (Jahr) ______________ Welches Organ? ______________

Grund: ______________________________

14 Erhielten Sie in letzter Zeit jodhaltige Röntgenkontrastmittel? (z. B. zur Untersuchung der Nieren, Galle, Blutgefäße u. a.)

Jahr	Untersuchung

15 Sind bei Ihnen Allergien bekannt? Wenn ja, welche? ______________________________

16 Ist eine Blutgerinnungsstörung bekannt? ja ☐ nein ☐

Nehmen Sie Medikamente ein, die die Blutgerinnung hemmen? ja ☐ nein ☐

Wenn ja, welche (z. B. Marcumar) ______________________________

17 Frühere Krankheiten und Operationen (außer Schilddrüsenkrankheiten):

Jahr:	

18 Bitte geben Sie **alle Medikamente** an, die Sie z. Zt. einnehmen (einschl. Antibaby-Pille, gynäkologische Hormone, Vitamin-Präparate, homöopathische Mittel, evtl. jodhaltige Zahncreme, Aufbaumittel für ältere Menschen etc.)

Name des Medikamentes	Dosis	Name des Medikamentes	Dosis

19 Genußmittel: Kaffee? (Tassen/Tag) ____________ Nikotin? (Art, Anzahl/Tag) ____________

Tee? (Tassen/Tag) ____________ Alkohol? (Art, Menge/Tag) ____________

20 Weitere Informationen, Krankheiten und Beschwerden, die nicht die Schilddrüse betreffen und die Sie für wichtig halten:

____

____

____

21 **Für Frauen:**

Datum der letzten Regelblutung: Besteht ein unerfüllter Kinderwunsch? ja ☐ nein ☐

Bestehen Menstruationsstörungen? ja ☐ nein ☐ Besteht eine Schwangerschaft? ja ☐ nein ☐ unbestimmt ☐

Geburten:

Datum	Normalgeburt	Kaiserschnitt	Fehlgeburt

22 **Für Eltern und Kinder:**

Wird im Haushalt jodhaltiges Speisesalz verwendet? ja ☐ nein ☐

Geben Sie Ihrem Kind/Ihren Kindern Jodid-Tabletten? ja ☐ nein ☐

23 Datum: ____________ Unterschrift: ____________

Die Bedeutung der Anamnese

Informationen sind der Stoff, aus dem die Diagnosen sind. So ist der Weg zur Diagnose mit Informationen gepflastert. Sie sind die Mosaiksteinchen, deren Gesamtheit das Bild abgibt, aus dem der Arzt die Diagnose liest. Er muss das Bild nur auf einen begrifflichen Nenner bringen.

Die Krankheitsvorgeschichte skizziert die Vorlage für die Mosaiksteinchen, die der Arzt bei der körperlichen Untersuchung und den nachfolgenden diagnostischen Maßnahmen sammelt und die er an die richtige Stelle setzen muss. Um auf ein früheres Bild zurückzukommen: Die Informationen, die der Arzt aus der Anamnese gewinnt, verhelfen ihm – soweit sie für die zu erkennende Krankheit relevant sind – auf die Fährte, die er auf dem nächsten Wegstück zur Diagnose, dem der körperlichen Untersuchung, weiterverfolgt.

Der Arzt, der hier zunächst als Sammler und Spurenleser, vor allem aber als Gesprächspartner des Patienten auftritt, stützt sich auf ein doppeltes Fundament: Mit einem Bein steht er auf dem Boden der wissenschaftlichen Medizin, aus dem ihm seine speziellen Fachkenntnisse zugewachsen sind und, genährt von ständiger Fort- und Weiterbildung, auch weiterhin zuwachsen. Mit dem anderen Bein aber steht er auf dem Boden einer patientenorientierten, humanistischen Medizin, die dem Patienten in seiner Ganzheit gerecht zu werden versucht. Beide Fundamente bestimmen seine persönlichen Erfahrungen im Umgang mit kranken Menschen. Vor allem der Vergleich, nach Maßgabe dieser Erfahrungen, mit gleichartigen oder ähnlichen Krankheitsfällen und dem Verhalten der Patienten in diesen Fällen, hilft dem Arzt bei der Krankheitserkennung – und fast mehr noch bei der Krankheitsbehandlung.

Körperliche Untersuchung

Die körperliche Untersuchung ist die Fortsetzung des Arzt-Patienten-Dialogs mit anderen Mitteln. Nach wie vor hat der Arzt das Fragen, nur wendet sich sein Fragen diesmal an den Leib des Patienten. Durch die Anamnese auf die Fährte gesetzt und die Diagnose witternd, wird der Arzt seine Fragen stellen. Nun muss der Patient seinen Körper sprechen lassen. Und klug gefragt, gibt der Körper brauchbare Antwort. An der Körperbefragung lassen sich die allgemeine Untersuchung und die Inspektion der Schilddrüse begrifflich unterscheiden – und demgemäß auch getrennt darstellen.

Allgemeine Untersuchung

Aus der eben getroffenen Unterscheidung ist ersichtlich, dass der Arzt die körperliche Untersuchung nicht auf die Halsregion beschränken wird. Er will dem Patienten nicht nur an die Kehle, sondern will alle Organe in Augenschein nehmen, auf die sich eine Funktionsstörung der Schilddrüse am ehesten und stärksten auswirkt: Augen, Herz, Lunge, Haut und, stellvertretend für die Nerven, den Achillessehnenreflex (s. S. 77).

Die routinemäßige Messung von Puls und Blutdruck erhält in der Schilddrüsendiagnostik einen zusätzlichen Sinn. Beide werden von den Schilddrüsenhormonen beeinflusst – zu viel davon lässt sie steigen, zu wenig davon lässt sie sinken. Mit seiner Abhörvorrichtung, dem Stethoskop, unternimmt der Arzt einen Lauschangriff (neben den schilddrüsenorientierten auf den Hals) auf Herz und Lunge: Der Fachmann nennt's Auskultation: Er will zum Beispiel hören, ob die Atmung verändert, der Herzschlag unregelmäßig ist.

In jedem Fall wird der Arzt ein Auge auf die Augen des Patienten werfen: Sind die Lider geschwollen? Ist die Bindehaut gerötet? Schwillt der Tränenfluss an? Gewinnen die Augäpfel an Prominenz? Rollen die Augen wie eh und je oder haben sie an Beweglichkeit eingebüßt? An der Betroffenheit der Augen ist die Basedow'sche Krankheit leicht zu erkennen.

Eine feuchtwarme Haut, ein Zittern der ausgestreckten Finger, ein rascher Puls: wenn das Beschwerdebild dazu passt, hat die Schilddrüsenüberfunktion gute Chancen auf den Diagnosezuschlag. Sind dagegen die Haare spröde, die Fingernägel brüchig, der Puls langsam, ist die Haut trocken, blass, schuppig und schlecht durchblutet, dann spricht, bei entsprechenden Beschwerden wohlgemerkt, viel – und vielleicht schon genug – für eine Schilddrüsenunterfunktion.

Was für die Beschwerden gilt, gilt indes auch für die Zeichen, mit denen der Körper auf eine Schilddrüsenfehlfunktion und auf die ärztliche Befragung antwortet: Nur selten treten sie in typischer Ausprägung zutage. Insbesondere bei älteren Menschen ist dies zu bedenken. So wie mögliche Schilddrüsenfunktionsbeschwerden im Ensemble anderer Alterssymptome untertauchen, jedenfalls nicht ins verbale Bewusstsein dringen und sich daher auch nicht in der Krankheitsvorgeschichte niederschlagen, so verschwinden auch objektive Krankheitszeichen inmitten der Vielzahl altersbedingter Veränderungen.

Inspektion und Palpation der Schilddrüse

Normalerweise tritt die Schilddrüse nach außen nicht in Erscheinung: Sie lässt sich auch vor dem Arzt nicht blicken. Lediglich der Schildknorpel des Kehlkopfs fällt, namentlich in seiner männlichen Ausprägung als Adamsapfel, ins aufmerksame Auge. Bei zurückgebeugtem Kopf allerdings mag sich die Drüse in Schmetterlingsgestalt am schlanken Hals dem Beobachter gelegentlich zu erkennen geben, zumal beim Schluckakt, wo der Schmetterling – inspiriert von der Bewegung des Schildknorpels – auf und ab flattert (Abb. 10a).

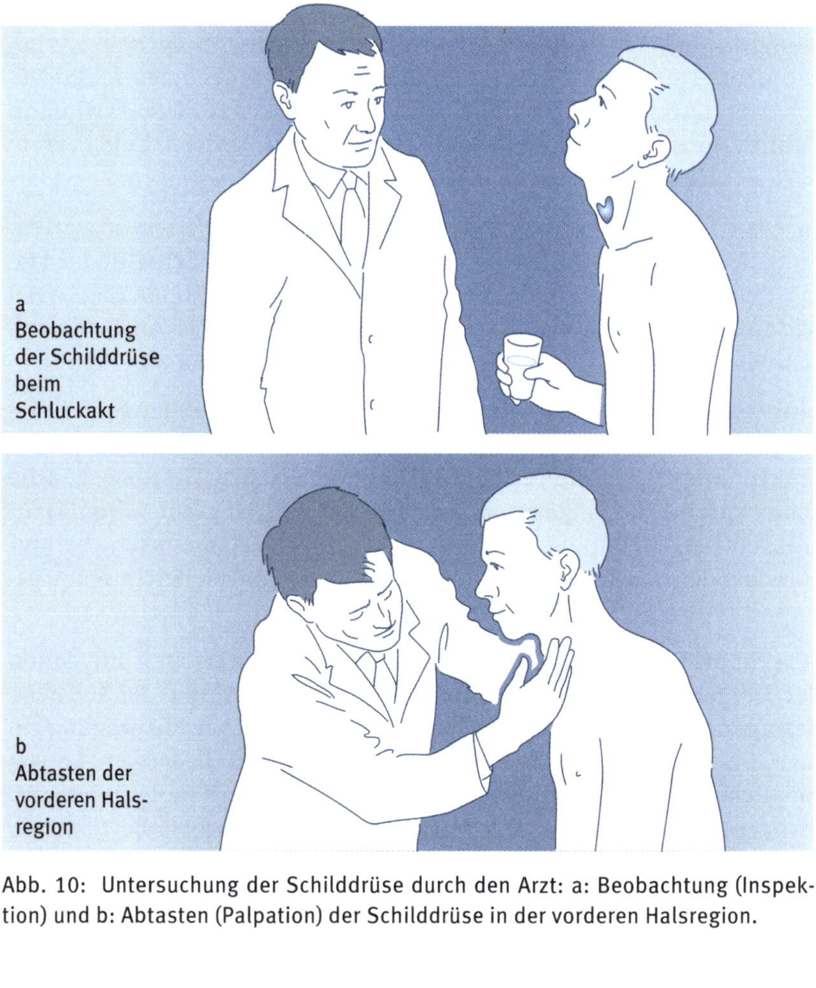

Abb. 10: Untersuchung der Schilddrüse durch den Arzt: a: Beobachtung (Inspektion) und b: Abtasten (Palpation) der Schilddrüse in der vorderen Halsregion.

Sehen kommt vor Tasten. Wenn aber der Arzt am nach hinten geneigten Kopf des Patienten beim Schluckakt außer dem während des Schluckens tanzenden Schildknorpel nichts wahrnimmt, wird er die Inspektion per Hand (Palpation) vornehmen und die Schilddrüsenregion abtasten (palpieren), um das Organ zu orten und seine Größe, seine Gewebestruktur und eventuelle knotige Veränderungen festzustellen (Abb. 10b).

Verspürt der Patient dabei trotz zartem Druck einen Schmerz, darf der Schilddrüse eine Entzündung unterstellt werden. Verspürt hingegen der Arzt unter seinen Händen ein Schwirren der Schilddrüse, so hat ihn sein Handauflegen zwar nicht der Heilung, aber immerhin der Diagnose näher gebracht, welche »Hyperthyreose« lauten könnte. Die heißlaufenden Hormonproduktionsmaschinen der Schilddrüse dröhnen nicht – sie schwirren (Abb. 11).

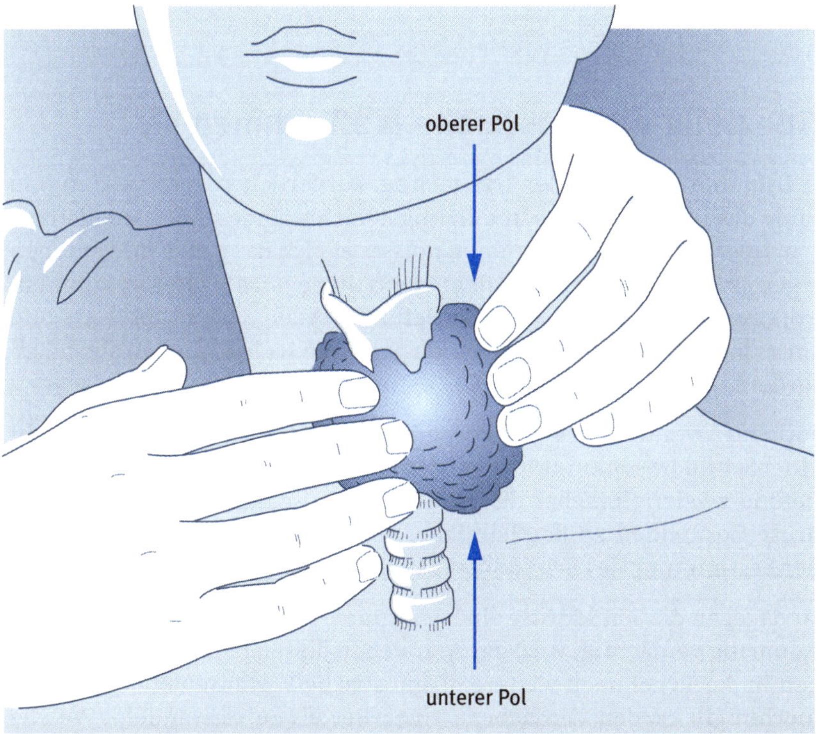

Abb. 11: Abtasten der Schilddrüse durch den hinter dem Patienten stehenden Arzt.

Lauschangriff

Nicht zu vergessen bei der Untersuchung der Schilddrüse ist der Griff zum Stethoskop. Denn das von Natur aus diskrete Organ mag dem Lauscher an der Halswand durchaus wichtige Hinweise preisgeben: Zwar verrät ein gut vernehmlicher Blutpuls nicht viel mehr als eben dies; wenn aber beim Einatmen des Patienten ein pfeifendes Geräusch, ein so genannter Stridor, zu vernehmen ist, fühlt sich die Luftröhre eingeengt. Dann kann der Pfeifton auch ein Signal sein: Womöglich signalisiert er einen Kropf. Es ist so selten nicht, dass die Schilddrüse sich kropfüber an die Luftröhre drängt und ihr die Luft nimmt. Hingegen könnte ein Pulsieren und Schwirren der Schilddrüse, das mit stethoskopischer Hilfe dem Arzt verstärkt zu Ohren kommt, die lautmalerische Begleitung einer Hyperthyreose darstellen.

Spezielle diagnostische Maßnahmen

In früheren Zeiten war der Arzt nach der körperlichen Untersuchung am Ende des Diagnoseweges und häufig auch am Ende seiner Möglichkeiten. Aus wenigen Mosaiksteinen musste er sich das ganze Bild zurechtlegen und eine Diagnose fällen. Heutzutage wird weiter gesammelt: Vorgeschichte und körperlicher Befund werden durch Labortests und Untersuchungen ergänzt, die einen gewissen technischen Aufwand erfordern.

Fällt aus Vorgeschichte und körperlicher Untersuchung kein Verdacht einer Schilddrüsenkrankheit auf den Patienten, genügt der unauffällige Befund zweier einfacher diagnostischer Maßnahmen, um der Schilddrüse Gesundheit zu bescheinigen: der Ultraschalluntersuchung und der Bestimmung des Schilddrüsensteuerhormons TSH im Blut.

Ist dagegen die Schilddrüse einer morphologischen oder funktionellen Anomalie verdächtig, wird der Arzt neben diesen beiden Untersuchungen in der Regel noch weitere diagnostische Verfahren einsetzen. Immerhin gilt es, den Verdacht in einen Beweis zu verwandeln. Welche Maßnahmen dies im Einzelfall sind, hängt von der Richtung des Diagnosewegs ab. Zur Auswahl stehen neben einer ganzen Reihe weiterer Blutuntersuchungen die Schilddrüsenszintigraphie, die Feinnadelpunktion, die Röntgenuntersuchung und schließlich die Röntgen- und die Kernspin-Computertomographie.

Ultraschalluntersuchung

Wenn man in den Körper hineinruft, so schallt es zurück. Wie es aber zurückschallt, hängt davon ab, wo der Schall reflektiert wird. Gemeint sind hier freilich nicht die menschliche Stimme oder andere vertraute Töne. Das Prinzip gilt für den Schall, den man nicht hört, weil seine Frequenz jenseits der menschlichen Hörgrenze liegt: den lautlosen Schall, den Ultraschall. Hören kann man ihn nicht, dafür aber sehen. Genauer gesagt: man sieht sein Echo, das entsteht, wenn der Ultraschall auf Körperstrukturen trifft und reflektiert wird, ein Bild vom beschallten Gewebe. Das ganze Verfahren heißt Sonographie, zu Deutsch: Schallaufzeichnung. Da eigentlich das Echo aufgezeichnet wird, ist oft auch von Echographie die Rede. Im Übrigen können Nachhall und Echo zwar störend sein, schädlich aber sind sie nicht: Mit unerwünschten Nebenwirkungen ist bei der Ultraschalluntersuchung der Schilddrüse also nicht zu rechnen. Vorbehaltlos darf – und sollte – sie die körperliche Untersuchung ergänzen.

Sonographie der Schilddrüse

Mit der Methode des nicht hörbaren Schalls lässt sich besser als mit jedem anderen Verfahren die Schilddrüse in ihrer Form und Größe bestimmen. Da die Schilddrüse sich nicht hinter dem Schild des gleichnamigen Kehlkopfknorpels versteckt, sondern sich vor diesem direkt an die Halswand lehnt, ist sie dieser einfachen und unschädlichen Echolotung besonders leicht zugänglich. Damit dem Zugang auch sonst nichts im Wege steht, liegt der Patient so, dass sein Kopf mittels einer Nackenrolle nach hinten leicht überstreckt ist.

Die Leitfähigkeit für Ultraschallwellen lässt sich durch ein Kontaktgel verbessern: Also wird die Haut im vorderen Halsbereich damit bestrichen. Anschließend wird die Halsregion mit dem Schallkopf abgetastet. Je nach Beschaffenheit des Schilddrüsengewebes werden die Ultraschallwellen unterschiedlich stark reflektiert. Auf dem Monitor erscheint das Echobild der Schilddrüse.

Jeder Schilddrüsenlappen wird so beschallt, dass je ein Echobild im Quer- und im Längsschnitt entsteht. Aus Länge, Breite und Tiefe der beiden Lappen werden das Volumen und daraus die Gesamtgröße und das Gewicht der Schilddrüse errechnet.

Tab. 2: Grenzwerte des normalen Schilddrüsenvolumens (sonographisch ermittelt: Sie gelten nur für das Jodmangelland Deutschland; in jodreichen Regionen sind die Werte gerade mal halb so groß!)

Alter/Geschlecht	Volumen (entspricht Gewicht in Gramm)
Neugeborene	1,5–2 ml
1- bis 2-jährige	2–3 ml
3- bis 4-jährige	3 ml
5- bis 6-jährige	4 ml
7- bis 10-jährige	6 ml
11- bis 12-jährige	7 ml
13- bis 14-jährige	8–10 ml
15- bis 18-jährige	15 ml
erwachsene Frauen	18 ml
erwachsene Männer	25 ml

Werte oberhalb dieser Volumina bedeuten eine Vergrößerung (= Struma)

Ebenso lassen sich auch Teilbereiche der Schilddrüse näher kennzeichnen. Auf diese Weise ist es möglich, Größenveränderungen des Drüsenorgans und einzelner Knoten zu verfolgen und zu dokumentieren. In Abbildung 12 sind typische Ultraschallmuster schematisch zusammengefasst.

Auswertung

Bei normaler Anordnung ihrer Follikel wirft die gesunde Schilddrüse unter Beschallung ein Echo, das zum Bild gewandelt ein gleichmäßiges Gewebemuster ergibt. Die vergrößerte Schilddrüse, der Kropf, weist das gleiche Gewebemuster auf (Abb. 12) – solange sich noch keine Knoten eingenistet haben.

Echofreie Bezirke im Sonogramm entlarven Zysten im Innern der Schilddrüse: Sammelstellen überflüssiger Flüssigkeiten im Gewebe, wie sie von Einblutungen herrühren. Starke Echos, hinter denen kein Gewebe mehr erkennbar ist, verraten Kalkeinlagerungen, die sich in verschiedener Verteilung, Ausdehnung und Form in alten Kröpfen breit machen (Abb. 12).

Dokumentiert das Echobild in der Schilddrüse hingegen echoreichere oder echoärmere Areale im Vergleich zum übrigen Gewebe, handelt es sich entweder um überproduktive (»heiße«) oder um stillgelegte

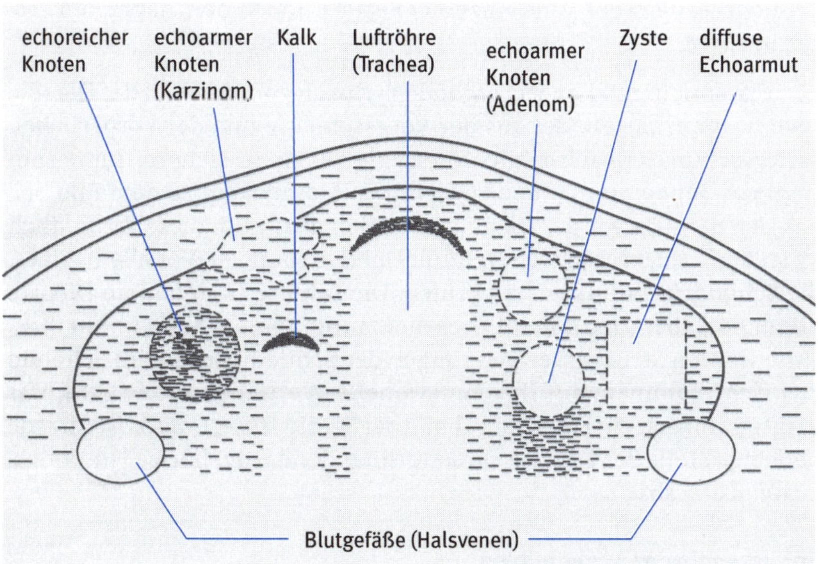

Abb. 12: Schematische Darstellung verschiedener Ultraschallmuster im Bereich der Schilddrüse: Unter der Haut in der echoarmen Halsmuskulatur findet sich das dichte, feingranulierte Echomuster des normalen Schilddrüsengewebes. Bei Krankheiten der Schilddrüse sind diffuse oder fokale Änderungen des Echomusters möglich. Die diffuse Echoarmut findet sich bei der Basedow'schen Krankheit und bei der Hashimoto-Thyreoiditis. Echofreie Knoten mit dahinter liegender Schallverstärkung entsprechen einem mit Flüssigkeit gefüllten Hohlraum im Sinne einer Schilddrüsenzyste. Echoreiche Knoten entsprechen meist gutartigen Veränderungen der Schilddrüse. Echoarme Knoten bestehen aus Gewebe, das gutartig, autonom umgewandelt oder bösartig sein kann.

(»kalte«) Knoten der guten, gelegentlich aber auch der bösen Art (Abb. 12). Das Echo des Ultraschalls gibt im Übrigen auch präzise Auskunft über die Abmessung solcher Knoten.

Bei Autoimmunkrankheiten wie der Basedow'schen Krankheit oder der chronischen Thyreoiditis Hashimoto hat die Schilddrüse dem Ultraschall weniger entgegenzusetzen als in unversehrter Verfassung: Die Follikel sind arm an Kolloid und reflektieren den Ultraschall vermindert, sodass sich ein echoarmes Gewebemuster ergibt. Darüber hinaus ist die autoimmunisierte Schilddrüse naturgemäß stärker durchblutet als die gesunde. Mit einer speziellen Methode, der farbkodierten Doppler-Sonographie, lässt sich die vermehrte Durchblutung des

Schilddrüsengewebes und einzelner Bezirke und Knoten darstellen – sogar in Farbe.

Zwar lässt sich mit dem viel sagenden schweigenden Schall der Diagnoseverdacht erhärten, der aus der Vorgeschichte und der körperlichen Untersuchung erwächst, nicht aber die Diagnose sichern. Immerhin trägt das Sonogramm einen gewichtigen Mosaikstein zu dem Bild bei, das sich der Arzt vor der Diagnose machen muss. Um diese verbindlich zu stellen, bedarf es jedoch weiterer Untersuchungen. Vor allem gilt es, die Schilddrüsenfunktion zu prüfen. Die Labortests stehen im Dienste dieser Aufgabe. Dazu kommt noch die Szintigraphie (s. S. 78 ff.): Mit ihrer Hilfe werden Strukturveränderungen der Schilddrüse, die im Echobild ans Licht kommen, auf ihre funktionelle Wertigkeit untersucht. Das Szintigramm ist ein Funktionsabbild der Schilddrüse: Daraus ist für jede beliebige Stelle des Drüsenschmetterlings der dazugehörige Funktionszustand ablesbar.

Sonographie der Augenhöhlen

Blickt ein Patient beim gesammelten Erzählen seiner Krankheitsvorgeschichte und bei der körperlichen Untersuchung dem Arzt so (nämlich mit einem Exophthalmus, s. S. 155) in die Augen, dass sich diesem der Gedanke an die Basedow'sche Krankheit aufdrängt, dann wird der Schilddrüsenspezialist, falls bewandert in den neuesten Dingen der Sonographie, es nicht bei der Beschallung der Schilddrüse bewenden lassen. Er (oder der Augenarzt) wird mit einem speziellen Ultraschallgerät ein Echobild der Augenhöhlen (ein Orbita-Sonogramm) erstellen – und seinen Gedanken an Basedow bestätigt finden, wenn er daraus eine Schwellung der Augenmuskeln und des Fettgewebes in den Augenhöhlen abliest.

Blutuntersuchungen

Nach der Sonographie (die Reihenfolge ist nicht zwingend!) wird der Patient dann zur Blutentnahme gebeten: Er gibt zehn bis 20 Milliliter von seinem Venenblut – denn so viel braucht man für die diagnostischen Blutuntersuchungen.

Was noch normal, was schon verdächtig ist: keiner vermag's zu sagen, wenn ihm nicht eine Richtschnur gespannt ist, die ihm die Abweichungen seiner Messwerte vor Augen führt. Die in diesem Buch verwendete Richtschnur folgt den Normwerten, die in Tabelle 3 aufgeführt sind. Sie stimmt – methodenbedingt – nicht unbedingt mit derjenigen anderer Labors überein. Daran ist zu denken, wenn man als Patient mitunter auf unterschiedliche Normen und Bezugswerte stößt.

Tab. 3: Normwerte von Schilddrüsenparametern

Parameter	Referenzbereich	
1. Blutwerte		
Basales TSH	0,3–4,0 mU/l	
TSH nach TRH	Anstieg um 2,0–25 mU/l	
Gesamt T_4	5,5 – 11,0 µg/dl	(77–142 nmol/l)
Freies T_4 (fT_4)	0,8 – 1,8 ng/dl	(10 – 23 pmol/l)
Gesamt T_3	0,9 – 1,8 ng/ml	(1,4 – 2,8 nmol/l)
Freies T_3 (fT_3)	3,5 – 8,0 ng/l	(5,4 – 12,3 pmol/l)
Thyroxinbindendes Globulin (TBG)	10 – 18,5 µg/ml	(168 – 324 nmol/l)
Thyreoglobulin (Tg)	< 1 ng/ml bei völlig fehlender SD < 50 ng/ml bei gesunder SD	
Antikörper gegen Thyreoglobulin (Tg-AK)	< 100 U/ml	
Antikörper gegen SD-Peroxidase (TPO-AK)	< 100 IU/ml	
Antikörper gegen TSH-Rezeptor (TSH-R-AK)	< 9 U/l	
Calcitonin (Ct)	Frauen: < 10 pg/ml Männer: < 25 pg/ml	
Parathormon (PTH)	10 – 65 pg/ml	
2. Jodausscheidung im Harn	> 150 µg/g Kreatinin	
3. Achillessehnenreflexzeit	280 – 410 msec	
4. Pulswellenerscheinungszeit	204 – 230 msec	

Welche Blutuntersuchungen durchzuführen sind, hängt davon ab, welche diagnostische Fährte der Arzt verfolgt. Muss man nach Krankheitsvorgeschichte, körperlicher Untersuchung und Sonographie davon ausgehen, dass eine Schilddrüsenkrankheit vorliegt, ist zu deren näherer Bestimmung in der Regel eine Kombination mehrerer Bluttests angezeigt.

Schilddrüsensteuerhormon TSH

Die Konzentration des TSH im Blut spiegelt den Funktionszustand der Schilddrüse: Ist sie normgerecht, kann bei intaktem Regelkreis die Hormonproduktion nicht »aus dem Takt« sein (Abb. 7, S. 44). Der TSH-Wert scheidet also die störungsfreie oder entstörte von der gestörten Schilddrüsenfunktion.

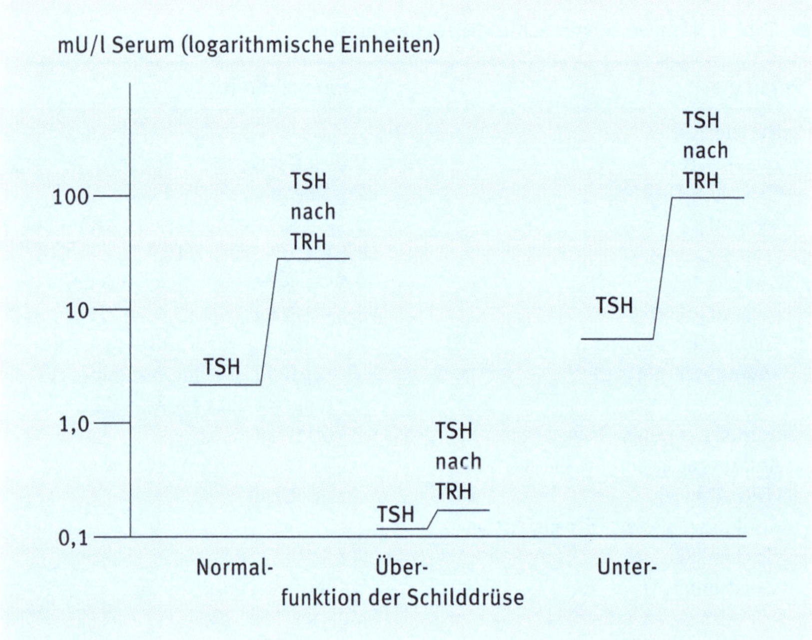

Abb. 13: Typische Serumkonzentration des Steuerhormons Thyreotropin (TSH) und ihre Reaktion auf eine Stimulation mit dem übergeordneten, TSH freisetzenden Hormon TRH bei Normal-, Über- und Unterfunktion der Schilddrüse (mU = Milli-Einheit).

Seine Bestimmung ist eine Art Weichenstellung für das weitere Vorgehen: Wenn keine Schilddrüsenfehlfunktion abzusehen ist, wird man von weiteren diagnostischen Maßnahmen absehen. Muss man sie indes als gesichert ansehen, wird man es gerade auf ergänzende Untersuchungen absehen. Denn ein abweichender TSH-Wert gibt noch keine Auskunft über die Ursache der Fehlfunktion.

Dagegen können die Konzentrationen von T_3 und T_4 im Blut ein missverständliches Bild der Schilddrüsenfunktion wiedergeben (Abb. 9, S. 47). Da ihre Ausschläge in die eine oder andere Richtung über das Steuerhormon TSH alsbald ausgeglichen werden, verhalten sie sich in den Anfängen einer Schilddrüsenüber- oder -unterfunktion noch normkonform, während das TSH im ersten Fall bereits erniedrigt und im zweiten Fall bereits erhöht ist. Man spricht dann von einer latenten, das heißt verkappten Funktionsstörung.

Um Abweichungen zu erkennen, muss man, wie gesagt, die Normwerte kennen. Die Norm verlangt im Falle des TSH eine Konzentration von 0,3 bis 4 Millieinheiten pro Liter Serum (s. Tab. 3, S. 67). Bei unverkappter (manifester) Überfunktion mit klar erhöhten T_3- und T_4-Werten sinkt die TSH-Konzentration deutlich ab oder ist gar nicht mehr feststellbar (Abb. 13, S. 68). Umgekehrt weist die Normabweichung des TSH bei der manifesten Hypothyreose deutlich nach oben.

Verflixte Grauzone

Normative Kräfte wirken nicht auf einen klar abgegrenzten Bereich hin, ihre Wirkungen streuen um diesen Bereich. So gibt es auch für die TSH-Werte eine Grauzone im Umfeld des Normintervalls. Fallen die gemessenen Werte in diese Grauzone, gilt es zu entscheiden, ob ihnen ein Krankheitswert zukommt oder ob sie gewissermaßen nur extreme Normalwerte darstellen. Entscheidungshilfe leistet der TRH-Test.

TRH-Test

Mit dem TRH-Test (Abb. 13, S. 68) lässt sich klären, ob die Hypophyse ihrer Schilddrüsensteuerfunktion angemessen nachkommt, wenn sich das T_4 im Blut über die untere Normgrenze hinwegsetzt. Es kann nämlich passieren, dass trotz einer normverletzend niedrigen T_4-Konzentration das TSH normal (oder in der Grauzone) bleibt: Die Hirnanhangdrüse ist dann selber krank und die Hypothyreose geht auf ihr Konto, nicht auf das der Schilddrüse. Deshalb spricht man hierbei von einer sekundären Hypothyreose. Die geht dann allerdings mit Störungen weiterer Drüsen einher, die ebenfalls von der kranken Hirnanhangdrüse fehlgesteuert werden.

Beim TRH-Test wird mit dem Schilddrüsenregulationshormon aus dem Hypothalamus (Abb. 7, S. 44), der obersten Etage des Hormonkonzerns, die Hirnanhangdrüse zur Freisetzung ihres Schilddrüsensteuerhormons stimuliert. Es handelt sich also um eine Steuerprüfung: Kann die Hypophyse ihre Steuerpflicht gegenüber der Schilddrüse erfüllen?

Nach der Blutentnahme zur Bestimmung des TSH-Wertes wird das TSH freisetzende Hormon TRH mit einem Nasenspray in jedes Nasenloch gesprüht. Die Stimulation kann auch über eine Injektion von TRH in eine Armvene erfolgen. Ob Nasenloch oder Armvene: der Hirnanhangdrüse ist es egal, von wo aus sie stimuliert wird. Da aber nach der Injektion mancher Körper mit Kopfschmerzen, Schwindel, Herzklopfen, Übelkeit und Harndrang seinen Unwillen bekundet, bleibt man im Allgemeinen lieber beim Nasenspray. In jedem Fall wird 30 Minuten nach der TRH-Gabe der Patient erneut zur Ader gelassen: An der TSH-Konzentration ist zu erkennen, ob sich die Hirnanhangdrüse stimulieren lässt (Abb. 13, S. 68).

Geht es normal zu, gelingt es dem TSH unter dem stimulierenden Einfluss des TRH, sich stärker zu konzentrieren: Seine Konzentration im Blut steigt um 3–20 Millieinheiten pro Liter Serum an (Tab. 3, S. 67). Bleibt der Anstieg aus oder ist die Antwort des TSH nur schwach zu vernehmen, sieht sich die Hirnanhangdrüse ersichtlich außerstande, ihren Auftrag zu erfüllen. Womöglich macht ihr eine latente Schilddrüsenüberfunktion einen Strich durch die Rechnung. Umgekehrt weist eine überschießende Antwort mit einer Verdichtung der TSH-Konzentration auf über 25 Millieinheiten pro Liter Serum auf eine latente Unterfunktion der Schilddrüse hin (Abb. 13, S. 68).

Schilddrüsenhormone T_3 und T_4

Während früher die Konzentrationen der Schilddrüsenhormone T_3 und T_4 – ungeachtet deren Bindung an ein Trägereiweiß – im Blut gemessen wurden (Abb. 14, unten), gilt die Messung heute bevorzugt dem freien Anteil der Schilddrüsenhormone: fT_3 und fT_4 (Abb. 6, S. 43 und Abb. 14, Mitte).

Die Bevorzugung hat ihren Grund: Die Gesamthormonkonzentration kann sich nämlich unabhängig von der Schilddrüsenfunktion verändern, wenn die Fraktion der Trägereiweiße im Blut durch unerwünschte Begünstigung zu stark wird, wie das beispielsweise eine überhöhte Östrogenkonzentration zu Wege bringt (s. S. 72). Die Gesamtmenge der Schilddrüsenhormone im Blut würde in einem solchen Fall falsche Tatsachen vorspiegeln: Sie wäre zu hoch und könnte zur unannehmbaren Annahme einer Überfunktion verleiten. Mit der Bestimmung der freien Schilddrüsenhormone wird diese Fehlerquelle trockengelegt.

Darüber hinaus ist an den Konzentrationsschwankungen der freien Schilddrüsenhormone im Blut die Versorgungslage der Körperzellen genauer abzulesen, der Mangel ebenso wie der Überfluss. Ein gesundes Gleichgewicht ist gewährleistet, wenn das freie Thyroxin (fT_4) mit

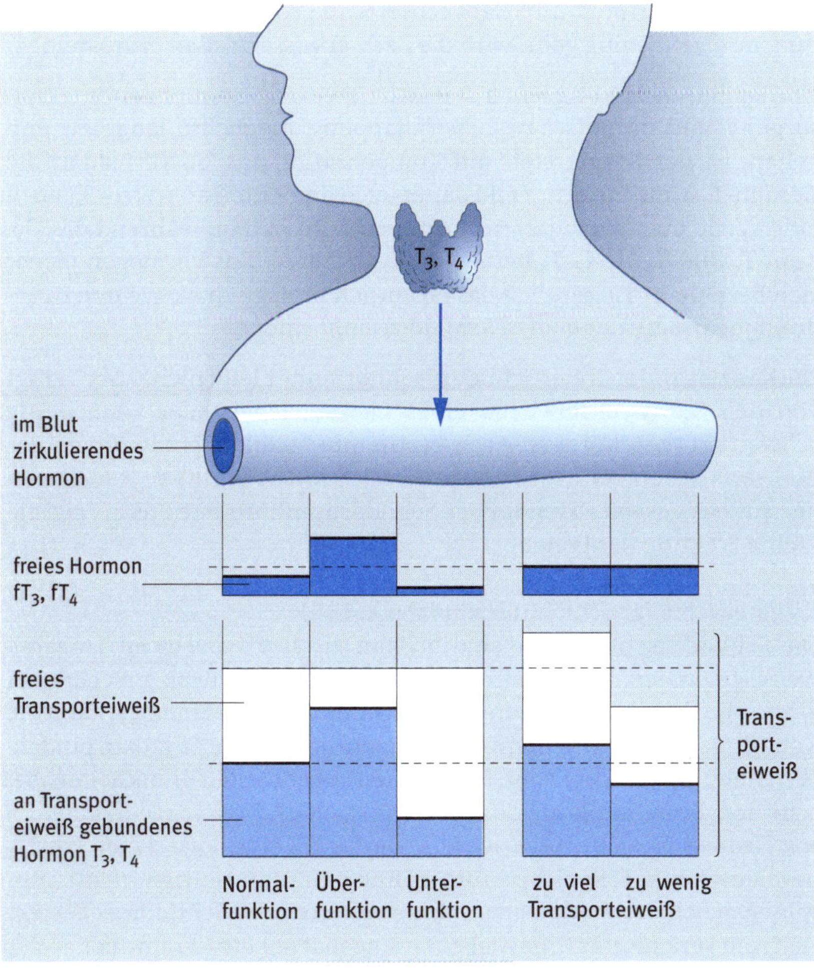

Abb. 14: Änderung der Schilddrüsenhormone bei verschiedenen Funktionszuständen der Schilddrüse bzw. verschiedenen Bindungskapazitäten im Serum (die gestrichelte Linie repräsentiert den mittleren Normalwert).

0,8 bis 2,0 ng/dl (Nanogramm = milliardstel Gramm) und das freie Trijodthyronin (fT_3) mit 3,5 bis 8 ng/l im Serum vertreten ist (s. Tab. 3, S. 67). Ein größerer Serumanteil bedeutet für die Körperzellen als Verbraucher ein ständiges Überangebot: Sie stehen unter Kaufzwang, hamstern Schilddrüsenhormon – und haben an den überflüssigen Folgen des Überflusses zu leiden. Ein geringerer Serumanteil hingegen stürzt die Körperzellen in die Hormonarmut: Ihr Stoffwechsel wird gedrosselt. So diese Drosselung nur weit genug geht, wird die Zelle gewissermaßen erdrosselt.

Um der Einschränkung seiner Zellaktivitäten bei beginnender Unterversorgung und chronischer Jodverknappung möglichst lange zu entgehen, ist der Körper stets auf Kompensation aus. So vermag er die Gesamt-T_3-Konzentration und damit auch den Anteil an freiem T_3 noch eine Weile über der unteren Normgrenze zu halten, während das Gesamt-T_4 und das freie T_4 bereits im Defizit sind. Das Vermögen macht sich bezahlt: T_3 ist nämlich das eigentlich biologisch aktive und obendrein jodärmere der beiden Schilddrüsenhormone.

Die Konzentration freier Schilddrüsenhormone bleibt nicht unbehelligt von den Stoffwechselwirren eines nieren-, leber- oder anderweitig schwer kranken Körpers. Auch bestimmte Medikamente können das Bild verfälschen. Naturgemäß wirken sich solche Einflüsse jedoch stärker auf das gesamte Plenum der Schilddrüsenhormone aus als auf die kleine Fraktion der Freien.

Trägereiweiße für Schilddrüsenhormone (TBG)

Die Schilddrüsenhormone sind im Blut zu 99,9 Prozent an Trägereiweiße gebunden. Unter Östrogentherapie, in der Schwangerschaft, bei akuten Leberkrankheiten und bei bestimmten Medikamenten kann die Konzentration der Trägereiweiße, namentlich die des Thyroxin bindenden Globulins (TBG), erhöht, bei seltenen angeborenen Krankheiten, bei schwerer Einschränkung der Leberfunktion und unter medikamentösen Einflüssen auch erniedrigt sein. Da das TBG vermöge seiner Schlepperdienste dem T_4 Speicherraum im Blut einräumt (gewissermaßen ein Außenspeicher, zusätzlich zum Innenspeicher der Schilddrüse), wirkt sich sein verändertes Dienstleistungsangebot auf die Gesamtmenge der im Serum befindlichen Schilddrüsenhormone aus. So ist es manchmal angeraten, sich nicht allein auf die Bestimmung des freien und »geschleppten« T_3 und T_4 zu verlassen, sondern auch ein Auge auf den Hauptschlepper TBG zu werfen. Wird die Schleppernorm eingehalten, so kommen auf einen Liter Serum 10 bis 18,5 Milligramm TBG (s. Tab. 3, S. 67).

Bei einigen Familien findet sich kraft Erbrecht (also genetisch bedingt) eine Mehr- oder Minderproduktion des TBG mit entsprechend erhöhten oder erniedrigten Hormonkonzentrationen. Von einer Über- oder Unterfunktion der Schilddrüse kann dabei aber keine Rede sein.

Thyreoglobulin

Thyreoglobulin, das Verpackungseiweiß der Schilddrüsenhormone im Kolloid der Schilddrüsenfollikel (s. Abb. 2, S. 35), ist ein ausschließliches Produkt der Schilddrüse. Zudem ist es eng verquickt mit der strukturellen und funktionellen Integrität der Schilddrüse und daher nicht indifferent gegenüber deren Krankheiten. In der Tat: ein normwidrig erhöhtes Thyreoglobulin (über 50 ng/ml, s. Tab. 3, S. 67) ist Ausdruck einer Desintegration (ein edles Wort für eine schlechte Sache: nämlich die Zerstörung oder tief greifende Schädigung) der Schilddrüsenzellen, bei der es gewissermaßen mit Gewalt aus der angestammten Zelle herausgerissen und in den Blutstrom befördert wird. Dafür verantwortlich sein mag eine Entzündung der Schilddrüse, eine Knotenbildung, bei der manche Zellen unvermeidlich Schaden nehmen, oder aber ein ausgeprägter Jodmangel.

Schilddrüsenantikörper

Von den Autoantikörpern, den körpereigenen Abwehrsubstanzen, die irrtümlich die eigene Schilddrüse aufs Korn nehmen, haben drei Arten eine praktische Bedeutung. Da sind zum Ersten die Antikörper gegen Thyreoglobulin (Tg-AK), die dieser Eiweißverpackung der Schilddrüsenhormone im Kolloid der Schilddrüsenfollikel das Speicherdasein schwer machen. Da sind zum Zweiten die Antikörper, die es auf die im Zellinnern heimischen, kugelgestaltigen Mikrosomen und zugleich auf das in der Schilddrüse tätige (thyreoidale) Enzym Peroxidase abgesehen haben (daher abgekürzt TPO-AK). Beide Arten von Autoantikörpern kennzeichnen nicht nur die entzündlichen Autoimmunkrankheiten der Schilddrüse, sondern auch die Basedow'sche Krankheit. Deren Kernstück, die Hyperthyreose, ist aber einem weiteren Heer von Autoantikörpern anzulasten: der dritten Art im bedeutsamen Bunde.

Diese dritte Art fehlgeleiteter Antikörper greift die Schilddrüsenzellen ausgerechnet da an, wo der Rezeptor für das Schilddrüsensteuerhormon TSH aus der Hirnanhangdrüse sitzt. Daher heißen sie TSH-Rezeptor-Antikörper (TSH-R-AK). So ein Rezeptor ist tatsächlich eine Art Tor: für alle, die den richtigen Schlüssel dazu besitzen. Hier freilich ist der Schlüssel in falschen Händen. Den Zellen ist es gleich. Sind die TSH-Rezeptoren erst einmal besetzt, tun sie, was das dadurch ausgelöste Signal sie tun heißt: Sie steigern die Synthese und Sekretion der Schilddrüsenhormone. Auf diese Weise übernehmen die TSH-R-AK die stimulierende, nicht aber die regulierende Funktion des TSH, kurbeln die Drüsenzellen unkontrolliert an und fehlsteuern die Konzentration der Schilddrüsenhormone in die Höhe.

Der Nachweis von TSH-R-AK im Blut ist für die Diagnose der Basedow'schen Krankheit maßgebend. Bei hoher TSH-R-AK-Konzentration ist die Krankheit in vollem Schwange. Zumeist jedenfalls – denn mitunter bleiben die TSH-R-AK auf der Höhe, während die Aktivität der Hyperthyreose nachlässt. Das Umgekehrte gilt erst recht nicht vorbehaltlos: Bleibt die Fahndung nach TSH-R-AK erfolglos, ist die Basedow'sche Hyperthyreose noch lange nicht auszuschließen. Denn nicht immer kehren diese illegalen Rezeptorenbesetzer der aufgewühlten Schilddrüse den Rücken und gehen mit dem Blut auf Wanderschaft. Darüber hinaus werden in seltenen (wenn auch familiär gehäuften) Fällen die Rezeptoren von einer mit den herkömmlichen Tests nicht fassbaren Untergruppe der TSH-R-AK besetzt. Die gewöhnliche Methode übersieht dann die ungewöhnliche Spielart und liefert ein falsch negatives Ergebnis.

Seltenheitswert

Raritäten sind in der Medizin zahlreich. Im Bereich Schilddrüsendiagnostik, Abteilung Antikörper, allein sind mehrere davon zu finden. Zum Beispiel Autoantikörper gegen T_3 und T_4: Solche können zum einen der Bestimmung der Schilddrüsenhormone den Anstrich des Unbestimmten und dem dazugehörigen Befund den Charakter des Unverbindlichen verleihen, zum anderen die Wirkung von Schilddrüsenhormontabletten zunichte und die Therapie mit diesen zu einem Flop machen.

Tumormarker

Nicht selten hinterlassen bösartige Tumoren ihre Spuren im Blut oder in anderen Körperflüssigkeiten: Stoffe, deren Auftreten oder erhöhte Konzentration im Serum bestimmte Tumoren markiert und die deswegen Tumormarker heißen. Bilden die Krebszellen Hormone, so wirken eben diese in ihrem Überfluss als Tumormarker. Auch die Schilddrüse kann auf diese Weise Zeugnis von den Wucherbestrebungen eines Krebses ablegen, allerdings nicht mit ihren eigentlichen Hormonen, sondern mit ihrem Adoptivhormon, dem Calcitonin.

Die zwischen die Schilddrüsenfollikel eingestreuten C-Zellen (s. Abb. 2, S. 35), die zwar anatomisch, nicht aber funktionell zur Schilddrüse gehören, vergessen auch im Falle ihrer Entartung nicht, wes Art sie sind: Unter dem Namen »medulläres Schilddrüsenkarzinom« produzieren sie Calcitonin (s. S. 36), bis dieses im Blut erhöht als Marker seines karzinomen Erzeugers in Erscheinung tritt. Dazu gesellt sich gelegentlich das carcino-embryonale Antigen (kurz und eingängiger als CEA bezeichnet), das bei vielen bösartigen Tumoren ein Signal der Bösartigkeit setzt.

Wird die krebskranke Schilddrüse dann vom Chirurgen entfernt, darf im Blut kein Calcitonin mehr nachweisbar sein (s. Tab. 3, S. 67). Taucht es dennoch irgendwo im Körper auf, dann als Erkennungsmal weiter oder wieder wuchernden (medizindeutsch: rezidivierenden) Krebsgewebes. Bei der Nachsorge von Patienten mit medullärem Schilddrüsenkarzinom übernimmt die Messung von Calcitonin im Blut daher eine wichtige Rolle: An ihr orientiert sich die Fahndung nach Tumorrezidiven und nach Tochtergeschwulsten (Metastasen), die aus der Verschleppung von Krebszellen und deren Ansiedlung anderwärts im Körper entstehen. Da das medulläre Schilddrüsenkarzinom familiär gehäuft auftritt, lässt sich mit einer Calcitoninbestimmung als Tumorsuchaktion bei augenscheinlich gesunden Blutsverwandten betroffener Patienten der äußere Eindruck bestätigen oder widerlegen.

Bei den bösartigen Tumoren, die direkt von den Schilddrüsenzellen ausgehen, übernimmt das Thyreoglobulin den Part des Tumormarkers. Ist das entartete Drüsengewebe nach Radikaloperation der Schilddrüse und anschließender Behandlung mit radioaktivem Jod (s. S. 229) ausgemerzt, hat der Körper keine Thyreoglobulinquelle mehr – sodass dem Blut kein Thyreoglobulin mehr zufließt. Finden sich im Serum dennoch mehr als 2 ng/ml (dieser Wert ist ein Zugeständnis an ungenaue Messgeräte; tatsächlich darf kein Thyreoglobulin mehr im Körper sein), muss irgendwo Schilddrüsengewebe noch vorhanden oder neu entstanden sein.

Molekulargenetische Untersuchungen

Die physiologischen Abläufe im Körper sind in den Genen, den im Zellkern hausenden Hütern des Erbguts, festgelegt. Wenn trotz der Hut das Gut sich verschlechtert, weil einzelne Gene sich nicht an den vorgegebenen Bauplan halten (man nennt solche Veränderungen Mutationen), sind die betreffenden Abläufe gestört. Auch hinter mancher Schilddrüsenkrankheit steckt eine genetische Fehlprogrammierung.

Die Molekulargenetik, die den Aufbau der Gene untersucht, hat in den letzten Jahren eine Vielzahl der Gene identifiziert, die für den Stoffwechsel der Schilddrüsenhormone zuständig sind und mutiert eine Fehlfunktion bewirken. Beispielsweise sind angeborene Störungen der

Schilddrüsenhormonsynthese mit Hypothyreose und Kropf (Struma) Ausdruck einer Mutation im Gen für die Schilddrüsenperoxidase oder im Gen für das Thyreoglobulin.

Umgekehrt deutet der Nachweis definierter Genveränderungen auf bestimmte Krankheiten hin, selbst wenn diese noch gar nicht in Erscheinung getreten sind. Darin liegt seine diagnostische Bedeutung. Die molekulargenetische Prüfung gewisser Gene auf Mutationen anhand einer Blutprobe gehört jedoch noch nicht zur Routine der Schilddrüsendiagnostik.

Krebsvorhersage

Besondere Bedeutung könnte der Nachweis von Genveränderungen bei bösartigen Schilddrüsentumoren erlangen. Im Falle follikulärer und papillärer Schilddrüsenkrebse (s. S. 222) finden sich beispielsweise Mutationen an so genannten Tumor-Suppressor-Genen, die damit ihrer Schutzfunktion als Tumorunterdrücker und Widersacher der Krebsentstehung nicht mehr nachkommen können. Ohne diesen Schutz hat der Körper seine liebe Not, den Aufstand der entarteten Zellen niederzuschlagen – und kommt so oft genug in unliebe Krebsnot.

Praktische Bedeutung hat die molekulargenetische Diagnostik bereits seit einigen Jahren beim familiären medullären Schilddrüsenkarzinom (s. S. 223). In den Keimzellen der damit Geschlagenen entpuppt sich das zehnte Chromosom als Abweichler von der genetischen Norm: Vier unterschiedliche Mutationen haben die Forscher bislang entdeckt. Bei jedem Patienten mit medullärem Schilddrüsenkrebs sollte nach diesen Mutanten gefahndet werden – und im fündigen Falle auch bei den richtigen Tanten und allen übrigen Blutsverwandten, denn dann handelt es sich mit Sicherheit um die familiäre Form. Bei Kindern mit einem betroffenen Elternteil ist die Untersuchung im 4. bis 5. Lebensjahr durchzuführen. Auf wen der Mutantensteckbrief nicht zutrifft, der geht kein erhöhtes Risiko ein. Die Übrigen sind im Falle einer frühzeitigen vorsorglichen chirurgischen Trennung von ihrer Schilddrüse auch jegliches Risiko eines Schilddrüsenkrebses los.

Indirekte Messung der Stoffwechselsituation

Die Stoffwechsellage in den Körperzellen hängt von den Schilddrüsenhormonen ab. Deren Zuviel oder Zuwenig wirkt sich demgemäß auf den Zellstoffwechsel aus, der sich freilich einer direkten Messung entzieht. Immerhin gibt es Möglichkeiten, darüber indirekt Aufschluss zu erhalten, beispielsweise durch die Bestimmung der Achillessehnenreflexzeit und der Pulswellenerscheinungszeit. Die Bestimmungsmethode ist in beiden Fällen relativ einfach.

Achillessehnenreflexzeit (ASR)

Die Zeit, die der Achillessehnenreflex von seiner Auslösung bis zur Wiederherstellung der Ausgangslage benötigt, ist ein indirektes Maß für die Stoffwechselsituation der Körperzellen. Bei Unterfunktion der Schilddrüse ist die Reflexzeit verlängert, bei Überfunktion verkürzt – man muss sie nur zu messen wissen. Das dazu nötige Gerät ist recht einfach – vielleicht zu einfach für hochmoderne und dementsprechend hoch technisierte Kliniken und Praxen. Jedenfalls ist ein solcher Reflexmesser heute nur noch selten zu finden (Normwerte s. Tab. 3, S. 67).

Pulswellenerscheinungszeit (PEZ)

Der Puls, den jedermann dort an sich spüren kann, wo das Leben merklich pulsiert, weil Arterien sich der Körperoberfläche annähern – dieser Puls ist Ausdruck der Druckwelle, die durch die Herzaktion, genauer, durch den Auswurf des Blutvolumens aus der linken Herzkammer, ausgelöst wird. Die Zeit, welche die Pulswelle braucht, bis sie den Ort der Pulsnahme erreicht, ist unter anderem von physiologischen Vorgängen am Herzen abhängig, die ihrerseits den Schilddrüsenhormonen hörig sind.

Zur Bestimmung der PEZ genügt ein EKG, ein normales Blutdruckmessgerät mit Oberarmmanschette und ein Herzschallmikrofon, das in der Ellenbeuge aufliegt. Der zeitliche Abstand vom Beginn der großen Zacke im EKG (Q-Zacke) bis zum Auftreten des so genannten Korotkoff-Tones, den das Mikrofon in der Phase des niedrigeren (diastolischen) Blutdruckes einfängt und registriert, entspricht der Pulserscheinungszeit. Sie zieht sich bei einer Hypothyreose in die Länge und presst sich bei einer Hyperthyreose in die Kürze. Bei der Beurteilung ist auf andere Ursachen für PEZ-Verkürzungen (etwa Fieber, Blutarmut, Bluthochdruck) und PEZ-Verlängerungen (etwa Medikamente) Rücksicht zu nehmen (Normwerte s. Tab. 3, S. 67).

Jodbestimmung im Harn

Jod wird mit der Nahrung zugeführt, verschafft sich über den Darm Zutritt in die Blutbahn des Körpers und lässt sich mit dem Blut treiben, der Schilddrüse zu. Diese fängt sich aus dem Blut so viel Jod, wie sie kann, den Rest scheiden die Nieren aus. Bei jodverknappter Nahrung ist dieser Rest gering. So ergibt der Jodgehalt des Harnwassers ein indirektes Maß für die Jodversorgung des Harnlassers. Das Urinjod gibt einerseits Auskunft über den Jodmangelzustand des Körpers. Andererseits lässt sich an ihm der Erfolg einer Jodtherapie oder einer Kropfprophylaxe mit Jod ablesen – ebenso wie die Statthabe einer ungebührlichen Jodexposition (s. Tab. 3, S. 67).

Schilddrüsenszintigraphie

Organe, deren Funktionstüchtigkeit insgesamt oder in einzelnen Abschnitten fraglich ist, müssen einen Funktionsnachweis erbringen. Die Szintigraphie ist ein Verfahren, das die anatomische Beschaffenheit eines Organs in Beziehung setzt zu seinem Funktionszustand. Hier wird die Brücke zwischen Struktur und Funktion geschlagen und bildlich dokumentiert. Jedem anatomischen (oder morphologischen) Punkt des Organs wird eine funktionelle Wertigkeit zugeordnet. So liefert die Szintigraphie ein anatomisch gegliedertes Funktionsabbild. Demgegenüber drückt sich in den Blutwerten die Nettofunktion des Gesamtorgans aus.

Wann empfiehlt sich eine Szintigraphie?

Wenn die tastende Hand des Arztes auf unerwarteten Widerstand stößt, der Ultraschall ein ungleichmäßiges Echo wirft, sich Laborwerte nicht an vorgegebene Normen halten, kurzum: wenn die Schilddrüse sich knotiger Umwandlung oder gestörter Funktion verdächtig macht, dann wird die Szintigraphie zurate gezogen. Sie soll offenbaren, welche Knoten heiß oder kalt, welche Abschnitte der Schilddrüse in ihrer Funktion verändert sind.

Der Szintigraph als Drüsenfahnder

Die Logik des Verfahrens lässt ahnen, dass die Schilddrüsenszintigraphie auch manch anderem Zwecke zugute kommt als nur der Erstellung von Funktionsabbildern. In der Tat: sie wird erfolgreich als Suchgerät eingesetzt, wenn bei einem Patienten die Schilddrüse am Hals nicht aufzufinden ist, weil sie bei ihrer entwicklungsgeschichtlichen Wanderung auf halbem Wege stecken geblieben ist. Aber auch ein Kropf an ungewohnter Stelle lässt sich auf szintigraphische Weise leicht ausfindig machen, beispielsweise eine Zungengrundstruma oder ein in den Brustkorb hineinwachsender Kropf.

Wertvolle Dienste leistet die Schilddrüsenszintigraphie im Vorfeld von chirurgischen Eingriffen und von Radiojodbehandlungen: Mit ihr lässt sich einerseits das Operationsterrain sondieren, gerade wenn es darum geht, die funktionstuchtigen Schilddrüsenanteile zu erhalten, und andererseits die jeweils notwendige und hinreichende Radiojodmenge ermitteln.

Was der Vorsorge dienlich ist, leistet auch bei der Nachsorge gute Dienste – nämlich der Nachsorge von operierten, zumal wegen Schilddrüsenkrebses operierten Patienten: Nach chirurgischer Verkleinerung oder Entfernung der Schilddrüse lassen sich verbliebene Schilddrüsenreste oder im Körper verstreute Tochtergeschwülste (Metastasen) von Schilddrüsenkrebsen im Szintigramm erkennen und auf diese Weise orten.

Es versteht sich, dass bei solch einer Ganzkörper-Großfahndung nach Abkömmlingen von Primärtumoren der Schilddrüse ein Szintigramm des ganzen Körpers erstellt werden muss. In anderen Fällen mag es angezeigt scheinen, nur das Skelett szintigraphisch zu untersuchen, um gezielt mithilfe des Knochenszintigramms Knochenmetastasen zur Anzeige zu bringen.

Prinzip und Durchführung der Szintigraphie

Von künstlich »radioaktivierten« Substanzen lässt sich der Körper hinters Licht führen: Er nimmt sie auf wie normale Stoffe und treibt mit ihnen seine Stoffwechselgeschäfte. Injiziert man also eine Spurendosis radioaktiven Jods (Radiojod) in die Blutbahn, wird es wie das in der Natur vorkommende Jod in der Jodfalle der Schilddrüse abgefangen und von dieser für ihre Zwecke genutzt. Der Patient hat für einige Stunden eine strahlende Schilddrüse: Sie ist während dieser Zeit nicht nur aktiv, sondern auch radioaktiv. Und diese Radioaktivität spiegelt die physiologische (oder eben die pathologische, die krankhafte) Aktivität der Schilddrüse. Je nach Funktionszustand nehmen die Schilddrüsenzellen das Radiojod in unterschiedlicher Menge auf und geben die Radioaktivität in unterschiedlichem Maße ab. Von einer normalen und normal funktionierenden Schilddrüse ist somit ein gleichmäßiges (homogenes) (Radio-) Aktivitätsmuster mittlerer Intensität zu erwarten.

Seit geraumer Zeit wird übrigens statt Radiojod vornehmlich das radioaktive Technetium verwendet, sodass die Schilddrüse doppelt getäuscht wird. Sie vermeint im Technetium Jod vor sich zu haben, greift gierig zu – und kann damit nichts anfangen. Es lässt sich gar nicht erst in die Schilddrüsenhormone einbauen. Den Ergebnissen des Verfahrens tut dies keinen Abbruch – lediglich die im Brustkorb abgelegten Teile großer Kröpfe machen dem Technetium zu schaffen. Dem Patienten kann es nur recht sein. Für ihn ist dieses künstliche radioaktive Element, das mit einer Halbwertzeit von nur sechs Stunden innerhalb eines Tages das Gros seiner Strahlung verschießt, im Gegensatz zu dem längerlebigen Radiojod kaum belastend – jedenfalls weit weniger als die Strahlung, welcher wir im Alltag über das Jahr ausgesetzt sind.

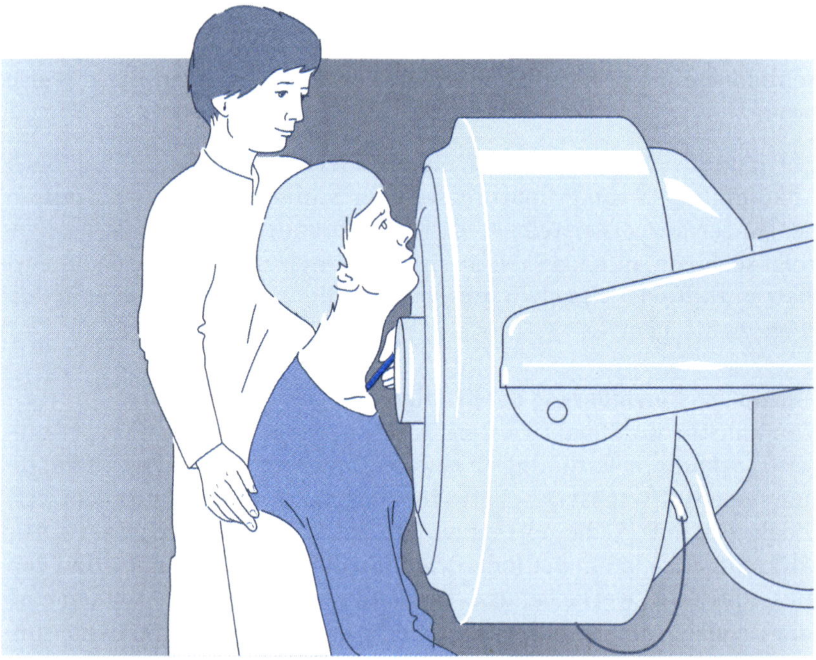

Abb. 15: Bei der Szintigraphie wird eine radioaktive Indikatorsubstanz in die Blutbahn injiziert, die sich wenige Minuten später in der Schilddrüse anreichert. Deren Strahlung wird mit einem Detektor gemessen. Die Methode ermöglicht Aussagen über Lage, Größe und Funktionszustand der Schilddrüse und deren Knoten.

Ob Radiojod oder Technetium – ein hoch empfindlicher Strahlendetektor, eine so genannte Gamma-Kamera (Abb. 15), zeichnet die radioaktive Strahlung aus der Schilddrüse des sitzenden oder liegenden Patienten auf.

Dabei werden die Lichtblitze (lateinisch: scintillae), welche die Strahlen im Detektor hervorrufen, bildlich festgehalten: Was herauskommt, ist ein Szintigramm (Abb. 16), eine funktionelle Bestandsaufnahme der Schilddrüse – ins rechte Bild gerückt.

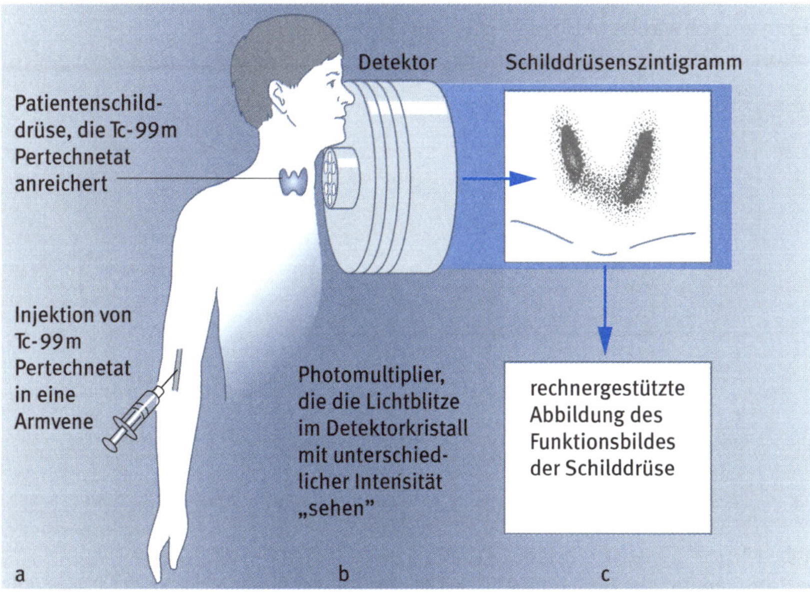

Abb. 16: Prinzip der Schilddrüsenszintigraphie:
a: Injektion der kurzlebigen radioaktiven Indikatorsubstanz Tc-99m Pertechnetat.
b: Aufzeichnung der in der Schilddrüse angereicherten Radioaktivität.
c: Durch nachgeschalteten Rechner Darstellung eines Funktionsabbildes der Schilddrüse.

Auswertung des Szintigramms

Die ungleichmäßige Aufnahme und mithin auch Abgabe von Radioaktivität der Schilddrüse drückt sich im Szintigramm in der wechselnden Häufigkeitsdichte der bildgewordenen Lichtblitze aus. Die Unterschiede werden durch farbige Kodierung unterstrichen: So geben die Farben Gelb und Rot eine starke, die Farben Grün und Blau dagegen eine schwache Abstrahlung – und damit eine regional unterschiedliche Schilddrüsenaktivität – zu verstehen (s. Abb. 18–21, S. 84).

Die genaue Auswertung übernimmt dabei die elektronische Datenverarbeitung. Der Computer hat, wie auch sonst in solchen Dingen, das letzte Wort bei der Berechnung der Radioaktivität, die nach Maßgabe des Funktionszustands in der Schilddrüse insgesamt oder in einzelnen autonomen Knoten angereichert ist und entsprechend abstrahlt. Er macht dem Arzt deutlich, ob der Schilddrüse knotenweise heiß oder kalt (Abb. 17 a und b) geworden ist, ob sie den radioaktiven Indikator gleichmäßig (Abb. 18, S. 84) oder eben in einzelnen Gewebebezirken verstärkt oder verschwächt (Abb. 19–21, S. 84) speichert.

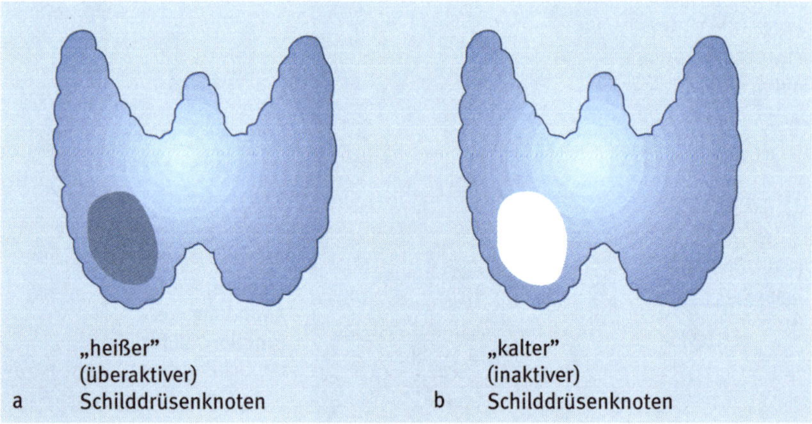

Abb. 17:
a: So genannter »heißer« (überaktiver) Knoten im rechten unteren Schilddrüsenpol. Der Knoten produziert autonom, d. h. unabhängig von übergeordneten Regulationszentren.
b: So genannter »kalter« (inaktiver) Knoten im rechten unteren Schilddrüsenpol. Bei den inaktiven Schilddrüsenarealen handelt es sich meist um gutartige Zysten, degenerierte Gewebebezirke oder Verkalkungsherde, die kein Schilddrüsenhormon mehr produzieren.

Doch kann auch eine gleichmäßige Anreicherung im gesamten Organ in größerem oder geringerem Maße erfolgen: Ersteres ist bei Jodmangel der Fall und insbesondere bei der Basedow-Hyperthyreose, Letzteres bei der Hypothyreose, bei Entzündungen, bei einer Jodüberladung der Schilddrüse – und nicht zuletzt unter der Behandlung mit Schilddrüsenhormonpräparaten. Im Übrigen spricht der Fachmann in diesem Zusammenhang auch vom Radiojod- oder Technetium-Uptake der Schilddrüse. Aufnahme, Anreicherung, Speicherung – dies alles ist Uptake (Tab. 4). Somit ist klar, dass das englische Wort das gewichtigere ist.

Tab. 4: Normwerte der Schilddrüse für den »Uptake« von Technetium

Bei Gesunden (mit ausreichender Jodversorgung)	0,5 – 2 %
Nach Jodexposition	unter 2 %
Bei Jodmangel	2 – 8 %
Bei Hyperthyreose	über 4 %

Allerdings kann die Szintigraphie Knoten auch übersehen. Im Gegensatz zur Sonographie ist sie nämlich eine oberflächliche Methode; es fehlt ihr der Blick in die Tiefe. Sie versteht sich nicht darauf, die dritte Dimension zu nutzen und muss sich daher mit den zwei Dimensionen der Länge und Breite bescheiden. Die Tiefenausdehnung der Schilddrüse wird dabei auf die zweidimensionale Bildfläche projiziert, sodass alle Tiefenschichten in eine Ebene gebannt sind. Kein Wunder, dass dabei mitunter auch kritische Information verloren geht. So bleiben Knoten, gerade wenn sie von gesundem Gewebe umgeben sind, hin und wieder im Szintigramm unerkannt, weil sich ihre Funktion einer Beurteilung entzieht.

Geschichtlicher Exkurs

Während der moderne Computer ohne Scanner nicht auskommt, ist dieser in der szintigraphischen Schilddrüsendiagnostik hinfällig geworden. Schon ist sein Wert nur noch ein historischer. Und doch ist es so lange nicht her – die Szintigraphie war bereits fest im Griff der unbeweglichen Gammakamera –, da feierte der altmodische bewegte Scanner fröhliche Urständ, wo es darum ging, klärungsbedürftige kalte Areale für die Feinnadelpunktion genau zu lokalisieren. Der Oldtimer tastete mit seinem Detektor 15 Minuten lang die Schilddrüse ab und brachte den Tastbefund Zeile um Zeile zu Papier. In das resultierende grobe Funktionsabbild ließen sich tastbare Knoten maßstab- und lagegetreu projizieren – exakter als mit den Markierungshilfen der Gammakamera. Auf diese Weise fand die Feinnadel sicher den Weg ins Kalte.

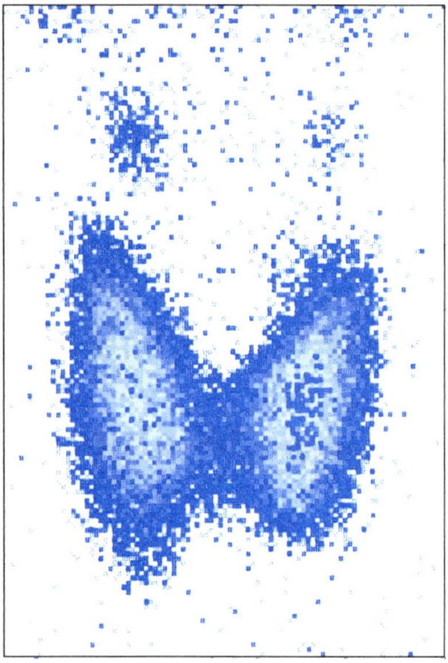

Abb. 18: Normalbefund im Szintigramm: den radioaktiven Indikator gleichmäßig anreichernde Schilddrüse.

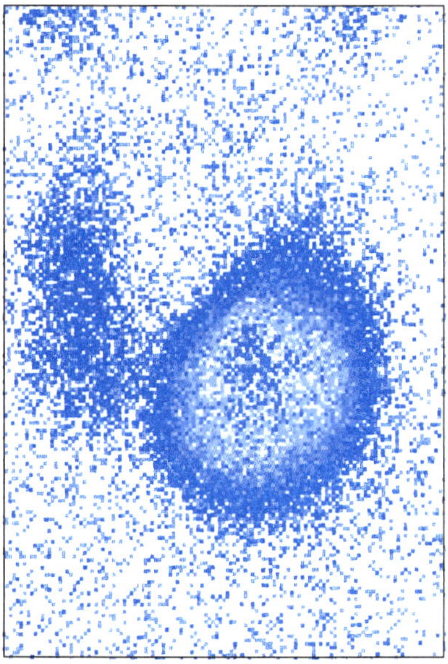

Abb. 19: Heißer Knoten im linken Lappen.

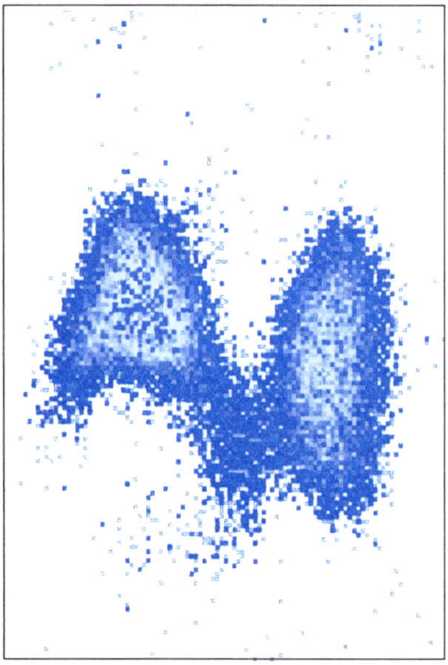

Abb. 20: Kalter Knoten im rechten Lappen.

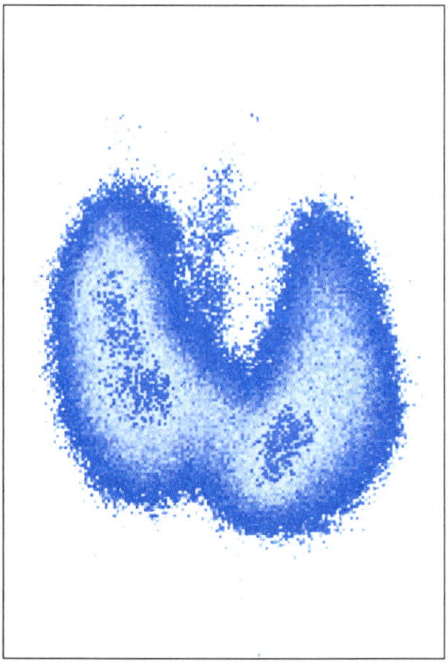

Abb. 21: Basedow-Hyperthyreose.

Suppressionsszintigramm

Andere Knoten wiederum geben sich funktionell unverbindlich. Sind sie noch in der lauen Mitte normaler Aktivität oder sind sie doch eher heiß? Das Szintigramm bleibt die Antwort vorerst schuldig. Im Frühstadium bietet sich keine Handhabe, weder diagnostisch noch therapeutisch. Es fordert allenfalls zur Wiederholung der Szintigraphie unter veränderten Bedingungen auf. Und so geschieht es dann auch. Nun prüft man gezielt auf Autonomie, indem man kurzfristig (zum Beispiel zwei Wochen) ein Schilddrüsenhormonpräparat verabreicht, damit über das sinkende TSH die Aktivität der Schilddrüse in allen ihren Bezirken unterdrückt wird – außer in den autonomen, versteht sich. Aber die gilt es ja gerade herauszufinden (s. Abb. 17 a, S. 82). Zeigt das Wiederholungsszintigramm, dass sich die zuvor fraglich heißen Areale nunmehr fraglos heiß gegen die gedämpfte Aktivität ihres Umfeldes abheben, so spricht diese Demaskierung dafür, dass die Hirnanhangdrüse die Kontrolle über diese Areale verloren hat. Sie sind dann tatsächlich autonom.

Feinnadelpunktion der Schilddrüse

Angesichts der vielen Kröpfe in unseren Landen ist die hohe Zahl deutscher Schilddrüsenknoten keine Überraschung: Auf dem Boden eines Kropfes gedeihen sie besonders gut. In der Regel stellen diese Knoten kein ernsthaftes Problem dar. Trotzdem gilt es herauszufinden, was es damit auf sich hat, und zwar durch Beantwortung der nachstehenden Fragen.

- Ist der Knoten heiß vor Produktionseifer oder kalt, weil seine Produktionsstätten stillgelegt sind?
- Werden die Organe und Gebilde, die sich einträchtig um die Schilddrüse scharen, wie die Luftröhre, die Speiseröhre, Blutgefäße oder Nerven, durch den Knoten beeinträchtigt?
- Ist der Knoten Ausdruck eines Krebses, der in der Schilddrüse sein Unwesen treibt?

Knoten ist also nicht gleich Knoten. Er kann aus Schilddrüsenzellen bestehen oder aus Zysten, sackartigen Hohlräumen, in denen sich Flüssigkeit sammelt wie in einer Zisterne. Er kann das Bruttohormonalprodukt der Schilddrüse gewaltig steigern oder leicht senken. Er kann von der guten und er kann von der bösen Art sein. Meistens aber steckt hinter dem Knoten ein gutartiges Erschöpfungsareal, ein Stück ausgelaugtes Gewebe, wie es lang dauernder Jodmangel mit sich bringt.

Knotenkälte

Gelegentlich schürzen sich Knoten viele Jahre nach einer therapeutischen (nicht aber diagnostischen) Röntgenbestrahlung der Halsregion. Diese kalten Knoten tragen in sich den Keim des Bösen, von Strahlen gesät – und mitunter geht die Saat auf. Alle kalten Knoten zusammengerechnet, beläuft sich der Krebsbefall auf fünf Prozent – geschätzt. (Genaue Angaben liegen nur für Stichproben vor – dabei finden die Krebszähler zwischen ein und acht Prozent.) Die Ursache bleibt meist im Dunkeln.

Bei diesen und anderen kalten Knoten empfiehlt sich der Griff des Arztes zur Nadel zum Zwecke der Punktion. An der Nadel scheidet sich das Gute vom Bösen – aber nur in vier von fünf Fällen wird so die Diagnose geklärt. Beim fünften muss die Punktion wiederholt oder die Klärung in einer Operation gesucht werden.

Durchführung der Schilddrüsenpunktion

Die Punktion eines Schilddrüsenknotens ist bei Wahrung aller Kautelen eine einfache Sache. Bei acht von zehn Knoten bringt sie die Information, um derentwillen der Arzt sie ausführt. Bei der Ausführung wird eine Nadel eingeführt, die so fein und dünn ist (dünner als bei der Blutentnahme), dass der Patient den Einstich verpasst, wenn er nicht aufpasst. Also kann auf eine örtliche Betäubung verzichtet werden. Nur der allzu Ängstliche, der ob seiner Angst oft genug verzichten muss, wird hier vielleicht keinen Verzicht üben wollen.

Bevor es aber so weit ist, wird die Haut an der Stichstelle desinfiziert. Dann geht der Arzt mit desinfizierter oder steril behandschuhter Hand zur Sache: Er punktiert treffsicher den zuvor palpatorisch (tastend), sonographisch oder szintigraphisch lokalisierten verdächtigen Knoten (Abb. 22). Für Treffsicherheit sorgt die Sichtkontrolle auf dem Ultraschallmonitor. Gefährlich ist diese punktuelle Untersuchung nicht. Höchst selten nur kommt es zu einer leichten Nachblutung oder Einblutung. Um einer solchen gewahr zu werden, bleibt der Patient fünfzehn Minuten unter Beobachtung.

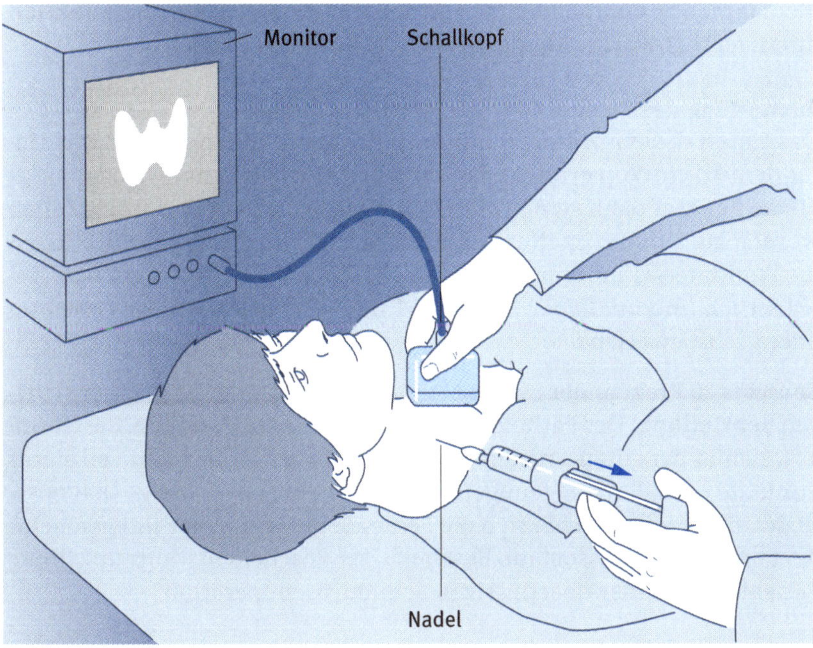

Abb. 22: Feinnadelpunktion eines Schilddrüsenknotens mit sonographischer Kontrolle.

Der Gedanke an einen »Stich in die Kehle« erweckt beim Patienten zwar zunächst andere Vorstellungen, aber nach getaner Tat fragt er meist: »War das schon alles?« Die Frage darf ruhigen Gewissens bejaht werden. Selbst wenn, wie in besonderen Fällen, ein kleiner Gewebeverband mittels einer Stanzbiopsie (bei der eine etwas dickere Nadel die Gewebeprobe ausstanzt) entnommen wird.

Vorsicht schützt nicht nur vor Gefahr, sondern zudem vor Nachwehen – auch wenn sie hier erst nach der Tat anempfohlen wird. Einen vollen Tag sollte der Punktierte sich Sport und andere körperliche Anstrengung schon versagen.

Bei der Feinnadelpunktion, wie sie heute geübt wird, bleibt die theoretisch mögliche Verschleppung von Krankheitskeimen oder Krebszellen (im Falle eines Schilddrüseninfekts oder -krebses, versteht sich) praktisch reine Theorie. Grund zu Beunruhigung hätten lediglich Patienten, die an einer Blutgerinnungsstörung leiden oder gerinnungshemmende

Medikamente einnehmen, wenn bei ihnen eine Feinnadelpunktion durchgeführt würde. Aber die verbietet sich hier von selbst.

Auswertung des Punktats

Das Material, das mit einer Punktion gewonnen wird, heißt Punktat. Unter dem Mikroskop erreicht das natürlich belassene (native) oder angefärbte Punktat dann seine volle Geltung: Die darin befindlichen Zellen werden auf ihre Beschaffenheit und Normabweichung geprüft. Lassen die Punktate Veränderungen erkennen, so sind diese meist gutartig, gelegentlich entzündlicher Natur und nur sehr selten krebsverdächtig oder krebsbeweisend.

Zehn bis 20 Prozent der Punktate entziehen sich allerdings einer sicheren Beurteilung: Der Pathologe sieht sich dann außerstande, die Normabweichler der guten Art oder der bösen Art zuzuordnen. Ein Teil dieser Punktate enthält nicht genügend Zellen für eine zuverlässige Diagnose. In den übrigen Fällen hat sich die Feinnadelpunktion bezahlt gemacht: Arzt und Patient wissen nun Bescheid. Der Bescheid bewahrt unzählige Patienten vor einer überflüssigen Schilddrüsenoperation.

Diagnostische Bedeutung der Schilddrüsenpunktion

Die Feinnadelpunktion ist eine wesentliche Station auf dem Diagnoseweg. Das Ergebnis der feingeweblichen Untersuchung des Punktats gibt meist den Ausschlag für die Lösung der punktierten Schilddrüsenknoten als eines diagnostischen Problems: Die Punktion dieser Knoten bringt deren Diagnose auf den Punkt. Auf diese Weise wird die Krankheit früh benannt, das Gegenmittel rasch verwandt, die Gefahr zeitig gebannt. Tatsächlich hat sich seit Einführung der Methode die jährliche Zahl der Schilddrüsenoperationen deutlich verringert.

Die Feinnadelpunktion ist also eine Orientierungshilfe auf dem Weg zur Diagnose und zur Behandlung. Bleiben trotz unverdächtigen Punktatbefundes berechtigte Zweifel an der Integrität des punktierten Schilddrüsenknotens, ist es auch berechtigt, dem Patienten eine Operation vorzuschlagen – um den Knoten gewissermaßen gordisch zu lösen.

Röntgen der Halsregion

Kröpfe mit ungehemmtem Ausdehnungsdrang wachsen hinter dem Brustbein nach unten vor und werden auf dem Thoraxbild, der klassischen Röntgenaufnahme des Brustkorbs, dem versierten Beurteiler an entsprechender Stelle sichtbar.

Die zunächst zum Kropf und späterhin als Kropf expandierenden Schilddrüsen nehmen keine große Rücksicht auf die umliegenden Organe. So kann es leicht passieren, dass sie die Luft- und die Speiseröhre bedrängen, verdrängen oder einengen, bis deren Inhaber mit dem Atmen seine Not und mit dem Schlucken seine Mühe hat. Mit Röntgenaufnahmen von den beiden Röhren lassen sich die mechanischen Folgen des Kropfwachstums gut dokumentieren. Vor allem bei älteren Patienten mit Kropf und Luftnot ist die Röntgenuntersuchung der Luftröhre und Lunge unverzichtbar. Sie erst kann den wahren Schuldigen für die Luftnot dartun: Blählunge, Herzschwäche oder Asthma – oder zuletzt doch der Kropf?

Tomographie von Hals und oberem Brustkorb

Die Schilddrüsendiagnostik macht sich auch die raffinierten Methoden der Röntgen- und der Kernspin-Computertomographie zunutze, mit denen sich die Medizin den gläsernen Menschen schafft. Sie will damit Aufschluss gewinnen über Kröpfe besonderer und seltener Reichweite – Kröpfe zum Beispiel, die weit in den Brustkorb hineinreichen.

Beide Tomographieverfahren kommen im Dienste der Schilddrüsendiagnostik ein weiteres Mal zum Zug: Bei Basedow-Kranken mit Augensymptomen (s. S. 155) lässt sich mit ihnen die entzündliche Verdickung der für die Bewegung des Augapfels zuständigen Muskeln dokumentieren und des Fettpolsters, worin die Augäpfel gebettet sind. Zugleich wird damit sichergestellt, dass die Augen solcher Patienten sich nicht aus anderen Gründen hervortun, beispielsweise weil raumfordernde Prozesse wie Tumoren der Augenhöhle sie aus dieser vertreiben wollen. Darüber hinaus ermöglicht die Kernspintomographie eine Abschätzung der Entzündungsaktivität. Der Befund kann bei der Wahl der Behandlungsverfahren (s. S. 178) den Ausschlag geben.

Untersuchungen im Zusammenhang mit der Behandlung

Neben diagnostischen Untersuchungen gibt es auch Untersuchungen im Dienste der Behandlung: zur Abklärung der Verträglichkeit und Dosierung vor Beginn der Therapie, zur Verlaufskontrolle, zum Aufweis von Therapiefolgen und zum Nachweis von Therapieerfolgen.

Untersuchungen im Vorfeld der Behandlung

Die Behandlung einer Krankheit ist eine Handlung am Patienten, die bei bestimmten therapeutischen Maßnahmen zur Miss-Handlung wird, wenn nicht das rechte individuelle Maß genommen wird. Man muss dann vor der Behandlung abklären, welches Therapiemaß dem Patienten angemessen ist. Die individuell zugemessene Dosierung ist beispielsweise wichtig bei der Anwendung radioaktiver Substanzen. Und die spielen gerade für die Behandlung der Schilddrüsenüberfunktion infolge heißer Knoten oder der Basedow'schen Krankheit (s. S. 138 bzw. S. 178) eine zentrale Rolle.

Radiojodtest

Ist eine Behandlung mit radioaktivem Jod vorgesehen, muss man sich vorsehen, dass die Strahlenmenge nicht zu hoch gerät. Zur Bestimmung der individuell erforderlichen Radiojodmenge wird deshalb zunächst eine Spurendosis des Strahlenstoffes in einer Kapsel oder Lösung verabreicht und mit einem Strahlendetektor gemessen, welcher Anteil des Radiojods nach einem bis mehreren Tagen in der Schilddrüse auftaucht und wie lange er dort verweilt. Aus diesen (und auch anderen) Daten lässt sich errechnen, wie viel Radiojod einer Schilddrüse oder einem heißen Knoten umschriebener Größe zugeführt werden muss, damit das Therapieziel erreicht wird: Die radioaktive Strahlung soll das kranke Gewebe so weit dezimieren, dass die überaktiven Schilddrüsenzellen ihren Übereifer zügeln und die Nettofunktion der Schilddrüse sich normalisiert.

Positronen-Emissionstomographie (PET)

Als spezielles Verfahren der Computertomographie erzeugt die PET Querschnittsbilder von Körperorganen und Strukturen, die zuvor mit radioaktiven Substanzen (Radionukliden: instabilen, als Isotope bezeichneten Spielarten chemischer Elemente, die durch Aussendung von Strahlung einen stabilen Zustand anstreben) angereichert wurden. Bei PET besteht die Strahlung aus Positronen; beim speziellen Petting mit Schilddrüsengewebe kommt als Radionuklid neuerdings ein positronenstrahlendes Jodisotop, nämlich Jod-124, zum Einsatz. Dagegen wird die zelltilgende Radiojodtherapie mit dem Isotop Jod-131 als Wirkstoff durchgeführt.

Mit der Jod-124-Methode lassen sich auch kleinste Reste von Schilddrüsengewebe aufspüren, die nach der krebsbedingten Totalentfernung der Schilddrüse im Körper verbleiben, aber nicht verbleiben dürfen: ein Vorteil gegenüber anderen Fahndungsmethoden wie der Ganzkörperszintigraphie.

Selbst noch so kleine Nester von Schilddrüsenzellen gilt es mit Radiojod (Jod-131) zu eliminieren: Der Krebs, der den chirurgischen Abschied von der Schilddrüse erzwang, könnte bereits darin nisten. Befinden sich die Nester fern ihrer angestammten Heimat irgendwo im Körper, sind sie ohnehin als Metastasen und mithin der Entartung überführt. Gleich ob die Drüsenreste den Keim des Bösen in sich tragen oder nicht: die Therapie mit Radiojod kommt so lange zum Zug, bis sie davon überrollt sind und die PET keine Schilddrüsenzelle mehr im Körper nachzuweisen vermag.

Die Methode leistet jedoch mehr als nur Detektivarbeit. Sie macht es auch möglich, vor der Radiojodbehandlung für jeden Patienten individuell die optimale Strahlendosis (nach dem Prinzip: so niedrig wie möglich, so hoch wie nötig) zu ermitteln, weil sich mit ihr genau bestimmen lässt, wie viel Jod vom thyreoidalen Restgewebe aufgenommen wird und wie lange es darin verharrt. Zwar handelt es sich hierbei um Jod-124, doch gelten die Werte gleichermaßen für den Schilddrüsenzellvernichter Jod-131.

Verlaufskontrolluntersuchungen

Damit die Behandlung ihrem Zwecke gemäß und nicht im Sande verläuft, wird der Verlauf kontrolliert. Der Arzt vergewissert sich, ob die eingeschlagene Therapie auch anschlägt. Schlägt der Anschlag fehl, kann der Arzt darauf prompt reagieren – zum Beispiel mit einer Dosisanpassung. Für die Behandlung der Schilddrüsenfehlfunktion liegen die Erfolgskriterien auf der Hand: die quantitative Normalisierung der Schilddrüsenhormone T_3 und T_4 und des Schilddrüsensteuerhormons TSH im Blut. Doch werden auch noch andere Kennzeichen (Indikatoren) des Therapieverlaufs zurate gezogen. Darüber hinaus kann, falls zur Verlaufsklärung nötig, jedes der bereits besprochenen Verfahren erneut zum Einsatz kommen.

ASR und PEZ

Die Achillessehnenreflexzeit (ASR) und die Pulswellenerscheinungszeit (PEZ) (s. S. 77), als indirekte Maße für die von den Schilddrüsenhormonen abhängige Stoffwechselsituation in den Körperzellen, dienen nicht nur zur Einschätzung von Funktionsstörungen, sondern auch zur Abschätzung des Behandlungserfolges. Wo die Laborwerte eine klare Aussage über die Normalisierung der Stoffwechsellage des Patienten unter der Behandlung schuldig bleiben, beispielsweise wenn die Körperzellen auf die Schilddrüsenhormone nicht reagieren (also im Fall einer Resistenz), können ASR und PEZ als Verlaufskontrolleure einspringen.

Fettstoffwechsel

Fettstoffwechselstörungen haben viele Ursachen und sind Begleiter so mancher Krankheitszustände. Dass der Fettstoffwechsel sich auch von einer Schilddrüsenfehlfunktion aus dem Konzept bringen und in seinen Kreisen stören lässt, ist wenig bekannt, aber durchaus keine Seltenheit. Beispielsweise kann unter dem Einfluss einer Hypothyreose die normative Kraft eines sonst gesunden Körpers nicht immer verhindern, dass das Cholesterin im Blut seine obere Normgrenze missachtet. Wird die Hypothyreose mit Schilddrüsenhormontabletten korrigiert und damit ihres Einflusses beraubt, steigt das Cholesterin von seiner hohen Warte herab und verhält sich fortan normgemäß – gesetzt, es gibt keine anderen Gründe für seinen Höhenflug.

Entzündungszeichen

Schilddrüsenentzündungen hinterlassen, wie alle Entzündungen, im Blut beredte Spuren, beispielsweise eine beschleunigte Blutsenkung oder eine veränderte Zusammensetzung des Serumeiweißes. Diese Spuren sind umso deutlicher auszumachen, je größer das Ausmaß und die Intensität der entzündlichen Prozesse sind. Mit dem Fortschreiten der Genesung verwischen sich die Spuren wieder, bis sie schließlich verloren gehen. Ihr Verschwinden dokumentiert die wiedergewonnene Unversehrtheit der Schilddrüse – sofern die Entzündung deren einzige Versehrung war.

Untersuchungen von Behandlungsfolgen

Behandlungen haben bisweilen ihre Neben- und Nachwirkungen. Diese rechtzeitig festzustellen und gekonnt zu hintertreiben, gehört zur Pflicht und Schuldigkeit der Behandler. Unerwünschte Therapiefolgen sind unter der Wirkung von Schilddrüsenhemmern (Thyreostatika) und gelegentlich nach Schilddrüsenoperationen zu verzeichnen.

Blutbild

Hemmungen färben mitunter ab: Unter der Behandlung mit Schilddrüsenhemmern kann die Hemmung der Schilddrüsenfunktion auf das

Knochenmark übergreifen und zum Rückgang der Blutzellbildung führen. Im Blutbild lässt sich das seltene Ereignis nachvollziehen – also muss das Blutbild regelmäßig überprüft werden.

Leberwerte

Die Leber, viel strapaziert und unentbehrlich, gerät bei der Entsorgung therapeutisch verabreichter Medikamente gelegentlich in Nöte. Sie, die für die Entgiftung des Körpers zuständig ist, kann sich dann selbst nicht mehr ausreichend gegen die unvermutet toxischen Einflüsse lange geprüfter und für gut befundener Medikamente schützen. In diesen seltenen Fällen werden Leberzellen geschädigt, der Schaden durch den Anstieg der Leberenzyme im Blut vermeldet. Da solches auch dem medikamentös Schilddrüsengehemmten – höchst selten nur, doch immerhin – widerfahren kann, muss in dessen Fall der Arzt ein Auge auf die Leberwerte haben.

Prüfung der Nebenschilddrüsenfunktion

In unmittelbarer Nachbarschaft zur Schilddrüse liegen die vier Nebenschilddrüsen, auch Epithelkörperchen genannt (Abb. 23), die mit ihrem Parathormon den Kalziumspiegel des Blutes in enge Grenzen zwingen. Der chirurgische Eingriff in die Schilddrüse wird gelegentlich zum Übergriff auf die Nebenschilddrüsen (s. S. 122) – und der Patient hat ein Parathormondefizit (s. Tab. 3, S. 67), das heißt eine Nebenschilddrüsenunterfunktion: Mit einem Kribbeln an Händen und Füßen und um den Mund herum fängt sie an. Erkenntlich aber ist sie an der niedrigen Kalzium- und hohen Phosphatkonzentration im Blut, weshalb diese vor und nach jeder Schilddrüsenoperation zu bestimmen sind – zusammen mit dem Parathormon im Blut.

Prüfung der Stimmbandfunktion

Stimme entsteht, wenn beim Ausatmen der Luftstrom von der Lunge die Stimmbänder im Kehlkopf in Schwingung versetzt. Die Schwingfrequenz – und damit die Tonhöhe – ergibt sich aus der Stellung und Spannung der Stimmbänder, die vom großen Rückläufer unter den Nerven (dem Nervus recurrens) reguliert wird (s. S. 122). Gerät dieser bei der Schilddrüsenoperation mit unters Messer (s. S. 121), haben die Stimmbänder den Schaden davon. Die Stimme stimmt nicht mehr: Sie wird leiser und heiser. Den Spiegel vor Augen, bringt der Hals-Nasen-Ohren-Arzt die Stimmbänder in den Focus und gewinnt ein Bild von ihrer Fehlfunktion.

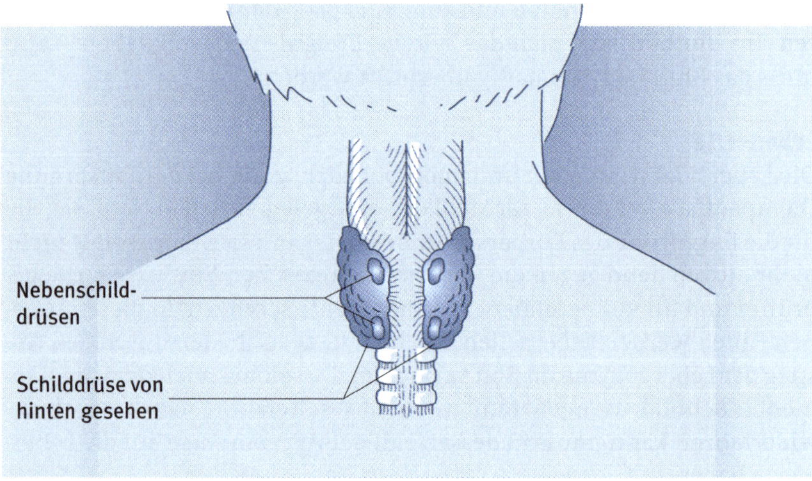

Abb. 23: Die vier etwa pfefferkorngroßen Nebenschilddrüsen liegen jeweils oben und unten an der Rückseite der beiden Schilddrüsenlappen. Sie produzieren Parathormon, das den Kalziumstoffwechsel reguliert.

Die Zusammenschau macht das Gesamtbild

Wer vom Augenschein der Kropffreiheit auf eine normale Größe und vom Befund normgerechter Konzentrationen der Schilddrüsenhormone im Blut auf eine unversehrte Funktion der Schilddrüse schließt, kann sich irren. Bei entsprechenden anamnestischen Hinweisen bleibt die Gesundheit der Schilddrüse fragwürdig, solange nicht auch die TSH-Bestimmung und die Sonographie regelrechte Ergebnisse zeitigen.

Werden diese Ergebnisse aber den Regeln der Gesundheit nicht gerecht, geht der Diagnoseweg erst richtig los: Das Diagnoseziel ist noch weit. Mit einem Einzeltest ist es da nicht getan. Spezifische Aussagen zur Stoffwechsellage der Schilddrüse verlangen entsprechende diagnostische Maßnahmen. Welche Maße im Einzelfall zu nehmen sind, weisen Anamnese und körperlicher Befund, spätestens aber der TSH-Wert und das Schilddrüsenecho des Ultraschalls (Tab. 5).

Tab. 5: Typische Untersuchungsergebnisse bei Schilddrüsenkrankheiten

Diagnoseverfahren	Jodmangelkropf	Schilddrüsenüberfunktion	Schilddrüsenunterfunktion
Sonographie	normale Echostruktur, vergrößert ohne/mit Knoten	normal groß, vergrößert, evtl. knotig, echoarme Struktur	normal groß oder verkleinert, echoarme Struktur, evtl. mit Knoten
Blutuntersuchung:			
– TSH	normal	erniedrigt	erhöht
– TSH nach TRH	regelrechte Antwort	fehlende Antwort	überschießende Antwort
– T_3	(hoch) normal	hoch	normal o. niedrig
– T_4	normal	hoch	niedrig
– Antikörper	negativ	positiv bei Morbus Basedow	positiv bei Hashimoto-Thyreoiditis
Szintigraphie: Aufnahme einer radioaktiven Indikatorsubstanz (Tc-99m, I-123) durch die Schilddrüse	leicht erhöhte Radionuklid-Aufnahme, evtl. Nachweis von kalten Knoten	bei Autonomie meist fokal, bei Morbus Basedow diffus erhöhte Radionuklid-Aufnahme	meist niedrige Radionuklid-Aufnahme, inhomogene Verteilung

Doch die diagnostischen Funktionstests der Schilddrüse liefern noch keine Diagnose. Vor dem Entscheid über die Diagnose – und erst recht über die Behandlung – steht die Auswertung, mehr noch, die Wertung und Deutung sämtlicher Ergebnisse. Die Kunst liegt darin, die Resultate der technischen Untersuchungen mit dem Beschwerdebild und dem Körperbefund in Einklang zu bringen. Beide Erkennungsquellen – die von Mensch zu Mensch gewonnenen und die technisch gesammelten Daten – müssen aufeinander bezogen werden.

Will der Arzt zu einer angemessenen Wertung gelangen, muss er das Gesamtbild des Patienten berücksichtigen. Ist ihm darüber hinaus an der richtigen Deutung gelegen, wird er, soweit es ihm möglich ist, sich um ein Verständnis der Lebenssituation bemühen, in die der Patient geworfen, sich den psychosozialen Zusammenhang erschließen, in den der Patient eingebunden ist. Dann gilt es, den Standort zu wechseln und die scharfe, aber begrenzte Perspektive durch das wissenschaftliche Guckloch gegen eine ganzheitliche Panoramasicht einzutauschen. Deren unvermeidliche Unschärfen und Trübungen sind dabei freilich in Kauf zu nehmen.

Das Urteil, das jede Diagnose bedeutet, fällt der Arzt alleine; die Entscheidung über die Behandlung aber muss er gemeinsam mit dem Patienten treffen. Der Arzt verschreibt, aber schreibt nicht vor. Er empfiehlt, aber befiehlt nicht. So muss sich der Kreis schließen. Was im Gespräch beginnt, soll im Gespräch enden. Nach dem Ausflug in die Apparatemedizin mit ihren technischen Untersuchungen wird der Dialog zwischen Arzt und Patient nun wieder aufgenommen. Der Dialog erst erlaubt die ganzheitliche Zusammenschau. Und er gibt den Ausschlag, welcher Behandlungsweg einzuschlagen ist. Der Weg – zu leicht und zu oft wird es vergessen – ist von Arzt und Patient gemeinsam zu beschreiten.

Blick aufs Ganze

Ganzheitliches Denken schützt den Arzt davor, sich von falscher Laborgläubigkeit und falsch verstandenem wissenschaftlichen Anspruch dazu verleiten zu lassen, statt den ganzen Menschen lediglich dessen, sagen wir, überhöhte Schilddrüsenhormonkonzentration zu behandeln. Nicht selten heben gerade in der Schilddrüse die Auswirkungen krankhafter Prozesse einander auf, beispielsweise wenn ein heißer autonomer Knoten eine Unterfunktion wettmacht oder deren Symptome entschärft. Wird nun ohne Kenntnis des Zusammenhangs der Autonomiewille des renitenten Schilddrüsenareals gebrochen, kann sich die Unterfunktion ungebremst entfalten – und dem Patienten geht es schlechter als zuvor.

Der Jodmangelkropf

Die Jodmangelstruma treibt in den Hälsen der Deutschen ihr Unwesen: Etwa 50 Prozent der Menschen in diesem Land machen ihre Jodarmut mit Schilddrüsenwachstum wett. Das bedeutet Kropf und in der Tat ist der Kropf die mit Abstand häufigste Schilddrüsenkrankheit. Sicherlich haben nicht alle Kröpfe für ihre Träger gleich einen Krankheitswert – aber zuletzt läuft es doch meist darauf hinaus. Denn nach langen Jahren fehlenden Jods und fehlender Behandlung fehlt es nicht an einer zunehmenden Verknotung des Kropfes, die leicht in eine Fehlfunktion münden kann.

Wer vermeiden will, dass ein Fehl das andere und obendrein noch Tadel nach sich zieht, muss den Kropf frühzeitig erkennen und langzeitig mit Medikamenten behandeln: bei jüngeren Patienten mit Jod in Form von Jodid und bei älteren Patienten mit Schilddrüsenhormonen, überwiegend in Kombination mit Jodid. Hat der Kropf sich aber bereits verknotet oder rückt er seiner anatomischen Nachbarschaft zu dicht auf den Leib, bleibt nur der Griff zum Skalpell oder der Rückgriff auf radioaktives Jod: Man bereitet dem Kropf den Garaus – und der Patient muss für den Rest des Lebens zum Ausgleich Schilddrüsenhormontabletten einnehmen.

Was ist Jodmangelstruma?

Über den Jodmangelkropf wurden in vorausgehenden Abschnitten mehr Worte verloren als über die übrigen Schilddrüsenkrankheiten: über sein Wesen, mit dessen Hilfe er sein Unwesen treibt, über seine Häufigkeit, die das Volk in diesem Land in zwei Hälften spaltet, über die Zeichen, die er im Körper setzt, und über die Beschwerden, mit denen er seine Träger plagt. Der aufmerksame Leser wird die meisten dieser Worte gefunden haben. Das wichtige Thema der Kropfbehandlung blieb freilich ausgespart. Ihm ist der nächste Abschnitt vorbehalten und der macht denn auch das Kernstück des ganzen Kapitels aus. Zuvor aber wird im Folgenden ergänzend gesagt, was zu den Voraussetzungen, zur Entstehung und zur Erkennung des Kropfes an Wichtigem bislang nicht gesagt wurde.

Zu den Voraussetzungen der Kropfentstehung

Der Jodmangelkropf hält, was sein Name verspricht, denn er erwächst aus dem Jodmangel. Er ist somit ein Mangelgewächs und zugleich ein gu-

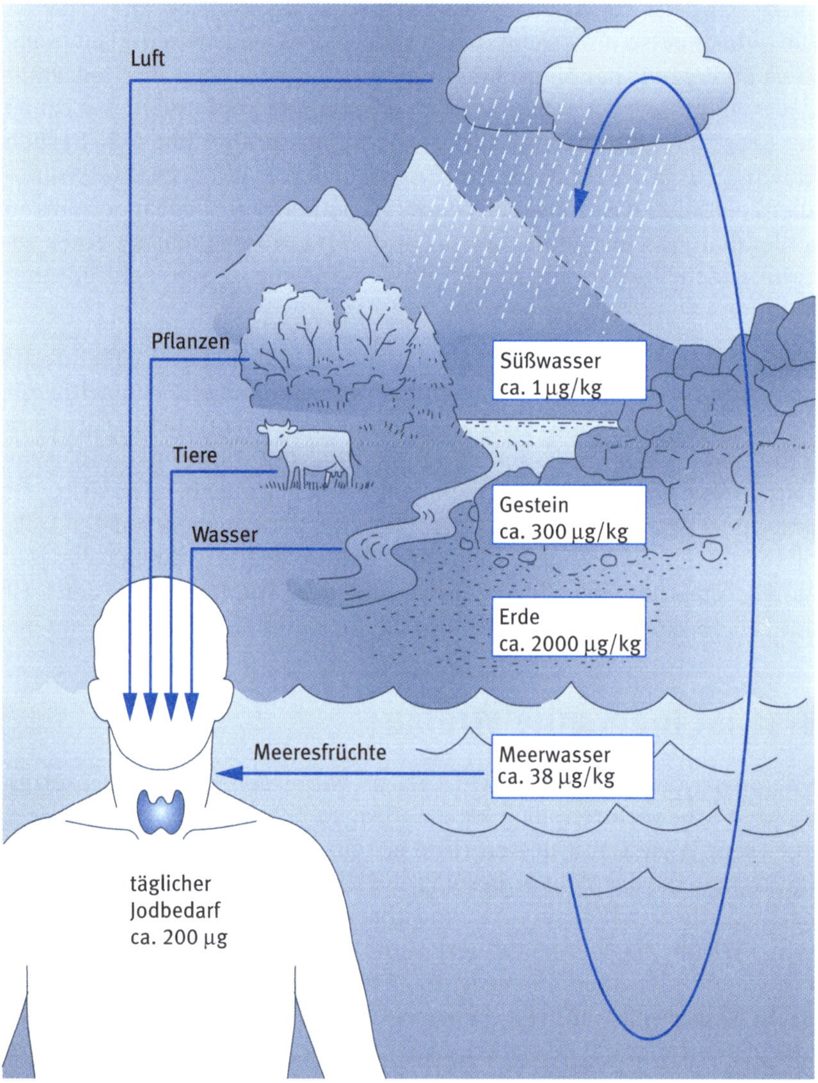

Abb. 24: Jod, das für eine ungestörte Funktion der Schilddrüse unentbehrliche Spurenelement, nimmt der Mensch größtenteils durch die Nahrung auf. In Deutschland reicht das natürlich vorkommende Jod nicht aus, den täglichen Jodhunger der Schilddrüse (ca. 200 µg) zu stillen.

tes Beispiel für das gängige Phänomen, dass aus einem Zuwenig hier ein Zuviel dort entsteht, dass ein Defizit auf der einen Seite einen Überschuss auf der anderen hervorbringt. Der Jodmangelkropf bezeugt das Phänomen der Kompensation. Die Kompensation nimmt Gestalt an, wenn die Jodzufuhr dem Jodbedarf auf Dauer nicht gerecht wird. Die Jodunterversorgung des Körpers im Allgemeinen und der Schilddrüse im Besonderen setzt voraus, dass in der Außenwelt Jodarmut herrscht.

Diese Herrschaft wird getragen von zwei Bedingungen: Zum einen stellt die Natur nicht genügend Jod zur Verfügung (Abb. 24), zum anderen erfährt die natürliche Knappheit keinen künstlichen Ausgleich – sei es, dass der Mensch sich darauf nicht versteht, sei es, dass er es aus anderen Gründen versäumt, das äußere Defizit aus künstlich geschaffenen Ressourcen zu decken. Um es anders auszudrücken: das Jod muss im Körper verknappen, wo die natürlichen Jodquellen es nur zu einem spärlichen Rinnsal bringen und die künstlichen Jodquellen nicht genutzt werden.

Natürliche Jodquellen – ein spärliches Rinnsal

An Jod sind mitunter selbst die Reichen arm – wie das sonst so reiche Deutschland und seine alpenländischen Nachbarn. Denn in den Alpenregionen haben zum Ende der Eiszeit die Schmelzwasser der Erde das Jod entzogen und in die Ozeane gespült – und dabei ganze Landstriche in die Jodarmut gestürzt. Die Jodspuren, die sich zwischen Alpen und Nord- und Ostseestrand heute im Boden und damit in Nahrung und Trinkwasser noch finden, reichen nicht hin, um deutsche Schilddrüsen vor Jodnot zu bewahren.

Mitunter sind die Deutschen berechnend: Ihre Berechnungen ergaben, dass sie (also wir) im Durchschnitt gerade mal ein Drittel der empfohlenen Tagesmenge Jod aufnehmen. Die Empfehlung lautet: täglich 150 bis 200 Mikrogramm. Am Urin sollt ihr sie erkennen, die Jodbedürftigen – genauer gesagt: an der Jodausscheidung im Urin (s. S. 78 und Abb. 25a, b)! Deren Tagesmittelwert macht bei normaler Nierenfunktion (um dem Rechnung zu tragen, werden die Werte stets auf ein Gramm Kreatinin bezogen: die Menge, die eine gesunde Niere pro Tag ausscheidet) 66 Mikrogramm aus, wo es doch etwa 200 Mikrogramm sein sollten. So beträgt das deutsche Joddefizit – für einen Tag und großzügig gerechnet – 100 bis 150 Mikrogramm.

In Zeiten hormoneller Umstellung wie Pubertät, Schwangerschaft und Wechseljahren gerät die Jodbilanz bei gleich bleibender Jodzufuhr noch mehr in die roten Zahlen: Der Bedarf ist gesteigert. Zumal Frauen mit ihren unsteten, obzwar regelmäßigen Hormonaktivitäten haben es dabei schwer – sie sind dreimal so häufig betroffen wie Männer (s. Tab. 1, S. 24).

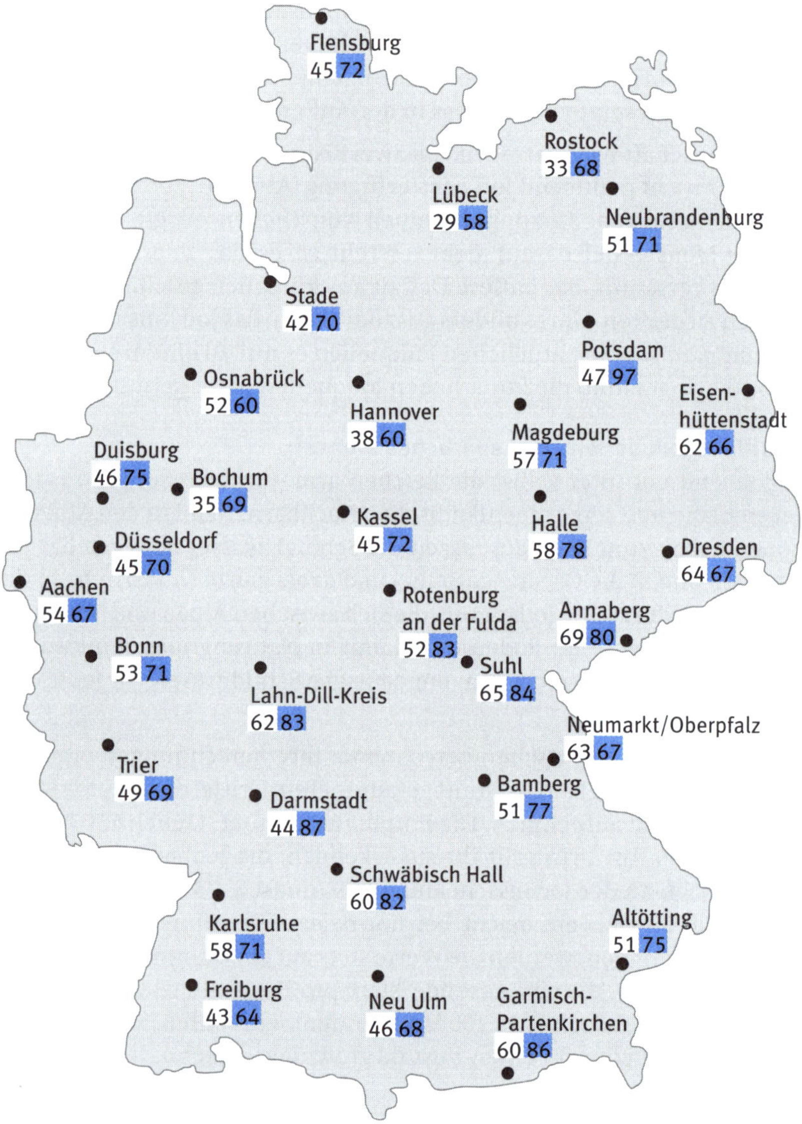

Abb. 25 a: Kropfhäufigkeit und Jodidausscheidung (nach Hampel)
Kropfhäufigkeit: Angabe in Prozent (weiße Kästchen)
Jodidausscheidung: Angabe in µg/g Kreatinin (blaue Kästchen).

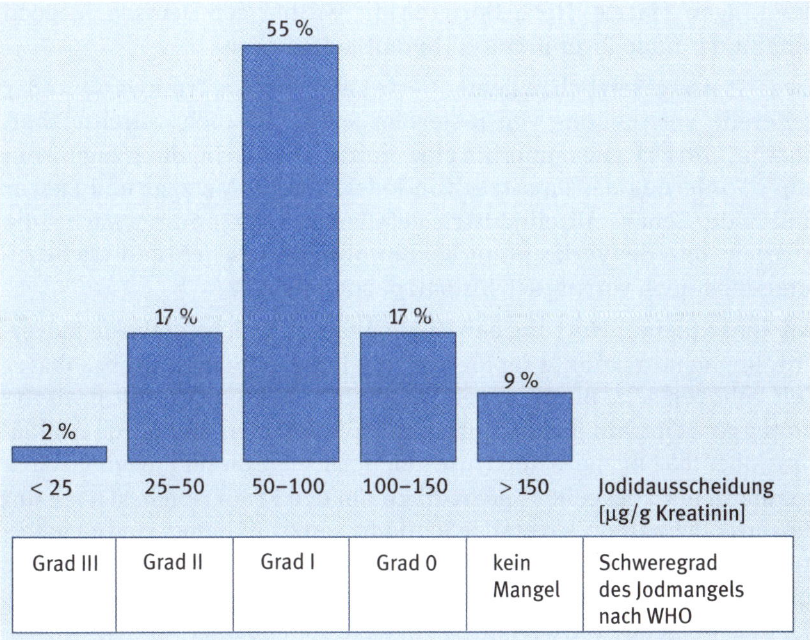

Abb. 25 b: Relative Häufigkeit der Jodidausscheidung in Deutschland in µg/g Kreatinin (nach Hampel).

Noch bleiben die künstlichen Jodquellen ungenutzt

Die natürliche Jodarmut deutscher Lande erzwänge noch lange keine Jodunterversorgung deutscher Schilddrüsen – mit künstlicher Bejodung wäre leicht Abhilfe zu schaffen. Wie das geht, haben unsere alpinen Nachbarn uns nicht nur eifrig, sondern auch erfolgreich vorgemacht: durch konsequente Jodierung des Speisesalzes. Seitdem in Österreich und in der Schweiz grundsätzlich Jodsalz verwendet wird, ist die Kropfhäufigkeit auf zwei bis drei Prozent zurückgegangen. Die Zahlen ließen sich innerhalb einer Generation unbedenklich auf deutsche Kröpfe übertragen.

Umso wichtiger wäre auch in Deutschland der Einsatz nachbarlich geprüfter und für gut befundener Methoden zur bundesweiten angemessenen Jodversorgung. So könnte man der natürlichen Jodarmut ein Schnippchen schlagen – aber nur, wenn politisch dafür die Weichen gestellt werden. Lange Zeit vehallte der Jodruf unerhört in den Ohren der Politiker, indes einem Gutteil der Bürger im wahrsten Sinne des Wortes der Kragen platzte. Noch florieren die Kröpfe der Deutschen, doch scheint das Ende ihrer Blütezeit heraufzudämmern.

Zwar ist eine gesetzlich reglementierte Jodierung des Trinkwassers oder generelle Verwendung von jodiertem Speisesalz nicht durchsetzbar, doch ist mittlerweile immerhin eine politische Entscheidung zugunsten einer Förderung des Einsatzes von Jodsalz durch Metzger und Bäcker und in der Lebensmittelindustrie gefallen (s. S. 107). Somit wächst die Aussicht, dass der Verkropfung der Bewohner deutscher Landstriche zuletzt doch noch vorsorglich Einhalt geboten wird.

Bei konsequenter Nutzung der Möglichkeiten, welche die neue Jodverordnung schafft, könnte der hiesige kollektive Jodmangel in absehbarer Zeit behoben sein. Bis es so weit ist, bleibt freilich nichts übrig, als die Vorsorge weiterhin jedem Einzelnen zu überlassen und durch Aufklärung über Jod und die Schilddrüse möglichst viele dieser Einzelnen dazu anzuhalten. Dabei geht es nicht allein um den Kropf, sondern auch um dessen Folgen: Drei Viertel aller Schilddrüsenkrankheiten sind gleichermaßen dem Jodmangel wie dem Mangel an vorsorglicher Jodversorgung anzukreiden. Sie könnten weitgehend vermieden werden, ebenso wie der überwiegende Teil der jährlich nahezu 100 000 Operationen an deutschen Kröpfen.

Zur Kropfentstehung

Die inkonsequente Nutzung künstlicher Jodquellen tut in Deutschland dem (am menschlichen Bedarf gemessen) natürlichen Mangel an Jod leider keinen Abbruch. Die generelle Mangelversorgung allein macht indes noch keine Kröpfe. Bei gleicher Ausgangslage entwickelt nur ein Gutteil der Bevölkerung einen Kropf. Nicht dass der andere Teil besser versorgt wäre oder durch eigenes Jodzutun das allgemeine Defizit ausgliche – nein! Es sind ihre Gene: Sie haben eine andere genetische Ausstattung, die ihnen einfach eine bessere Verwertung des spärlichen Jods erlaubt. Sie kommen daher mit weniger Jod aus. Generelle Versorgungsnöte sind eben nicht das Gleiche wie individuelle Unterversorgung.

Anders ausgedrückt: zu dem generellen Jodmangel in der Nahrung muss eine entsprechende erbliche Veranlagung kommen, damit sich eine tatsächliche Jodunterversorgung einstellt und ein Kropf daraus wird. Ein guter Jodverwerter mag noch ausreichend versorgt sein, wo ein schlechterer Jodverwerter längst einen Kropf vor sich her trägt. Das Kropfwachstum hängt davon ab, ob bestimmte Gene vorhanden sind und aktiv werden.

Angestachelt von unzureichender Jodzufuhr sorgen diese Gene für die Bildung von Eiweißen, so genannten Wachstumsfaktoren, welche die Drüsenzellen zur Vergrößerung und Vermehrung und das Drüsenorgan zum Wachstum bewegen. Während früher angenommen wurde, dass der Jodmangel die Schilddrüsenhormone im Blut absinken lässt und der resultierende Anstieg des TSH einen Kropf herbeiführt, wird heute die Hauptrolle bei der Kropfentstehung jenen lokalen Wachstumsfaktoren innerhalb des Schilddrüsengewebes zugesprochen, die bei Jodmangel aktiv werden. Wer die entsprechenden Gene aber nicht mitbringt, vermag sein (ebenfalls genetisch bedingtes) Joddefizit nicht mit einem Kropf zu kompensieren – und verfällt womöglich in eine Schilddrüsenunterfunktion. In der Tat gibt es Menschen, deren Hypothyreose nicht mit einer Vergrößerung der Schilddrüse einhergeht.

Ohne Gewähr

Die Beteiligung von Erbfaktoren auf verschiedenen Ebenen des Kropfgeschehens erklärt die großen individuellen Unterschiede: Bei gleicher Jodration entwickelt der eine einen großen, der andere einen kleinen und der Dritte überhaupt keinen Kropf. Demgemäß sind die üblichen Normwerte für den Jodbedarf von Menschen und Schilddrüsen bloß eine Orientierung, die im Einzelfall allenfalls nach oben hin verbindlich ist: Wessen Jodzufuhr den angegebenen Wert überschreitet, der darf sich sicher fühlen. Er muss weder Jodmangel leiden noch einen Kropf fürchten. Wer indes darunter bleibt, mag dennoch ausreichend versorgt sein – allein es fehlt ihm die Gewähr.

Zur Kropferkennung

Was größer wird, wird meist auch schwerer, deswegen aber noch lange nicht beschwerlich. So macht auch der Kropf, insbesondere in seiner Frühzeit, häufig keine oder nur geringe Beschwerden. Will der Patient ihn an sich entdecken, muss er sich darauf verstehen, andere Zeichen zu lesen. Am deutlichsten lesbar ist dabei noch jenes Kropfzeichen, das zu vernehmen ist, wenn der Umfang des Halses zunimmt und der Kragen, der diesen umfängt, nicht mehr zugeht. Manche Patienten werden ihres Kropfes nicht eher gewahr, bis ihr soziales Umfeld darauf stößt – oder sich gar daran stößt. Als Entdecker kann aber auch der Arzt auf den Plan treten. Denn wo es um Kropf und Kragen geht, beweist der Arzt bisweilen seinen Spürsinn, bevor der Patient etwas spürt: Mancher Kropf wird auf diese Weise aufgespürt.

Leichter ist es für Arzt und Patient, wenn der Kropf über ein bestimmtes Maß hinauswächst (Abb. 26). Expandiert die Schilddrüse nach außen, wird der Kropf für jedermann sichtbar, sobald die vordere Halsregion ihr gewohntes Profil verliert. Expandiert sie nach innen, verschafft sich der Kropf zunächst durch wachsenden Druck beim Patienten Gespür und macht sich ihm zuletzt durch einschlägige Beschwerden nachhaltig bemerkbar.

Noch leichter wäre es freilich, würde der Arzt, unabhängig von seinem Tast- oder Sichtvermerk des Kropfes oder dessen Verspür durch den Patienten, grundsätzlich die Schilddrüse sonographisch auf ihren Zustand und ihre Beschaffenheit untersuchen – gewissermaßen als Standardfrüherkennungsmaßnahme. Bei einer bundesweiten Kropfhäufigkeit von 40 bis 50 Prozent (s. Tab. 1, S. 24) fiele die Trefferwahrscheinlichkeit entsprechend hoch aus.

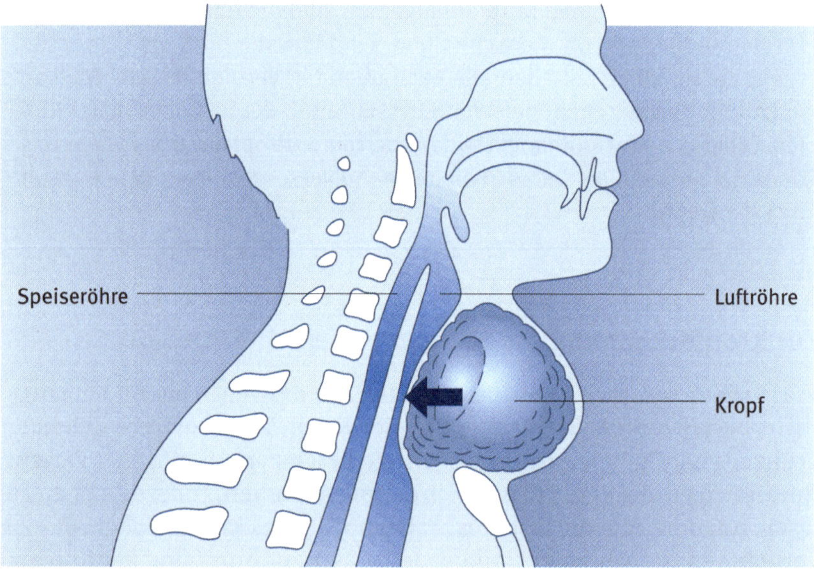

Abb. 26: Seitenansicht eines großen Kropfes, der die Luftröhre nach hinten verdrängt und einengt.

Durch solche Früherkennung würde unterbunden, dass der Kropf erst einmal ungestört bis zur Schwelle seiner Krankheitswertigkeit wächst und gedeiht. Dann ist er nämlich im doppelten Sinne eine Krankheit: Seine Expansion geht auf Kosten und zulasten der anderen Halsorgane; zugleich deuten sich erste Auswirkungen auf den Funktionszustand der verkropften Schilddrüse an. Werden die Weichen nicht rechtzeitig gestellt, ist eine Entgleisung des Schilddrüsenstoffwechsels zur Überfunktion oft nicht zu vermeiden. Die Weichen aber werden mit der Behandlung gestellt.

Behandlung des Jodmangelkropfes

Von den bis zu 40 Millionen Kröpfen, die zusammen mit ihren Trägern ohne großes Süd-Nord-Gefälle heute deutsches Land bevölkern, gelangen lediglich etwa zehn Prozent in Behandlung. Wie anzunehmen ist, sind das vornehmlich solche, die bereits an Komplikationen der Verkropfung leiden – darunter alle Kröpfe, denen nur mit dem Messer beizukommen ist. Die meisten Operationen wären vermeidbar, würden sich die Kropfträger nur beizeiten in (medikamentöse) Behandlung begeben.

Einen logischen Schritt weitergedacht, tut sich die Einsicht auf, dass die Empfänger künftiger Operationen sich aus den 90 Prozent bislang unbehandelter Kropfträger rekrutieren müssen. Wer, so ist dann aber zu fragen, wollte einem weiteren Kropfwachstum nicht medikamentös Einhalt gebieten, wenn ihm dadurch eine Operation erspart bliebe? Noch dazu würde man der Gefahr drückender Halsbeschwerden von vornherein aus dem Wege gehen – und sich einen vorbeugenden Schönheitsdienst erweisen, indem man es auf eine kropfhalsige Verunzierung gar nicht ankommen lässt. Es heißt zwar, wo der Kropf Mode ist, wird der glatte Hals ausgelacht. Doch wie könnte Mode sein, was so viele tragen?

Medikamentöse Behandlung

Mit einer frühzeitigen medikamentösen Behandlung lassen sich die meisten Komplikationen und Operationen vermeiden – die Kröpfe erreichen weder das Knotenstadium noch operationspflichtige Größe. Überdies ist die Behandlung für den Patienten keine Belastung. Die Substanzen, die eingesetzt werden, sind dem Körper längst vertraut: Jod (in Form von Jodid), auf dessen Zufuhr von außen er ohnehin angewiesen ist; synthetisch hergestellte Schilddrüsenhormone, von denen die Körperzellen als Endverbraucher nicht einmal wissen, dass nicht die Schilddrüse selbst der Produzent und Zulieferer ist – und wüssten sie's, es würde sie nicht kümmern. Jodid und Schilddrüsenhormone werden gerne in Kombination eingesetzt. Das entspricht durchaus der natürlichen Situation; schließlich zählt der Körper ja auf beide. Die medikamentöse Behandlung findet ihren Sinn insbesondere bei knotenfreien Kröpfen. Das heißt aber nicht, dass bei bereits verknoteten Kröpfen darauf verzichtet werden darf.

Behandlung mit Jodid

Gebt dem Körper, was des Körpers ist – er soll nicht darben! Dass der Körper als Fürsprecher der Schilddrüse Jod verlangt und verlangen muss, ist dem Leser mittlerweile vertraut. Solange dieser konjunkturunabhängigen Dauernachfrage in Deutschland nicht das entsprechende Jodangebot gegenübersteht, hat die Medizin auch einen logistischen Auftrag zu erfüllen. Spätestens wenn die Schilddrüse ihrem Jodmangelzustand durch einen Kropf eindrücklichen Nachdruck verleiht, wird der Arzt als Jodlieferant einspringen: jedenfalls bei Kindern und Jugendlichen, aber auch bei Erwachsenen bis 40 Jahren (der Alteisengrenze des Arbeitsmarktes), sofern das Sonogramm ihrem Kropf Knotenfreiheit bescheinigt. Mit der Jodidbehandlung entfallen die Wachstumsimpulse, die eine Jodunterversorgung der Schilddrüse beschert. Die Schilddrüse wird sich fortan zurückhalten, der Kropf an Gewicht und Gewichtigkeit und damit auch an Ausdehnung verlieren: im Durchschnitt bis zu 30 Prozent des eingangs der Therapie festgestellten Ausgangswerts.

Freilich verspricht die Jodidtherapie nur dann Erfolg, wenn noch genügend funktionstüchtiges Schilddrüsengewebe erhalten ist. Der Kropf darf also nicht zu alt sein: Sonst ist er von vielen Knoten verhärtet und lässt sich auch vom Jod nicht mehr erweichen. Deshalb ist »vierzig« die magische Grenze. Wer von den Kropfträgern älter ist, dessen Kropf ist meist schon zu alt für Jodid allein.

Für alle anderen Kropfträger aber ist die regelmäßige Einnahme von Jodid die Therapie der Wahl. Schulkinder, Jugendliche und Erwachsene sind mit 200, Kleinkinder mit 100 Mikrogramm Jodid am Tag dabei. Das Jodid kommt in Gestalt von Tabletten (s. Medikamentenliste am Ende des Buches, S. 243); einer niedrig dosierten für die tägliche Einnahme und einer entsprechend höher dosierten für die wöchentliche Einnahme. Eine jodbewusste Ernährung ist zusätzlich zu empfehlen (s. S. 107).

Unser täglich Jod gib uns heute!

Sich schilddrüsenfreundlich (thyrophil) ernähren heißt jodbewusst speisen. Mit einer kleinen Umstellung der Essgewohnheiten auf jodreiche Nahrung ist der Schilddrüse gut gedient. Das meiste Jod enthalten Seefische und Meerestiere, am ergiebigsten sind Rotbarsch, Schellfisch, Makrele, Kabeljau, deutlich weniger Scholle (die des Meeres, nicht die des Landwirts) und Krabben. Wer ein Freund von Meeresfrüchten ist, darf diese nunmehr eifrig pflücken. Das jodreiche Meer lässt seine Bewohner an seinem Reichtum teilhaben. Die Meeresalgen treten als Vermittler auf. Um den Jodbedarf allein piscivor (durch Fischverzehr) zu decken, müssten die Deutschen es allerdings den Ichtyophagen (reinen Fischessern: Angehörigen bestimmter Küstenvölker) gleichtun. Doch wer will schon mehr als zweimal in der Woche Fisch futtern, zumal nur Frischfisch oder tiefgekühlter Fisch den angestrebten Zweck erfüllt. Denn bei der Konservierung müssen die Fische ein Gutteil ihres Jods lassen. Auch die Zubereitung kostet Jod: Kochen kommt dabei teurer als Braten.

Es sprudeln noch zwei andere Jodquellen, wenn auch weit weniger erklecklich. Am wörtlichsten Mineralwasser: wem dieses mundet, dem wird auch bei dessen jodhaltigen Spielarten der Genuss nicht vergehen. Weniger wörtlich Milch, die eher behäbig fließt denn sprudelt – und in Form von Quark und Jogurt nicht einmal das. Immerhin sind drei Liter Milch vonnöten, um die Jodnöte um 100 Mikrogramm zu mildern.

Vielversprechender ist die Verwendung von Jodsalz. Wer seine Speisen mit jodiertem Speisesalz versalzt, hat zumindest einen Nutzen davon. Leider macht das Zusalzen im Haushalt nur acht Prozent der täglichen Salzaufnahme aus. Das übrige Salz stammt vor allem aus Back- und Fleischwaren. Damit es Jodsalz ist, müssen die betrieblichen Lebensmittler bei der Herstellung dazu greifen. Inzwischen wird dieser Griff in einer Vielzahl von Betrieben vollzogen. Das lässt hoffen.

Gedämpft ist die Hoffnung dagegen für Vegetarier, die sich neben Fleisch und Fisch auch Molkereiprodukte verweigern. Die rein pflanzliche Ernährung fördert nicht nur die alimentäre Jodarmut, sondern auch unmittelbar die Kropfentstehung: mittels häufiger Bestandteile der vegetarischen Küche wie Zwiebeln, Walnüssen, Sojabohnen und Kohlgemüsen. So einverleibt, irritieren Letztere mit bestimmten Substanzen die Schilddrüse, Vorletztere mit anderen Substanzen den Darm bei der Jodaufnahme. Mit der doppelten Aufnahmehemmung bekommt der Körper noch weniger Jod als ohnehin schon. Die Lösung in diesen und anderen extremen Fällen: Nahrungsergänzung mit »Vitamin J« in Form von Jodidtabletten – rezeptfrei erhältlich wie alle Vitamine.

Behandlung mit Schilddrüsenhormonpräparaten

Bis Mitte der Achtzigerjahre war es üblich, dem Kropf statt mit Jodid mit Schilddrüsenhormontabletten abzuhelfen. Bei dieser Behandlung macht man sich den Steuermechanismus der Schilddrüse zunutze. Infolge der von außen erhöhten T_3- und T_4-Konzentration im Blut, sieht die Hirnanhangdrüse davon ab, mit ihrem TSH die verkropfte Schilddrüse weiter anzutreiben. Eine löbliche Absicht: infolge dieser Hemmung, fachwörtlich TSH-Suppression, drosselt der Kropf seine Hormonproduktion auf das unvermeidliche Minimum. Derart »ruhig gestellt«, hört er auf zu wachsen – mehr noch, er wird weniger. Diese Schrumpfwirkung steht der mit Jod zu erreichenden durchaus nicht nach. Im Vergleich dazu ist jedoch die Rückfallquote unter der alleinigen Hormonbehandlung erhöht. Kein Wunder – darbt die Schilddrüse doch weiterhin an dem Jodmangel, der die Existenzgrundlage der Struma ausmacht.

Daher erhält die Monotherapie mit Schilddrüsenhormon heute nur noch unter bestimmten Voraussetzungen den Vorzug. Nämlich wenn der Kropf auf die Jodidtabletten nicht mehr anspricht oder wenn er sich nicht knotenfrei präsentiert, keine Autonomiebestrebungen zu erkennen sind und sein Träger die durchschnittliche Lebenserwartung bereits mehr als zur Hälfte erfüllt hat. Auch wo die Struma von einer autoimmuntypischen Entzündung des Drüsengewebes oder von einer Hypothyreose begleitet wird (s. S. 216 bzw. 188 ff.), gewinnt das Schilddrüsenhormon die Therapiewahl.

Gleichwohl T_3 das entscheidende Schilddrüsenhormon ist, erfolgt die Hormontherapie in der Regel mit T_4. Als Levothyroxin (s. Medikamentenliste im Anhang) wird es unter die Leute gebracht. Levothyroxin verweilt länger im Blut (das heißt, es hat eine längere biologische Halbwertzeit) als sein Hormonkollege Trijodthyronin, der letztlich die Arbeit macht. Levothyroxin dient mithin als eine Art Depot, aus dem sich die Körperzellen dann ihr T_3 selber bilden – je nach Bedarf, wie sie es ja auch unter natürlichen Umständen tun.

Die Dosierung des Levothyroxin ist so zu wählen, dass die TSH-Konzentration im Blut im Normbereich bleibt. Keinesfalls darf die TSH-Ausschüttung der Hypophyse vollständig unterdrückt werden. Die Levothyroxin-Einstiegsdosis ist daher niedrig und wird individuell je nach TSH-Wert und Körpergewicht des Patienten auf eine Enddosis zwischen 75 und 150 Mikrogramm pro Tag gesteigert. Ältere Hormonempfänger sind genügsamer und daher auch begnügsamer: Sie begnügen sich mit weniger, sodass die Tageshöchstdosis 125 Mikrogramm kaum übersteigen wird.

Einnahmeritus

Am besten, man integriert die Hormontablette in das alltägliche Morgenritual. Man nehme sie beispielsweise, von der Nacht ernüchtert, gleich nach dem Aufstehen als frühestes Stück in gebührlichem Abstand zum Frühstück – damit dieses, zumal wenn Milchprodukte und Fruchtsäfte dazugehören, nicht die Resorption der Tablette behindert. Irgendwelche Schäden ob dieser Behandlung sind bei angemessener Dosierung nicht zu erwarten. Man wird sich an die tägliche Einnahme des Levothyroxin gewöhnen, ohne dass sich daraus eine Gewöhnung entwickelt. Das T_4 in den Tabletten ist zwar künstlich hergestellt, doch vom körpereigenen Thyroxin nicht zu unterscheiden – vom Körper nicht und vom Chemiker erst recht nicht.

Es ist klar, dass die hormonelle Ruhigstellung der zur Struma gewandelten Schilddrüse zum Zwecke der Entkropfung ein längeres Unterfangen ist. Als diese Methode noch Standardtherapie war, ging sie über viele Jahre, oft sogar zeitlebens (wenn sie denn durchgehalten wurde!). Mittlerweile hat das Echo des Ultraschalls den Ärzten zur Erkenntnis verholfen, dass der Kropf unter Levothyroxin-Einfluss sich innerhalb von sechs bis zwölf Monaten zurückbildet (das berühmte Minuswachstum) – und danach nicht mehr. Folgerichtig macht das Levothyroxin nach ein bis eineinhalb Jahren dem Jodid Platz.

Ohne anschließende Kropfprophylaxe mit Jodid würde der mühsam erwirkte Schrumpfkropf sich rasch wieder entschrumpfen und alter Größe entgegenstreben. Um die Schilddrüse von Anfang an auf das rechte Jodniveau zu bringen, wird die Therapieablösung durch das Jodid überlappend vollzogen: Man beginnt mit dem Jodid, bevor das Levothyroxin abgesetzt wird. Übernimmt dann das Jodid die Alleinverantwortung, kommt es in der Regel ganz gut damit zurecht: Die Schilddrüse zeigt dabei Größenkonstanz. In der Ausnahme mag sie dennoch weiterwachsen. Man wird dann notgedrungen auf das Levothyroxin zurückgreifen, um dem Weiterwuchs entgegenzuwirken.

Kombinierte Gabe von Jodid und Schilddrüsenhormon

Die bei der Ablösung von Levothyroxin durch Jodid kurzfristig praktizierte Kombinationsbehandlung ist, länger geübt, bei manchen Patienten überhaupt die einzige Methode, dem Kropf beizukommen und ihn kleinzukriegen. Die Therapieerfahrungen mit Extrakten aus tierischen Schilddrüsen, die neben Schilddrüsenhormonen jede Menge Jod enthalten und früher zum Wohle menschlicher Schilddrüsen aufbereitet wurden, gehen dahin, dass von der Kombination eine stärkere Verkleinerung widerspenstiger Kröpfe erwartet werden darf als vom Jodid oder Levothyroxin allein.

Die Logik hinter der Kombinationstherapie ist bestechend: Man erledigt zwei Anliegen mit einer therapeutischen Klappe. Mit dem Jodid wird der Kropf von weiteren Wachstumsimpulsen, mit dem Levothyroxin von seinen Produktionszwängen befreit. Demgemäß ist die Dosierung zu wählen: 75 bis 125 Mikrogramm Levothyroxin und 100 bis 200 Mikrogramm Jodid.

Die Kombinationstherapie bietet eine Alternative zur reinen Jodid- oder Levothyroxin-Behandlung. Leider kommt die geballte Kraft des therapeutischen Tandems auch wieder nur an den unverknoteten Kröpfen jüngerer Patienten zur vollen Geltung. Doch gerade die alten Patienten mit ihren oft kaum weniger alten Knotenkröpfen hätten für diese eine medikamentöse Entknüpfungs- und Verkleinerungsbehandlung nötig.

Nebenwirkungen medikamentöser Schilddrüsentherapie

Die Wirkungen eines Medikamentes werden durch seine Nebenwirkungen relativiert. In der Vermeinung des Patienten steht die Wirksamkeit des ihm zugedachten Präparats gegen die lange Liste der Nebenwirkungen oft auf verlorenem Posten. Der Patient wird durch die Angaben auf dem Beipackzettel verunsichert und der Arzt muss mit begründeten Versicherungen der unbegründeten Verunsicherung entgegenwirken.

In der Tat kann der Arzt dem Patienten ruhigen Gewissens versichern, dass die aufgelisteten Nebenwirkungen zwar vereinzelt vorkommen, im Einzelfall aber nur mit sehr geringer Wahrscheinlichkeit auf ihn zukommen. Die Auflistung soll lediglich das Bewusstsein von Arzt und Patient für den Fall schärfen, dass so ein Fall eintritt – dass also eine mögliche zur tatsächlichen Nebenwirkung wird. Wenn der Patient dann geschärften Blickes eine Nebenwirkung an sich zu beobachten glaubt, sollte er dem Arzt davon Kunde geben, nicht aber einfach die Therapie abbrechen. Er würde womöglich der Gesundung seiner Schilddrüse Abbruch tun.

Nur ganz selten kommt es vor, dass die Schilddrüsenhormontabletten nicht vertragen werden. Anfangs weiß die Schilddrüse noch nicht, dass sie es ruhiger angehen soll: Sie ist noch voll aktiv und zusammen bringen die zugeführte und die selbst produzierte Fraktion die Schilddrüsenhormonkonzentration kurzfristig auf eine Höhe, in der dem Patienten schwindelt. So entwickelt er Symptome der Überfunktion – doch von einer unerträglichen Unverträglichkeit kann keine Rede sein. Dennoch ist der Arzt zu verständigen. Er wird die Dosis verringern, bis die Schilddrüse ihre Eigenproduktion verringert. Nach etwa zwei Wochen ist dies der Fall. Von da an wird die ursprüngliche Dosis meist anstandslos vertragen.

Vorbehaltlos – mit Vorbehalt

Die Skepsis gegenüber Schilddrüsenhormonpräparaten wird nicht nur von der langen Liste möglicher Nebenwirkungen geschürt, sondern auch von allgemeinen Vorbehalten gegen Behandlungen mit Hormonen. Die Vorbehalte sind hier unbegründet; das Levothyroxin nimmt der zum Kropf überstrapazierten Schilddrüse lediglich die Arbeit ab. Dem Körper ist es einerlei, woher er seine lebensnotwendigen Stoffe bezieht – aus eigener Produktion oder aus der produzierten Tablette. Aber er freut sich, wenn er sich weniger dafür plagen muss. Die Schilddrüse jedenfalls wird es ihm danken – nimmt sie doch an Umfang und Gewicht ab und dafür in etwa wieder ihre frühere Gestalt an.

Die Freude indes kann sich trüben, wenn unter dem Einfluss der Schilddrüsenhormontabletten kleinere Knötchen sich trotzdem unversehens zu Knoten auswachsen. Die gilt es dann erneut abzuklären – mittels einer Feinnadelpunktion (s. S. 85 ff.). Oder man bittet den Patienten gleich zur Operation – vorsichtshalber.

Echte Nebenwirkungen, die unter der Therapie mit Schilddrüsenhormonen gelegentlich zutage treten, sind Ausdruck und Bestätigung der Binsenwahrheit: »Allzu viel ist ungesund.« Die Beschwerden sind demgemäß dem Symptombild der Schilddrüsenüberfunktion entnommen. Allzu oft lassen sich Patienten (und ihr Arzt!) durch solche anfänglichen und meist flüchtigen Beschwerden entmutigen.

Mehr Grund zur Sorge hätten da ältere Patienten mit Osteoporose: Eine Langzeitbehandlung mit zu hoch dosiertem Levothyroxin kann den

Knochen noch poröser machen. Ein Überschuss an Schilddrüsenhormonen über längere Zeit bewirkt auf Dauer einen Unterschuss an Kalzium im Knochen: ein Fehlschuss, der selbst nach Ausgleich der Stoffwechsellage kaum zu korrigieren ist. Daher ist darauf zu achten, dass die Konzentration der Schilddrüsenhormone, insbesondere des T_3, sich unter der Behandlung an die Norm hält. Die Dosierung des Levothyroxins darf also nicht zu hoch sein. Bei der heute üblichen Hormonbehandlungsdauer von ein bis zwei Jahren ist die Gefahr einer Entmineralisierung der Knochen aber ohnehin gering. Überhaupt wird bei richtiger Dosierung eine Levothyroxintherapie die Lebensqualität nicht beeinträchtigen – weder durch Knochenerweichung noch anderweitig.

Im Vergleich zu der Liste aller möglichen Nebenwirkungen von Levothyroxin, die sich zum Teil mit dem Symptomkatalog der Hyperthyreose deckt, nimmt sich die Liste derer des Jodids versöhnlich kurz aus. Fast könnte man sie übersehen. Das ärztlich verordnete Jodid stopft lediglich das Jodloch in der Nahrung von Bürgern, die zu Jodmangelkropfpatienten geworden sind. Nachdem die Politiker begonnen haben, dieses Loch zu stopfen, ist zu hoffen, dass aus der deutschen Bürgerschaft in absehbarer Zeit keine Kropfträger mehr hervorgehen.

Freilich ist richtig, dass bei vorsorglicher Jodverabreichung ebenso wie bei der Jodbehandlung so manches Schilddrüsenareal seine im Verborgenen geübten Autonomiebestrebungen mithilfe des Jodids tatsächlich in die Tat umzusetzen vermag und seine Unabhängigkeit erklärt, die es alsbald nachdrücklich durch eine (jodinduzierte) Hyperthyreose unter Beweis stellt (s. S. 131). Die meisten der schilddrüsenautonomiegefährdeten Patienten werden allerdings erst gar nicht mit Jodid behandelt. Sie werden mithilfe der Sono- und Szintigraphie noch vor der (geplanten) Behandlung identifiziert. Wenn aber eine latente Autonomie unter der Jodidanflutung tatsächlich offenkundig wird, so hat dies sogar einen Vorteil. Dann sind die Karten endlich auf dem Tisch und – therapeutisch ausgetrumpft – zusammen mit der vom Jodid beschworenen Hyperthyreose auch rasch wieder vom Tisch.

Der zweite Einwand gegen eine Jodidbehandlung lässt sich ob seiner seltenen Geltung noch im gleichen Atemzug wieder entkräften. In der Tat: die Jodallergie ist eine Rarität. Und der Jodakne, die hier gleichfalls zu nennen ist, gebührt ebenso dieses seltene Prädikat. Gewiss, sie könnte, falls schon vorhanden, sich verschlimmern und, falls nicht vorhanden, den Durchbruch ins Dasein mit Jodids Hilfe schaffen – allein dies kommt so selten vor, dass die Möglichkeit eines solchen Falles kaum erwähnenswert ist.

Wirksamkeit medikamentöser Kropftherapie

Die Behandlung des Jodmangelkropfes mit wirksamen Medikamenten wie Jodid und Levothyroxin allein oder in Kombination gewährleistet noch keinen therapeutischen Erfolg. Die Gründe dafür fallen in zwei Gruppen: Die eine betrifft die Beschaffenheit des Kropfes, also die Qualität der Krankheit, die andere die Regeln, welche das Behandlungsteam Arzt und Patient als Voraussetzung für den Erfolg der Therapie erfüllen muss.

Die Wirksamkeit von Arzneimitteln bleibt bloße Theorie, solange der Patient, der sie einnimmt, und der Arzt, der sie verschreibt und ihre Anwendung vorschreibt, sich nicht an die Regeln halten, welche diese Wirksamkeit mitbedingen. Der Hauptgrund für die Missachtung dieser Regeln ist mangelnde Aufklärung. Die Folgen dieses Mangels sind missverständliche Vorgaben seitens des Arztes und Ängste und Fehleinschätzungen seitens des Patienten, die ihn unwillig und sein Therapieverhalten unstet machen. Die Voraussetzung therapeutischer Wirksamkeit ist auch infrage gestellt, wenn der Arzt die Dosierung ungenau vorgibt oder der Patient sich über die korrekte Dosierungsanweisung hinwegsetzt.

Gefahr der Angst

Die Angst des Patienten vor einer Langzeithormontherapie und deren vermeintlichen Nebenwirkungen gefährdet nicht selten die konsequente Durchführung der Kropfbehandlung mit Schilddrüsenhormonen oder einem Kombinationspräparat. Diese Angst mag sogar dazu führen, dass Arzt und Patient nach der Diagnose »Kropf« vor den Therapiekonsequenzen zurückscheuen und die Krankheit als kosmetisches Problem bagatellisieren.

Die Beschaffenheit des Kropfes entscheidet über die Erfolgschancen der medikamentösen Therapie: Beim Knotenkropf sind sie eher gering. Ob die Chancen tatsächlich in therapeutischen Gewinn umgemünzt werden, hängt von der Regeltreue des Arzt-Patienten-Gespanns ab. Bei positivem Entscheid gilt: Befolgen der therapeutischen Regeln sichert, Verfolgen des Krankheitsverlaufs dokumentiert den Therapieerfolg. Rückbildung und Wachstumsstillstand des Kropfes werden in regelmäßigen Abständen sonographisch erfasst.

Ein Therapieversagen bei der hormonellen oder Jodbehandlung junger und knotenfreier Kröpfe ist in der Regel unnötig. Hier versagen sich Patient und Arzt selbst den therapeutischen Erfolg. Was dahinter steckt, wurde bereits dargetan: falsche Dosierung, inkonsequente Tabletteneinnahme oder Abbruch der Behandlung aus besagten Gründen.

Chirurgische Kropfbehandlung

Routine bedeutet Sicherheit – zumindest in der Chirurgie. Und Sicherheit des Chirurgen ist Sicherheit für den Patienten. Schilddrüsenoperationen sind heute so häufig, dass sie zu den Routineeingriffen in der Chirurgie gehören. In der derzeitigen Häufigkeitsrangliste chirurgischer Operationen rangiert die Schilddrüse auf Platz drei: hinter den Blinddärmen und den Leistenbrüchen.

Dennoch: auch ein Routineeingriff ist ein Eingriff. Und jeder Eingriff kann zum Übergriff werden. Immerhin wird die Integrität des Körpers versehrt, werden Geist und Seele vorübergehend auf Eis gelegt. Auch Routineoperationen haben noch ihre Risiken. Im Einzelfall müssen diese und der erwartete Nutzen des Eingriffs gegeneinander abgewogen werden – sorgfältig abgewogen und für gut befunden –, bevor die Entscheidung fällt.

Wann soll operiert werden?

Die Jodmangelstruma muss unters Messer, wenn sie sich – groß und meist knotig – durch Schilddrüsenhormonpräparate nicht ausreichend unter Druck setzen lässt, sich ein Knoten in ihr krebsverdächtig macht oder ihre medikamentöse Therapie von vornherein keinen Erfolg verspricht, beispielsweise weil sie bereits zu groß geworden ist. Desgleichen wird sie ans Messer geliefert, wenn sie ihrem Expansionstrieb nach innen freien Lauf lässt und dabei der Luft- und Speiseröhre ins Gehege kommt, sodass Atmung, Blutfluss und Schlucken behindert werden (Abb. 27).

Freilich sollte der Arzt bei Kropfträgern in ihrem ersten biografischen Vierteljahrhundert vor dem Ja zur Operation auf wenigstens zwei Jahre vergeblichen Versuchens verweisen können, in denen der jugendliche Kropf den medikamentösen Schrumpfzwängen partout nicht nachgeben wollte.

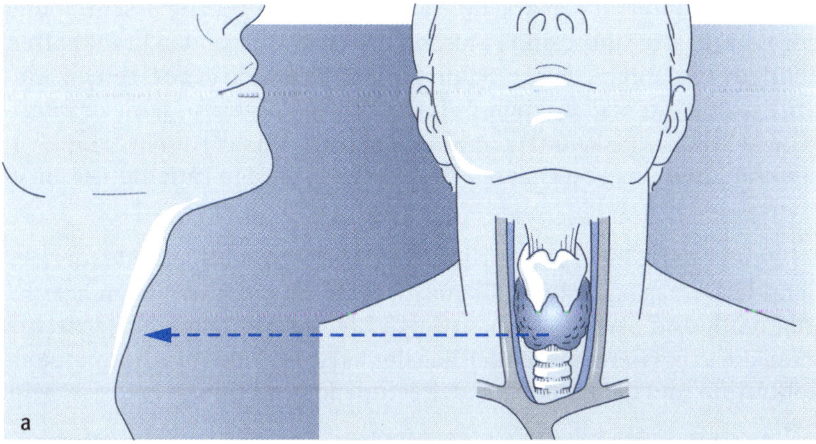
a

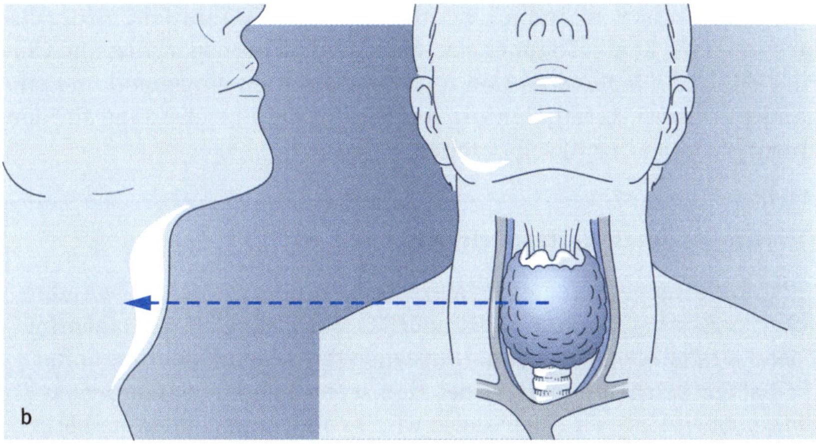
b

Abb. 27:
a: Normal große Schilddrüse
b: Vergrößerte Schilddrüse, die das Halsrelief deformiert und sowohl Blutgefäße als auch die Luftröhre verdrängt

Stehen diese Bedingungen erst einmal fest, empfiehlt es sich nicht, die Entscheidung für die Operation noch länger hinauszuzögern. Nur diese verspricht noch Hilfe – und so soll sie denn auch rasch Hilfe bringen.

Vorbereitung zur Operation

Im Gang der Dinge, der in die Schilddrüsenoperation mündet, gebührt dem Schilddrüsenspezialisten ein fester Platz: Er muss den Patienten eingehend untersuchen und dem Chirurgen eine genaue Beschreibung der Lage, Ausdehnung und Funktion der zu entfernenden krankhaften Schilddrüsenanteile liefern. Schließlich will der Chirurg bei seinem Eingriff gezielt zur Sache gehen. Sein spezielles Vorgehen, seine chirurgische Taktik hängt davon nicht weniger ab als von der Art der Schilddrüsenkrankheit und von anderen Krankheiten, die den Patienten heimsuchen.

So erhebt der Chirurg Anspruch auf die Daten und Befunde, die der Schilddrüsenspezialist mit diagnostischem Anspruch erhoben hat: Sonogramm und Szintigramm, etwaige Röntgenaufnahmen der Halsregion, die Laborwerte einschließlich der Kalzium- und Parathormonkonzentration und die Ergebnisse der Feinnadelpunktion.

Die Angst des Patienten vor der Schilddrüsenoperation ist im Allgemeinen groß. Das ist verständlich, denn immerhin setzt ihm der Chirurg das Messer an die Kehle. So tut es Not, dass Schilddrüsenspezialist und Chirurg die individuelle Situation mit dem Patienten eingehend und eingängig erörtern. Letztlich muss der Patient die Entscheidung für den chirurgischen Eingriff selber fällen.

Vertrauen durch Vertraulichkeit

Sich in die Hände und unter das Messer eines Chirurgen zu begeben erfordert großes Vertrauen. Ein vertrauliches Gespräch wirkt vertrauensbildend. Deshalb beginnt auch die Begegnung zwischen Patient und Chirurg mit einem solchen – vor der Operation, wohlgemerkt. Der Chirurg muss mit offenen Karten spielen – also wird er sie bereits in diesem Vorgespräch auf den Tisch legen: welches Risiko die vorgeschlagene Operation mit sich bringt, wie sie verlaufen soll und späterhin die Narbe verlaufen wird. Und nicht zuletzt, wie lange die Heilung dauert und welche Komplikationen sich ergeben können.

Wird der Patient von anderen wesentlichen Krankheiten begleitet, muss er einige Tage vor dem Eingriff stationär aufgenommen werden, damit auch diese lästigen Begleiter auf das Ereignis vorbereitet werden. Beispielsweise wird bei einer Herzkrankheit das Herz durch entsprechende Maßnahmen gestützt. Ohnehin werden die Patienten zur Bescheinigung ihrer Narkosefähigkeit vor der Operation auf Herz und Nieren geprüft: mit EKG (Elektrokardiographie), Röntgen der Lunge, bestimmten Labortests und nicht zuletzt einem Test der Stimmbandfunktion.

Die steht nämlich bei der Kropfoperation stets auf dem Spiel. Das Verlustrisiko ist nicht unerheblich. Andererseits laufen manche Kropfträger wegen ihres Kropfes schon vor der Operation mit einem lädierten Kehlkopf herum, den sich der Chirurg nur ungern anlasten lässt. Daher schickt er seine Operationspatienten zuvor zum Hals-Nasen-Ohren-Arzt.

Die Schilddrüse wird unter Vollnarkose operiert: Die örtliche Betäubung vermag den Schmerz nicht vollends auszuschalten. Trotzdem ist das Risiko gering; die Narkose, die mit den modernen Techniken herbeigeführt wird, verträgt sich auch mit älteren Patienten gut.

Am Tage vor dem einschneidenden Ereignis stellt sich der Narkosearzt (medizindeutsch: Anästhesist) vor und bespricht mit dem Patienten die Narkose. Kurz vor der Operation wird der Chirurg den Patienten noch einmal untersuchen und ihm Mut zusprechen. Es ist üblich, dem Patienten am Vorabend der Operation mit einem Mittel in den Schlaf zu verhelfen. Weitere Medikamente folgen am nächsten Morgen in Vorbereitung auf den Eingriff. Der Countdown läuft. Ist er genügend weit gelaufen, geht der Narkosearzt mit Einleitung der Narkose zum eigentlichen Eingriff über, den der Operateur mit dem »Kragenschnitt« auf oftmals vormarkierter Linie entlang der horizontalen Hautfalten eröffnet (Abb. 28). Schließlich soll die Narbe sich später den Blicken des sozialen Gegenübers entziehen.

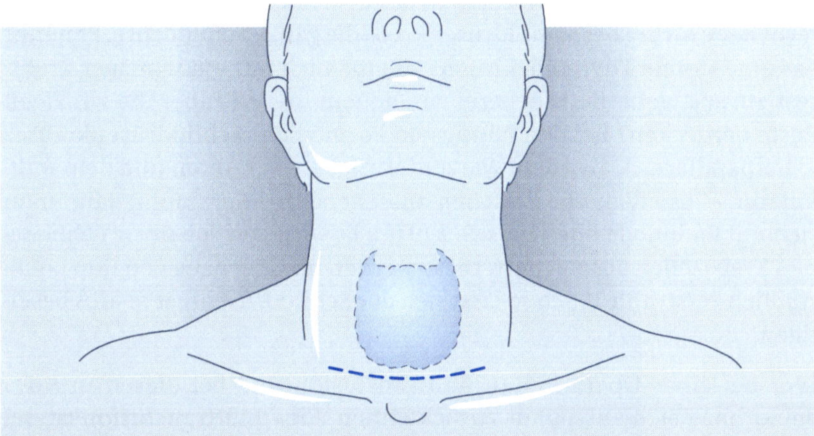

Abb. 28: Bei der Schilddrüsenoperation wird der so genannte Kragenschnitt dicht über den Schlüsselbeinen geführt, damit die Narbe später von hoch schließender Kleidung verdeckt werden kann.

Ablauf der Operation

Der Chirurg kann die Schilddrüse teilweise oder vollends entfernen. Bei allen gutartigen Schilddrüsenkrankheiten wird er das knotenfreie und damit gesunde Gewebe der Schilddrüse belassen, damit die körpereigene Hormonbildung weitgehend erhalten bleibt. Alle warmen oder gutartigen kalten Knoten hingegen werden samt einem schmalen Gewebesaum unter Berücksichtigung der anatomischen Gegebenheiten aus der Schilddrüse herausgeschält: Im Bericht des Chirurgen ist dann im Falle eines einzelnen Knotens von einer »selektiven Knotenresektion« oder bei mehreren Knoten von einer »funktionskritischen Resektion« die Rede. Die Prioritäten sind dabei klar gesetzt: erstens so viel Gewebe wie nötig – also sämtliche Knoten – entfernen, zweitens so viel Gewebe wie möglich – nur gesundes, versteht sich – erhalten.

Auch wenn die Schilddrüse sich vor der Operation keiner Bösartigkeit verdächtig gemacht hat und der Chirurg nicht als Krebsvernichter, sondern beispielsweise als Kropfgeldjäger zuschlägt, wird in der Regel vorsichtshalber noch während der Operation verdächtiges Schilddrüsengewebe vom Fachmann (dem Histopathologen, der sich mit krankhaften Geweben auskennt) auf seinen Charakter geprüft: In fünf Prozent der Fälle wird auf diese Weise ganz nebenbei ein bösartiger Tumor entdeckt. Dann läuft der Eingriff doch auf eine Krebsjagd hinaus. Und das hat Folgen für den weiteren Verlauf der Operation.

Will man nämlich den Krebs endgültig vertreiben, muss man ihn zusammen mit dem Organ loswerden, in das er sich eingenistet hat. Also entfernt der Chirurg bei Schilddrüsenkrebs die ganze Schilddrüse. Er nennt das eine »totale Thyreoidektomie«. Bleibt auch nur ein winziger Krebsrest zurück, geht die Wucherei von neuem los. Wie aber die winzigen Reste entdecken? Bei den häufigsten Formen des Schilddrüsenkrebses (dem papillären – also dem warzenförmigen – Karzinom und dem follikulären – also dem wie Bläschen aussehenden – Karzinom) kann man sich mit Radiojod behelfen (s. S. 229 ff.): Es wird von den übrig gebliebenen Krebszellen gespeichert. Diese werden im Gegenzug von ihm buchstäblich zerstrahlt. Auch so lässt sich der Schilddrüsenrest restlos beseitigen.

Wer bei einer Operation an Bluttransfusion und bei dieser an AIDS denkt, mag sich entspannt zurücklehnen. Eine Bluttransfusion ist bei der Schilddrüsenoperation nur höchst selten erforderlich, sodass die Gefahr der Übertragung von AIDS-Viren kaum theoretisch – und praktisch gar nicht – gegeben ist.

Gemeinhin verschläft der Patient die Operation und wacht erst im Aufwachzimmer auf, bevor er von der Operation erledigt und seines Kropfes entledigt in sein Krankenzimmer zurückgebracht wird. Meist noch am gleichen Abend ist er bereits imstande, aufzustehen und unaufschiebbaren Verrichtungen nachzugehen.

Eine Schilddrüsenoperation bedeutet für den Patienten durchschnittlich fünf Tage stationären Aufenthalt, vorausgesetzt, er bleibt von Komplikationen verschont. Dazu kommen noch zwei Wochen Genesung zu Hause – und der Körper fängt an, die Operation zu vergessen. Nur die Narbe bleibt. Aber das ist eine andere Geschichte!

Die Narbe

Hat der Patient erst einmal den Faden verloren, der seiner Wunde zur Heilung verhilft, hat er bereits auch etwas gewonnen: Er kann nun wieder ungehindert seinen Duschbedürfnissen und Badegelüsten nachgeben. In den ersten Wochen schämt sich die Narbe noch – sie ist ständig von einem leichten Rot überzogen. Und das Gewebe unter der Narbe ist noch über Gebühr verfestigt.

Wie die Narbenbildung im Detail verläuft, hängt weniger vom individuellen Bildungsanspruch als von der Heilungsneigung des Körpers ab. Der Chirurg unternimmt alle Anstrengung, dem Patienten eine »unschöne« Operationsspur zu ersparen: Er führt, wie gesagt, den Schnitt so, dass die künftige Narbe in eine Hautfalte zu liegen kommt (Abb. 28, S. 117). Nach ein paar Monaten fällt sie dann nur noch als schmaler Streifen auf festem Gewebegrund auf.

Die Narbenbildung folgt einem gleich bleibenden Muster – wenn auch nicht in jedem Fall eine mustergültige Narbe dabei herauskommt. Am Beginn steht eine entzündliche Rötung und Schwellung, die nach sechs Wochen ihren Höhepunkt erreicht und sich danach langsam zurückbildet. In dieser Phase können sich entlang der werdenden Narbe Knötchen aufreihen wie Perlen auf einer Schnur. Dadurch wird die Narbe häufig erhaben – eine Erhabenheit, die kaum positiv auf sie zurückfällt. Deshalb muss der frisch Vernarbte sein neues Kennmal in solch einem Fall mehrmals täglich massieren, damit es durch den zarten Fingerdruck eingeebnet werde. Mit einer fetthaltigen Salbe fällt die Druckmassage leichter. Bisweilen – zumal bei Kindern – gestaltet eine derbe, knotige oder bandförmige Bindegewebswucherung (von Eingeweihten als Keloid bezeichnet) den Verschluss der Schnittränder zu einer Wulstnarbe aus.

Frische Narben – des Lichtes darben!

Wer sicherstellen will, dass seine Narbe unter Sonnenlicht oder UV-Strahlung aus anderer Quelle (zum Beispiel einer Höhensonne) sich durch gesteigerte Pigmentaktivierung nicht selbst ihrer Unauffälligkeit beraubt und dunkel einfärbt, sollte sich die ersten drei Monate gegen direkte Sonneneinstrahlung schützen. Insgesamt zieht sich die Wundheilung mit Narbenbildung viele Monate hin. Wenn in dieser Zeit etwas juckt, dann ist es die Narbe in ihrem Bildungsbestreben – doch das Jucken verliert sich und ebenso die Sensibilitätsstörung, die durch die einsprossenden Enden durchtrennter Nerven vom Körper selbst behoben wird.

Man kann zwar Schmied seines Glückes, nicht aber Bildner seiner Narbe sein: Dafür ist der Operateur zuständig, der freilich auf die Heilgunst des Körpers hoffen muss. Allerdings kann der Patient sein Scherflein durchaus beitragen, indem er seine frisch vernähten Wundränder keinen gegenläufigen Zugkräften aussetzt. Das bedeutet eine kurzzeitige (dreiwöchige) Abstinenz von Gymnastik, Sport und körperlicher Arbeit und überhaupt das Meiden von Situationen, die eine Rückbeugung des Kopfes erfordern.

Einen Schilddrüsenspezialisten als Operateur?

Schilddrüsenoperationen sind heute chirurgische Routine und bereiten auch dem unspezialisierten Operateur keine sonderlichen Probleme – sofern keine absonderlichen Umstände vorliegen und es alleine um die Entmachtung eines den Halsraum beherrschenden Jodmangelkropfes geht. In speziellen Umständen hingegen mag es angebracht sein, einen Chirurgen zu bemühen, der auf Schilddrüsenoperationen spezialisiert ist. In der Regel handelt es sich bei diesen Umständen nicht um eine Jodmangelstruma – dennoch seien sie an dieser Stelle genannt:

- ein Knotenkropf im Kindesalter:

Knoten in diesem Alter sind krebsverdächtig.

- überhaupt bei Krebsverdacht oder Krebsgewissheit:

Wenn nämlich die Schilddrüse total entfernt werden muss, sind Stimmbandnerven und Nebenschilddrüsen (S. 121) in größerer Gefahr als bei einer Teilresektion. Die Erfahrung des Spezialisten macht sich hier bezahlt – das Risiko nimmt ab.

- die Basedow'sche Krankheit (s. S. 179 ff.):

Dabei ist die Schilddrüse prall von Blut und muss bis auf einen kleinen Rest entfernt werden. Außerdem stehen auch hier Stimmbandnerven und Nebenschilddrüsen auf dem Spiel – mit erhöhtem Verlustrisiko.

Operationsrisiken

Nachblutungen und eine verzögerte Wundheilung sind selten und nur in Zusammenhang mit bestimmten anderen Krankheiten zu beobachten. Gelegentlich kommt der Patient unmittelbar nach der Operation aus anderen Gründen in Not – und zwar in Atemnot: Wenn nämlich in Reaktion auf die Narkose dem Kehlkopf kurzzeitig die Schleimhaut schwillt – vermutlich vor Ärger über die Belästigung durch das Beatmungsrohr, das der Narkotiseur in die Luftröhre des Patienten einführt.

Die typischen Komplikationen der Schilddrüsenoperation gehen allerdings von zwei Strukturen aus, die mit der Schilddrüse eine anatomische Gemeinschaft bilden und daher bei chirurgischen Manipulationen leicht in Mitleidenschaft geraten: die Stimmbandnerven (Rekurrensnerven) und die Nebenschilddrüsen (Epithelkörperchen).

Da die beiden Stimmbandnerven (Abb. 29) entlang der Hinterwand der Schilddrüse zum Kehlkopf ziehen, kann an ihnen der Eingriff zum Übergriff werden. Zum Beispiel, indem sie gedehnt, gezerrt, gequetscht und schlimmstenfalls gekappt werden, zumal wenn sie atypisch verlaufen oder die narbige Umgestaltung der Drüse im Gefolge einer früheren Operation für unübersichtliche Verhältnisse sorgt. Meist ist es nur die ungebührliche Dehnung eines der beiden Nerven, der daraufhin beleidigt ist und seine Tätigkeit eine Zeit lang einstellt. Das entsprechende Stimmband ist derweil gelähmt. Um diese Gefahr zu minimieren, werden vom erfahrenen Chirurgen während der Operation beide Stimmbandnerven in ihrem Verlauf dargestellt und auf diese Weise für den ganzen Verlauf des Geschehens ins rechte Licht gerückt. Im Durchschnitt ist alle zweihundert Operationen mit einer vorübergehenden einseitigen Rekurrenslähmung zu rechnen.

Ein Drittel dieser Zweihundertstelfraktion der Operierten lernt, ihr Sprechen allein mit dem gesunden Stimmband der nicht gelähmten Seite zu bestreiten. Innerhalb von drei bis sechs Monaten nimmt der erholte Nerv seine Tätigkeit wieder voll auf, das Stimmband ist wieder voll einsatzfähig und die Stimme wieder voll da. Nur bei wenigen der wenigen ursprünglich Betroffenen bleibt eine veränderte Stimmqualität oder gar eine chronische Heiserkeit zurück.

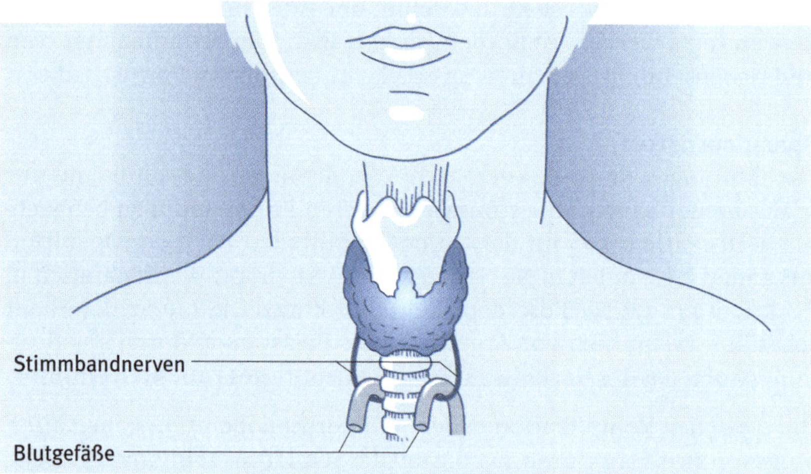

Abb. 29: Lage und Verlauf der beiden Stimmband-(Rekurrens-)Nerven, die größere Gefäße umschlingen und zwischen Luft- und Speiseröhre rückläufig aufsteigen. Sie sind für die Funktion der inneren Kehlkopfmuskeln verantwortlich.

Äußerst selten ist eine Schädigung beider Rekurrensnerven. Allenfalls bei Zweitoperationen an einer total vernarbten und dementsprechend unübersichtlichen Schilddrüse kann dies einmal vorkommen. In solchen Fällen ist neben der Stimme auch das Atmen beeinträchtigt: Durch die fehlende Beweglichkeit der Stimmbänder ist die Stimmritze zu eng und dämmt die Luftzufuhr ein.

Die extreme räumliche Nähe der vier Nebenschilddrüsen (Abb. 23, S. 94) zu ihrem Namensgeber hat ihre Nachteile: Widerfährt ihm etwas, müssen unter Umständen auch sie mit daran glauben. So können eine oder mehrere aus dem Schilddrüsenanhang vom Operateur ungewollt mit der Schilddrüse entfernt werden.

Damit stünde später womöglich nicht mehr ausreichend Parathormon parat, um den Kalziumstoffwechsel im Gleichgewicht zu halten: Also setzt der Chirurg noch während der Operation die eben entwurzelte(n) Nebenschilddrüse(n) wieder ein – mitten hinein in einen der Halsmuskeln. Und dort, auf fremdem, aber heimatnahem Boden, schlagen die Drüslein meist auch wieder Wurzeln. Wird daraus dennoch eine chronische Unterversorgung mit Parathormon, muss zeitlebens Kalzium, eventuell auch ein Vitamin-D-Präparat zugeführt werden. Mitunter sind einige oder alle Nebenschilddrüsen nach der Operation nur für eine Zeit lang außer Gefecht gesetzt. Der resultierende Kalziummangel setzt die Kaumuskulatur und die Hand- und Fußmuskeln unter Spannung und in Krampfbereitschaft. Glücklicherweise löst sich die angespannte Lage fast immer binnen weniger Tage.

Die gefürchtetste aller Nebenwirkungen ist für jegliche chirurgische Operation der Tod. Schilddrüsenoperationen bergen hierfür nur ein allgemeines, nicht aber ein spezifisches Risiko. Am Eingriff selbst kann keiner versterben, an der Narkosebelastung schlimmstenfalls schon. Gott sei Dank ist der schlimmste Fall nicht häufiger als bei anderen Operationen mit Narkoserisiko zu vermerken: unter 10000 Operationen kaum einmal.

Die Zeit nach der Operation

Die Jodmangelstruma ein für alle Mal loszuwerden ist so einfach nicht. Sie neigt mehr als jede andere Hormonkrankheit zur Wiederkunft. Um einer solchen und vielleicht gar einer ewigen von vornherein zu wehren, wird der Arzt nach der Operation die Nachsorge vorsorglich mit Levothyroxin, Jodid oder mit einer Kombination der beiden eröffnen.

Womöglich kommt die Restschilddrüse ohne medikamentöse Unterstützung zurecht. Vermag sie den Hormonbedarf des Körpers zu decken, wird die Nachsorge mit Jodid allein bestritten. Dies ist für gewöhnlich da der Fall, wo nur eine Hälfte der Schilddrüse dem Skalpell geopfert werden musste, sodass auf der Gegenseite ein Schilddrüsenrestlappen normaler Ausdehnung verbleibt. Ist aber statt einer Restschilddrüse nur noch ein kleiner Schilddrüsenrest vorhanden, wird der Patient ohne Levothyroxin nicht auskommen. Sonst würde unter den anfeuernden Signalen der Hirnanhangdrüse aus dem kläglichen Rest wieder ein beklagenswerter Kropf entstehen.

Nach einer Schilddrüsenoperation gleich welcher Indikation ist der Patient, wenn er die vorsorgliche Nachsorge ernst nimmt, zeitlebens an seinen Arzt gefesselt: Er darf auf regelmäßige Kontrolluntersuchungen nicht verzichten. Wie die im Einzelnen aussehen, hängt von der Krankheit ab, welche der Schilddrüsenoperation zugrunde lag. Dabei wird er als mündiger Partner seines Arztes selbst Verantwortung übernehmen, indem er beispielsweise nach einer Operation wegen Jodmangelstruma Hand an sich legt und seinen Vorderhals abtastet oder sich die Messschnur um den Hals legt und seinen Halsumfang misst. Wenn der Patient dabei als Entdecker in eigener Sache einen Knoten ortet oder als Halsvermesser immer weitere Spannen auf dem Maßband markieren muss, ist ein vorzeitiger Besuch bei seinem Arzt fällig.

Zeiten hormoneller Umstellung sind für den Körper kritische Phasen. Da ist auch das Risiko einer neuerlichen Kropfbildung (die Kenner sprechen von Rezidiv) am höchsten. Wer indessen sein Jodid mit oder ohne Levothyroxin regelmäßig zuführt, hat nichts zu befürchten. Warum also die Medikamente nicht gleich nach dem Aufstehen einnehmen, bevor man selber von den Pflichten des Alltags eingenommen wird? Eine Ausnahme ist die Einnahme an den Tagen der Kontrolluntersuchung: Sie findet erst danach statt.

Zweitoperationen

Es wurde schon gesagt: Ein Kropf lässt sich nicht so leicht aus dem Halse treiben. Er begehrt sogleich wieder Einlass – und mag Erfolg haben, wenn die Vorbeugung nicht konsequent genug durchgeführt wird, ja mitunter sogar ungeachtet einer konsequenten Vorbeugung. Dann geht es für den Patienten und seinen Chirurgen erneut um Kropf und Kragen. Nur ist dieses Mal das Risiko höher. Denn auf Narbengrund ist nicht gut operieren: Das Gelände ist zu unübersichtlich. In jedem Fall wird der Operateur aber über die alte Narbe den neuen Zugang suchen.

Rekordhalter Deutschland

Nicht nur in der Zahl der Kröpfe, sondern auch in der Zahl der Schilddrüsenoperationen sind die Deutschen derzeit noch Weltmeister. Ein fragwürdiger Titel: es ist klar, dass weniger hier mehr ist. So liegen die Hoffnungen der Optimisten auf einer wirksamen Prophylaxe mit Jod. Denn dann ist eine drastische Senkung der Operationszahlen in der Tat zu erwarten.

Und dann könnte auch für Deutschland wahr werden, was in den USA längst Faktum ist: Die Chirurgen dort tun sich schwer, einen Kropf zu operieren. Er ist so selten geworden, dass sie es nicht mehr gewohnt sind. Es mangelt ihnen an Erfahrung mit Kropfoperationen. Von der haben die Deutschen reichlich – aber wie gerne wollte man darauf verzichten!

Kropfverkleinerung durch Radiojod

Wegen des erhöhten Risikos von Zweit- und erst recht von Drittoperationen wird man in solchen Fällen eine andere Möglichkeit der Kropfvertreibung in Betracht ziehen: die Verkleinerungstherapie mithilfe von radioaktivem Jod. Wie die Radiojodbehandlung vonstatten geht, ist im Kapitel über die Schilddrüsenautonomie ausführlich dargestellt (s. S. 138 ff.).

Der Kropf in speziellen Umständen

Ein Kropf mag zwar überflüssig sein – aber wenn er denn nun einmal da ist, müssen Arzt und Patient richtig mit ihm umgehen. Was den richtigen Umgang im Allgemeinen ausmacht, wurde ausführlich dargelegt. Auf einige besondere Umstände ist indes gesondert einzugehen: nämlich die Schwangerschaft und Stillzeit, die Situation des Neugeborenen und Kleinkindes und das fortgeschrittene Alter.

In der Schwangerschaft und Stillzeit

Nimmt die Schwangerschaft den erwünschten Verlauf, dann wächst mit dem Kind in der Gebärmutter auch die Schilddrüse der gebärhoffenden Mutter. Der Organismus will auf diese Weise sicherstellen, dass das werdende Wesen ausreichend mit Schilddrüsenhormonen versorgt wird. Andererseits stellt sich in der Schwangerschaft umso leichter ein Jodmangel ein, als die Mutter den Jodbedarf des Kindes mit abdecken muss und obendrein vermehrt Jod mit dem Harn verliert. So kann sich in dieser Phase genereller Mehrbelastung über die physiologische Vergrößerung der mütterlichen Schilddrüse hinaus auch ein Kropf entwickeln.

Was geschieht, wenn die Mutter bereits mit einem Kropf in die Schwangerschaft hineingeht, ist leicht auszurechnen: Die Struma legt rasch und deutlich an Umfang zu. Ist die Mutter besonders schwer mit Jodarmut geschlagen, wird auch das Ungeborene von einem Kropf ergriffen (s. S. 126).

Die Schilddrüse des Ungeborenen reagiert also wie die Schilddrüse der Mutter: Was die Produktion der Schilddrüsenhormone angeht, ist das Kind im Mutterleib ab der zehnten bis zwölften Schwangerschaftswoche auf sich gestellt. Von da an benötigt es ausreichende Mengen Jod – es muss seine Schilddrüsenhormone selber herstellen. Denn die mütterlichen Hormone scheitern an der Gebärmutterschranke – sie schaffen nur in geringem Maße den Sprung in den kindlichen Blutkreislauf.

Da die werdende Mutter für zwei sorgen muss, erhöht sich ihr Jodbedarf um den des Kindes, nämlich um 50 Prozent. Folgerichtig wird heute allen Schwangeren die Einnahme von täglich 200 Mikrogramm Jodid empfohlen: Man will sowohl bei der Mutter als auch beim Kind ein Kropfwachstum verhindern. Die Empfehlung gilt über die Stunde der Geburt hinaus für die gesamte Stillzeit. Denn solange die Säuglinge als solche tätig sind und ihren Hunger mit Muttermilch stillen, sind sie von der mütterlichen Jodversorgung abhängig.

Geht die Schwangere kropflastig in die Schwangerschaft, muss sie eine begonnene kombinierte Behandlung mit Jodid und Levothyroxin fortsetzen, im Falle einer alleinigen Jodidbehandlung aber Levothyroxin hinzunehmen. Das Präparat ist mit dem körpereigenen Schilddrüsenhormon T_4 identisch und daher in angemessener Dosierung unbedenklich. Auf diese Weise wird den an die Adresse der Schilddrüse gerichteten Wachstumsreizen, die durch die Schwangerschaft an Intensität gewinnen, der Reiz und damit die Wirkung genommen.

Bei Neugeborenen und Kleinkindern

Einem Jodversorgungsengpass mit Zellvermehrung zu begegnen ist eine Fähigkeit, die schon der Schilddrüse des Ungeborenen innewohnt. Mangelt es der Mutter während der Schwangerschaft an Jod, kann das Kind bereits mit einem Kropf in die Welt treten. Insgesamt ist die angeborene Jodmangelstruma nach Einführung der vorsorglichen Jodverabreichung heute aber eine Seltenheit, während früher bis zu zehn Prozent der Neugeborenen kropflastig waren.

Täglich 100 bis 150 Mikrogramm Jodid der Babynahrung zugesetzt – und der Kropf des Neugeborenen, der eigentlich eher ein Kröpfchen ist, tritt den Rückzug an. Aber auch nach Wiederherstellung normaler Größenverhältnisse sollte der jungen Schilddrüse der Genuss vorbeugender Jodgaben weiterhin vergönnt sein.

Anhaltender Jodmangel in der Kindheit lässt vor allem bei Kindern aus »Kropffamilien« die Schilddrüse groß und dick werden. Ganz selten steckt hinter so einem Kinderkropf eine angeborene Jodverwertungsstörung: Es fehlen in diesem Fall Enzyme, die für den Einbau von Jod in die Aminosäure Tyrosin (s. S. 37) bei der Bildung von T_3 und T_4 benötigt werden. Der Effekt ist der Gleiche und die Therapie auch – mit täglich 150 bis 200 Mikrogramm Jodid ist das Kind gut dabei und seinem Kropf geht es an den Kragen. Der Ultraschall lässt die Kropfschrumpfung sichtbar werden: Danach reichen 100 Mikrogramm Jodid pro Tag und das Kind sollte kropflos über die Lebensrunden kommen.

Im Alter

Der Kropf schert sich wenig um das Lebensalter seines Trägers. Er hält sein Wachstum nicht an, solange der Jodmangel anhält. Gleichzeitig altert das Kropfgewebe wie der übrige Körper. Dabei kommt es zu degenerativen Veränderungen – bei der kropftragenden älteren Generation beginnt die altersbedingte Degeneration in den Kröpfen. Auf diese Weise entstehen innerhalb der Schilddrüse Zysten und Verkalkungsherde, von Knoten ganz zu schweigen.

Ganz darf aber von den Knoten nicht geschwiegen werden. Denn ihre heimliche Autonomie, die im Alter sehr häufig ist, kann unter der Behandlung mit Jodid oder Schilddrüsenhormonen offenbar werden: Eine Hyperthyreose macht sich dann im Körper breit. Deshalb müssen die Kröpfe alter Menschen, falls man es auf eine medikamentöse Therapie abgesehen hat, auf Schilddrüsenautonomie getestet werden: durch Messung des TSH oder auch durch den TRH-Test und durch die Szintigraphie oder gar die Suppressions-Szintigraphie (s. S. 85). Bestätigt sich die Autonomie, ist von dieser Form der Strumatherapie abzusehen.

Daneben gibt es aber auch noch einen zweiten Grund, bei älteren Kropfpatienten mit der Jodid- oder Schilddrüsenhormonbehandlung Zurückhaltung bis zum völligen Zurückhalten zu üben. Sie sprechen auf diese Therapie in der Regel nicht mehr gut an. Eine Verkleinerung des Kropfes ist mithin nicht zu erwarten. Daher sollte gerade beim Alterskropf großzügiger auf die Radiojodtherapie zurückgegriffen werden.

Doch wollen alte Kröpfe alter Menschen, wie diese selbst, nicht unnötig belastet oder belästigt werden. Wenn sie also keine Beschwerden verursachen, die Anlass zur Beschwerde geben, und auch keine autonomen Flecken auf der szintigraphischen Kropfkarte auszumachen sind, empfiehlt es sich, Behandlungsverzicht zu üben. Verzichten darf der Arzt aber nicht auf die regelmäßige Verlaufsbeobachtung solcher Kröpfe. Ändert sich ihre Größe oder Konsistenz, ist eine Therapie zu erwägen. Aber Vorsicht mit dem Einsatz von Schilddrüsenhormonen, wenn er einen ungünstigen Einfluss befürchten lässt: bei angegriffenen Herzkranzgefäßen, bei Zuckerkrankheit und bei Einnahme von Medikamenten, welche die Blutgerinnung hemmen.

Schilddrüsenüberfunktion bei Schilddrüsenautonomie

Der Kropf kann als sinnvolle Anpassung an eine Situation gelten, in der die Schilddrüse sparsam haushalten muss: Sie will ihr weniges Jod optimal nutzen. Wenn sich aber innerhalb der Schilddrüse Gewebsareale herausbilden, die sich der Kontrolle durch das Steuerhormon (TSH) entziehen, dann ist dieser Mechanismus über das Ziel hinausgeschossen und die Anpassung schlägt fehl. Die funktionelle Autonomie ist mithin Ausdruck einer Fehlanpassung der zum Kropf gewandelten Schilddrüse. Doch ist der Kropf keine hinreichende Voraussetzung für die Entwicklung der Autonomie.

Jede Selbstständigkeit hat ihren Preis. Die Hyperthyreose ist der Preis der Schilddrüse für ihre Selbstbestimmung. Der muss freilich nicht sofort bezahlt werden – meist wird die Zahlung gestundet. Die Autonomie waltet im Dunkeln, bis sie, oft erst nach Jahren, irgendein Zufall, bei dem der Schilddrüse vermehrt Jod zufällt, unversehens ans Licht bringt. Dann geht es heiß her in den autonomen Gebieten der Schilddrüse. Angeheizt vom Jod und jeder Kontrolle entrückt, schlägt die Autonomie um in Anarchie. Wo rohe Produktionskräfte ungezügelt walten, kommt die Hyperthyreose zum Vorschein. Dann wird der Preis eingefordert: Die Schilddrüse muss sich der autonomen Gewalt beugen – hinter sich einen Zug von Symptomen, die den Einzug der Hyperthyreose in den Körper feiern.

Aus eigener Kraft wird der Körper die unerwünschte Gesellschaft nicht los. Wiederum wird die Schilddrüse mit Jod gespeist, dieses Mal aber aus ärztlichem Kalkül und in therapeutischer Absicht – das Jod ist nun radioaktiv. Damit wird der Schilddrüse die Autonomie ausgetrieben. Alternativ kann die Austreibung der ungebärdigen Gewebeherde auch chirurgisch vonstatten gehen – und neuerdings sogar durch Verödung mit Alkohol. Medikamente bringen dagegen keine genugsame Lösung: Sie dienen den anderen, definitiven Heilmaßnahmen lediglich als Schützenhilfe und zur Überbrückung.

Der therapeutische Aufwand gilt indes einem krankhaften Zustand, der gar nicht erst hätte entstehen dürfen. Die übliche Schilddrüsenautonomie ist doppelt vermeidbar: Zumeist entwickelt sie sich aus (meist knotigen) Kröpfen, die nicht rechtzeitig behandelt werden. Die Kröpfe ihrerseits zeichnen sich durch sprichwörtliche Überflüssigkeit aus: Sie treten nur ins Dasein, weil man die Schilddrüsen an Jodmangel darben ließ – und immer weiter darben lässt.

Was ist Schilddrüsenautonomie?

Man könnte darüber nachsinnen, ob die Schilddrüsenautonomie überhaupt den Status einer Krankheit hat, solange sie nicht als Hyperthyreose in Erscheinung tritt. Denn nur über deren Symptome kann sie sich als Krankheit darstellen. Doch im vorgegebenen Rahmen zielt die Frage lediglich auf die nähere Bestimmung der Schilddrüsenautonomie hin. Dazu gehört nicht nur die Darbietung der Beschwerden und Befunde, die diese Krankheit im Stadium der Hyperthyreose kenntlich machen, sondern alles, was es über die Entstehung und Erkennung der Krankheit zu sagen gibt.

Entstehung der Autonomie-Hyperthyreose

Die Hyperthyreose als Ausdruck einer Schilddrüsenautonomie ist die Endstrecke einer zumeist mehrstufigen Entwicklung: Die Stufenfolge beginnt mit einem individuellen Jodmangel (auf dem Boden eines kollektiven Versorgungsengpasses), setzt sich mit einem Anpassungswachstum fort, das sich als Kropf kundtut, führt mit fortschreitendem Kropfalter hin zu einer Knotenausgabe des Kropfes und mündet schließlich in eine oder mehrere große oder in zahllose kleine autonome Zellinseln, die nur darauf lauern, die gesamte Schilddrüse in ihre funktionelle Gewalt zu bringen und ihr die Überfunktion aufzuzwingen.

Parallel dazu lässt sich die Entwicklung zur Schilddrüsenautonomie als Mangelkette begreifen, die jener Stufung zugrunde liegt: Der Mangel an Vorbeugung zeitigt den genannten individuellen Jodmangel, der sich in ungezügeltem Kropfwachstum Luft macht; der Mangel an angemessener Jodbehandlung lässt die Kröpfe älter, größer und knotig werden; in Ermangelung einer chirurgischen Entknotung vermehren sich vereinzelt vorhandene autonome Drüsenzellen und bilden dann eben diese unbeherrschten, unbeherrschbaren und selber auf Herrschaft bedachten Zellinseln. Da alle diese Mangelstationen prinzipiell vermeidbar sind, kann man, schärfer und scharfzüngiger, auch von einer »Mängelkette« sprechen.

Hier soll aber nur die Rede sein von zwei Abschnitten in der Stufenfolge und Mängelkette der Autonomieentwicklung, nämlich wie der Kropf überhaupt zur Autonomie gelangt und wie die autonomen Zellinseln plötzlich dazu kommen, ihre Produktivität so hinaufzustimmen, dass der Körper, seinem eigentlichen Bedarf zum Hohne, mit Schilddrüsenhormonen überschwemmt wird.

Entwicklung autonomer Zellinseln

Unter den Zellen der gesunden Schilddrüse finden sich bereits vereinzelte Abweichler, die gegen die bestehende Hierarchie ihre Autonomie durchsetzen und sich der Kontrolle von oben nicht beugen. In den kargen Zeiten der Jodunterversorgung, unter den Wachstumsreizen, welche die Schilddrüse zur Kropfwerdung anstacheln, werden diese Zellen zu Keimzellen des organisierten Widerstands: Die »Autonomen« mehren sich mehr als die »Konformisten«, sodass ihre Fraktion und ihre Funktionsteilhabe im wachsenden Kropf zunehmen – bis sie die Hormonproduktion fast allein bestreiten, da die gesunden Zellen durch das konterproduktive Absinken des Steuerhormons TSH auf Sparflamme gesetzt sind (Abb. 30, S. 133).

Als Ursache der Autonomiebestrebungen der Drüsenzellen werden Veränderungen (Mutationen) des TSH-Rezeptors vermutet. Der Jodmangel könnte solche Veränderungen vermehrt heraufbeschwören. Die bei der Kropfbildung entstehenden autonomen Zellverbände organisieren sich zum Teil in abgeschottete Knoten – wenn sie nicht gleich ihren Herd in einem bereits vorhandenen Knoten schüren –, zum Teil bleiben sie unverkapselt inmitten des gesunden Gewebes. Bringt es die Schilddrüse gerade auf einen einzigen Herd, dann spricht der Kundige von einer »unifokalen Autonomie« (Abb. 17, S. 82). Bei rund einem Drittel aller autonomen Schilddrüsen ist die funktionelle Selbstständigkeit auf einen einzelnen Herd beschränkt. Jede zweite Autonomie verteilt sich aber auf mehrere Knoten oder Herde – sie ist multifokal. Es gibt noch eine dritte Form: die diffuse Autonomie, von der die ganze Schilddrüse erfasst scheint. Genau betrachtet, entpuppt sie sich als eine Heerschar kleiner autonomer Zellinseln, die das Organ engräumig besetzen.

Auslöser der Hyperthyreose

Meistens können die autonomen Schilddrüsenzellen ihre Freiheit nicht sogleich nutzen: Sie haben nicht genug Jod, um ihre Produktionskraft und Produktionslust voll auszuspielen. Sie müssen darauf hoffen, dass der Rohstoff irgendwann in ausreichender Menge angeliefert wird.

Dann erst vermögen die Knoten wirklich zur Sache zu gehen und sich heiß zu produzieren (Abb. 17, S. 82).

Bis dahin schwelt die Hyperthyreose im Verborgenen (latent) oder ist vielleicht noch gar nicht vorhanden. Offenkundig wird sie jedenfalls, wenn unter Jodanflutung der Hormonertrag den Bedarf der Körperzellen übersteigt (aktenkundig hingegen erst, wenn der Patient mit den dabei zu erwartenden Beschwerden dem Arzt aufwartet). Bei obwaltender funktioneller Autonomie fungiert Jod mithin als Auslöser: Es lässt die Überfunktion (womöglich mit minimaler Latenzzeit) manifest werden. Dies ist das hyperthyreotische Manifest der Schilddrüse. Der Zeitpunkt, da die Schilddrüse damit an die Öffentlichkeit tritt, definiert das Manifestationsalter: Es liegt für gewöhnlich in der zweiten Lebenshälfte, bevorzugt jenseits des 50. Lebensjahres.

Umgekehrt macht sich jede verkropfte Schilddrüse autonomer Machenschaften verdächtig, wenn sie unter außerplanmäßiger Jodzufuhr von ihren bisherigen Funktionsgewohnheiten abweicht und im Körper Zeichen einer Überfunktion setzt. Ohne ärztliches Zutun übernimmt das Jod hier eine diagnostische Rolle: Es tritt als Entlarver auf und demaskiert die Autonomie, die sich im Stillen in der Schilddrüse breit gemacht hat.

In diesem Zusammenhang bezeigt das Reisen nachdrücklich seine inspirierende Wirkung. Denn nicht selten fühlen sich Kröpfe gerade auf Reisen zu Verhaltensänderungen und Funktionskapriolen inspiriert – auf Reisen in Länder, die von vornherein keine Jodarmut kannten oder später durch gezielte Jodierungsaktionen ihren Bewohnern zu Jodwohlstand verholfen haben: Schweden, Kanada, die USA, Japan, aber auch die Länder des Mittelmeers. Dabei kommt die Unabhängigkeit der autonomen Kropfareale erst voll zum Tragen. Tragen muss sie allerdings der Kropfträger, der nunmehr doppelt belastet ist: durch seinen Kropf und durch die Überfunktion, welche die autonomen Kropfadenome veranstalten. Solcherart Inspiration kann natürlich auch von anderen Jodlieferanten ausgehen: von jodhaltigen Desinfektionsmitteln, Röntgenkontrastmitteln, Augentropfen und Medikamenten, wie bestimmten Algen (Kelp) oder dem Herzmittel Cordarex® mit seinem Wirkstoff Amiodaron.

Übermut der Autonomen

Wie übermütig die Schilddrüse beim Ausleben ihrer autonomen Neigungen mit Jod'scher Hilfe tatsächlich wird, wieweit sie ihre Produktivität insgesamt steigert, hängt nicht nur von der Menge des zugeführten Jods ab, sondern auch von der Masse des autonomen Schilddrüsengewebes. Je größer die autonomen Gewebsanteile sind, desto weniger Jod ist erforderlich, um sie in produktiven Schwung zu bringen. Kleine autonome Herde brauchen dagegen viel mehr Jod, um wirklich heiß zu werden. Aber auch dann kommt in der Gesamtrechnung noch nicht zwangsläufig eine Überfunktion der Schilddrüse heraus.

Befunde und Befinden bei Hyperthyreose

Unter der Schilddrüsenhormonschwemme kommt der entgleiste Stoffwechsel auf höchste Touren: Er läuft rasch, rascher, überrasch – und so ist es keine Überraschung, dass dabei auch seelische Vorgänge die gewohnten Geleise verlassen. Schließlich sind sämtliche Körperzellen betroffen – also auch die Nervenzellen des Gehirns. Und die sind nun einmal die Schnittstelle zwischen Leib und Seele – assistiert von Hormonen: freilich nicht nur von denen der Schilddrüse.

Die körperlichen und psychischen Symptome aber gehen zunächst recht diskret zu Werke: Sie schleichen sich ganz allmählich ins Bewusstsein. Oft vergehen Wochen und Monate, bis der Betroffene merkt, dass in ihm eine Krankheit waltet. Der hyperthyreote Patient neigt anfangs dazu, seine Beschwerden herunterzuspielen und als Nervosität und übersteigerten Bewegungsdrang abzutun.

Nicht alle Befindensstörungen sind an körperlichen Befunden festzumachen und dergestalt für den Arzt nachvollziehbar. Umgekehrt gibt es Befunde, die der Arzt erhebt, ohne dass sie den Patienten erheblich beeinträchtigen – falls sie ihm überhaupt in seine Befindlichkeit pfuschen. Objektiver Befund deckt sich also nicht mit subjektivem Befinden: So tun einige Worte dazu Not.

Anmerkungen zum Beschwerdebild

Damit die Schilddrüsenautonomie sich das Gewand der Hyperthyreose zu- und anlegen kann, muss der Körper ausreichend Jod in Umlauf bringen. Wie aufwendig und pompös das Gewand ausfällt, hängt von der

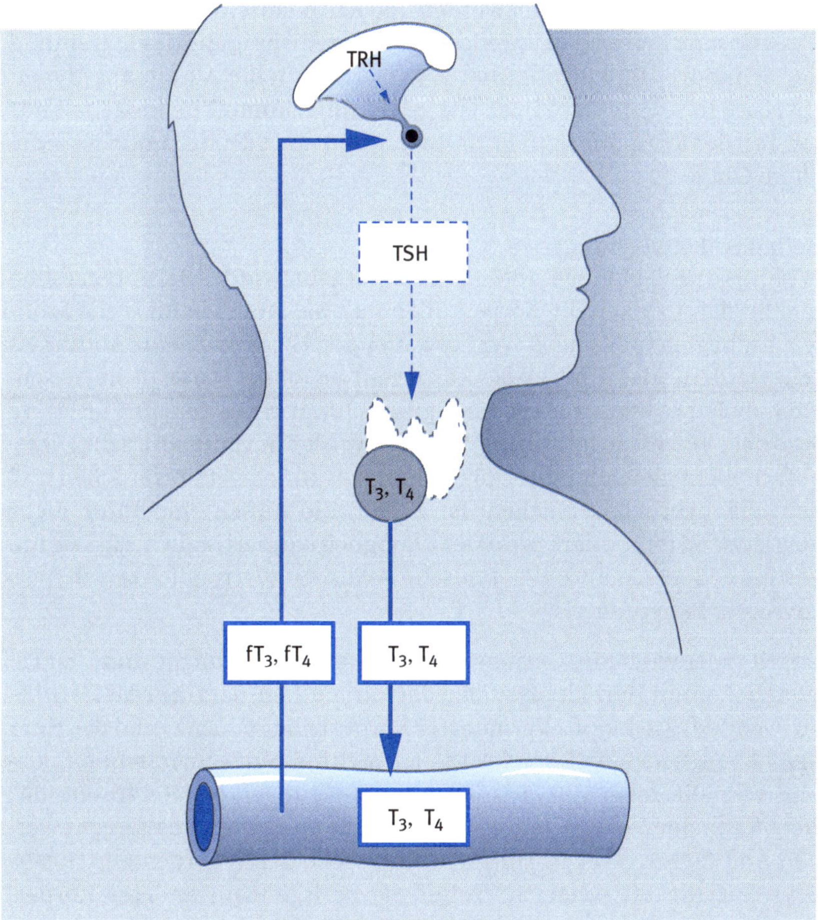

Abb. 30: »Heißer« (autonomer) Schilddrüsenknoten, der durch unkontrollierte Hormonproduktion zur Schilddrüsenüberfunktion führt. Das regulierbare, nicht der Autonomie unterliegende Schilddrüsengewebe läuft auf Sparflamme, wenn nicht genügend TSH vorhanden ist.

Masse des autonomen Gewebes ab. Beide Bedingungen bleiben nicht konstant. So präsentiert sich die Autonomie beileibe nicht immer in der gleichen Tracht: Die Garderobe reicht hier vom Büßerhemd zum Prunkkleid – kleidsam ist keines davon. Um es textilfrei auszudrücken: das Beschwerdebild der Hyperthyreose wechselt bei ein und derselben Person und erst recht von einer Person zur anderen.

Die hier aufgeführten Beschwerden und Befindensstörungen ergäben in ihrer Gesamtheit und in jeweils maximaler Ausprägung das Extrembild der Schilddrüsenüberfunktion: gewissermaßen die Autonomie-Hyperthyreose in vollem Gepränge. Für gewöhnlich kommt im Einzelfall nur ein Teil der Symptome zur Entfaltung – und noch dazu in unterschiedlichem Grade.

Befindlichkeitsstörungen

Wenn es in den heißen Knoten so heiß hergeht, wie das Beiwort glauben macht, dann ziehen die Körperzellen mit: Sie laufen beim regen Stoffwechseln gleichfalls heiß. Der aufwallenden Hitze muss eine Abfuhr erteilt werden – also führt sie der Körper auf gewohnte Weise in die Außenwelt ab: Er schwitzt und die Haut gibt sich warm und feucht. Die Haare sind dem Wärmeausgleich im Weg – sie werden ausfallend. Da die Hitzeabfuhr nicht gleichmäßig erfolgt, kommt es zu Schweißausbrüchen und Schweißausbruchsversuchen. Ist zudem die Außentemperatur nicht ausreichend temperiert, wird sie womöglich so unerträglich, dass sie unverträglich erscheint: die typische Wärmeunverträglichkeit hyperthyreoter Patienten.

Das Herz schwitzt mit: Geringe körperliche Anstrengungen – und der Patient bekommt Herzklopfen. Man darf annehmen, dass ihm das Herz bis zur Schilddrüse klopft. Vermehrter körperlicher Einsatz, und das Herz macht nicht nur einen, sondern gleich mehrere Sätze im falschen Takt – und schnellt dabei vorwärts: Rhythmusstörungen bei Herzrasen, das Herz kann den Vorgaben des Körpers nicht mehr vollends gerecht werden und dieser gerät in Luftnot – klassische Beschwerden der Hyperthyreose, die oft schon auftreten, bevor irgendein anderes Körpersymptom eintritt.

Der Wärmegewinn wird meist mit Gewichtsverlust bezahlt. Indes essen die Patienten, von gesteigertem Appetit getrieben, eher mehr als vorher. Manche sogar so viel mehr, dass es sich, gefördert durch die Aktivitätseinbuße wegen allgemeiner Erschöpfung, denn doch zu Bauche schlägt: der paradoxe Fall einer Körpergewichtssteigerung bei 10 bis 15 Prozent der Kranken. Hält die Überfunktion nur lange genug an (zum Beispiel unter reichlich Jodzufuhr), gesellt sich zur notorischen Erschöpfung auch noch die motorische: als Schwäche der Muskulatur.

Unkontrollierbar, wie sich die autonomen Areale darstellen, ebbt die Hormonflut auch des Nachts nicht ab (wie es beim Gesunden geschieht). So fällt schon das Einschlafen schwer; schließlich kommt ein unruhiger

Schlafzustande, von häufigen Wachphasen unterbrochen. Der Schlaf ist nicht mehr Herr im eigenen Zimmer, geschweige denn im Bette. Am Morgen stehen die Patienten dann zwar erneut, aber nicht erfrischt »auf der Matte«.

Wenn sich der Körper und seine Organe in aktiver Hektik ergehen, wird nicht ausgerechnet der Darm innen zurück oder außen vor bleiben: Er muss sich ebenfalls – mitunter schmerzhaft – in hektische Aktivität ergeben. Das Ergebnis sind häufige Stühle, weich und formlos statt fest und geformt – zu richtigem Durchfall kommt es allerdings nur selten. In jedem Fall wird die Nahrung schlechter verwertet: Kalorien gehen verloren und in der Aufrechnung gegen den gesteigerten Energieverbrauch gerät die kalorische Zufuhr vielleicht gerade dadurch ins Hintertreffen. Nur wer vordem an chronischer Verstopfung litt, hat von all dem einen Nutzen – er kann nun normal zu Stuhle gehen.

Auch die Geschlechtsabläufe lassen sich in die Stoffwechselhektik mit hineinziehen. Frauen verlieren bei der Menstruation die monatliche Orientierung: Ihr Zyklus wird kürzer. Oder er bleibt ganz aus und versetzt dadurch die eine oder andere junge Frau ins Grübeln – wenn nicht gar in Schrecken. Auf diese Weise bringt so manche hyperthyreote Frau ihre Hyperthyreose zuerst zum Frauenarzt. Der Mann indes, einst zur Potenz erhoben, wird als Hyperthyreoter vorübergehend vom Sockel geholt; dass er dabei auch seiner Liebeslust verlustig geht, ist als Anpassungsversuch zu werten. Doch keine Angst! Die Triebvertreibung ist nicht endgültig: Nach erfolgreicher Therapie der Autonomie findet sich das eine mit dem anderen wieder.

Unter der bedarfswidrigen Berieselung mit Schilddrüsenhormonen fühlen sich die Nervenzellen und mit ihnen der ganze Körper aufgeputscht: In der Peripherie beantworten die Nerven den Stoffwechselstörfall mit Missempfindungen und Gefühlseinbußen. Motorische Unrast kommt auf – die Muskeln beginnen ein längeres Zitterspiel. Gelegentlich landen Hyperthyreose-Kranke deswegen zunächst beim Nervenarzt.

Zentral teilt sich die überzogene Stoffwechselaktivität der Nervenzellen dem Körper als Nervosität und innere Anspannung mit: Sie gehören zu den häufigsten Symptomen – körperliche und psychische Vorgänge gehen ineinander über. Die Patienten fühlen sich getrieben, und nicht wenige von ihnen vibrieren vor körperlicher Erregung. Ihre äußere Ruhelosigkeit beruht auf innerer Unruhe. Diese macht die Kranken schreckhaft und zugleich gereizt und reizbar: Sie ärgern sich über Nichtigkeiten, geraten leicht in Streit, steigern sich im Extremfall in die offene Aggression – und die Tränen sitzen bisweilen locker.

Befunde der körperlichen Untersuchung

Im Winter hat es der Arzt leichter, im typischen Hyperthyreose-Patienten auf Anhieb einen solchen zu vermuten: Wer bei eisiger Kälte in sommerlicher Kleidung die Praxis betritt, ist ein aussichtsreicher Kandidat. Wenn derselbe dann noch den Arzt mit feuchtwarmem Händedruck begrüßt, seinen schlanken Leib kaum ruhig auf seinem Stuhle zu halten vermag, nervös an seiner Tasche oder anderswo nestelt und überdies zages Gebaren an den Tag legt, verdichtet sich die Vermutung zum konkreten Verdacht.

Zeigt sich der Patient bei der körperlichen Untersuchung dann im vermehrten Schweiße eines geröteten Angesichts, angesichts der Bestrebungen seines Körpers, trotz des Hitzeflusses aus den überaktivierten Zellen die Innentemperatur nicht über 37 Grad ansteigen zu lassen, vielleicht überhaupt in Schweiß gebadet, die Haut von daher nicht minder warm und feucht als der eingängige Händedruck, dazu die ausgestreckten Finger feinschlägig zitternd und die Reflexe schneller als die jedes Faustkämpfers – so weiß sich der Arzt auf dem rechten Diagnoseweg.

Die Beschwerden am Herzen, derentwegen sich der Patient beschwert, lassen sich vom Arzt ohne Beschwer im (EKG-)Befund bestätigen und präzisieren: ein rascher Puls, ein ebenso rascher Herzschlag, der es mit den Impulsvorgaben des natürlichen Schrittmachers nicht allzu genau nimmt und sich daher das Etikett »Arrhythmie« einhandelt, und obendrein ein Blutdruck, der sich in unerlaubten Höhen herumtreibt.

Die allgemeine Muskelschwäche, die den hyperthyreoten Patienten mit der Zeit befällt, fällt dem Betroffenen selbst oft gar nicht auf. Der Arzt indes kann geschärften und vergleichenden Auges beobachten, wie schwer es dem Patienten fällt, von der Untersuchungsliege oder vom Stuhl aufzustehen.

Erkennung der Autonomie

In der Entwicklungsfolge von der Entstehung autonomer Zellinseln bis zum Vollbild der autonomiebedingten Hyperthyreose ist die Erkennung der Schilddrüsenautonomie auf mehreren Stufen möglich. Über die Hälfte der Patienten lässt allenfalls eine latente Hyperthyreose erkennen – die sich an einer niedrigen TSH-Konzentration zu erkennen gibt

(s. S. 68). Bei diesen »Halbkranken« muss man Sono- und Szintigraphie gemeinsam zurate ziehen, um sich die Autonomie deutlich zu machen. Ein oder mehrere Areale fallen im bildgewordenen Schilddrüsenwiderhall als echoarme aus der Rolle und im Szintigramm als heiße Knoten ins Auge. Unterrepräsentiertes autonomes Gewebe fällt womöglich überhaupt nur auf, wenn dem gesunden Gewebe künstlich (im Suppressionstest, s. S. 85) die Produktionslust genommen wird, weil sich beide Gewebe durch den Kontrast dann besser voneinander abheben.

Autonomie ohne manifeste Hyperthyreose

Menschen erscheinen öfter unabhängiger, als sie es sind: So manche Abhängigkeit hat sich ein Deckmäntelchen umgehängt. Schilddrüsen machen es gerade umgekehrt: Begünstigt von der Jodarmut ihres Umfelds, verstehen sie es oft lange Zeit, ihre Unabhängigkeit kaschiert zu halten. Ohne ihr »Coming-out« als Hyperthyreose ist die Schilddrüsenautonomie lediglich im Szintigramm aufzuspüren. Wer sichergehen oder Aufschluss über das Ausmaß der Autonomie haben will, muss darüber hinaus den Suppressionstest hinzuziehen (s. S. 85). Bei Schilddrüsen, die viele Jahre auf dem Kropf haben oder sachte Zeichen einer latenten Schilddrüsenüberfunktion ins Blut schreiben (s. S. 68), haben die Träger Anspruch auf diesen Test – auch wenn derselbe auf einem höchst fragwürdigen menschlichen Prinzip beruht: dem der Unterdrückung.

Autonomie mit manifester Hyperthyreose

Es hängt von der individuellen Jodversorgungslage ab, ob die Schilddrüsenautonomie sich an einer manifesten Überfunktion zu erkennen gibt, sich mit einer latenten Überfunktion bedeckt hält oder vorerst überhaupt keine Anstalten zu einer Funktionsabweichung macht. Plötzliche Jodzufuhr kann die Hyperthyreose verstärken oder ihr je nach Autonomiegrad und Jodmenge zur Manifestation verhelfen. Den Patienten nicht danach zu fragen wäre ein Versäumnis. Im Zweifelsfall hilft die Messung der Jodausscheidung im Harn weiter (s. S. 78).

In ihrer Ausprägung ist die manifeste Hyperthyreose allerdings unstet: Bei Rohstoffengpässen kann sie auch wieder in die latente Phase zurückfallen. Bei Unklarheit lässt sich an der isolierten Erhöhung des jodärmeren Trijodthyronins (T_3) (s. S. 70 ff.) und an der verminderten Freisetzung des Schilddrüsensteuerhormons (TSH) im TRH-Test (s. S. 69) die Entgleisung des Schilddrüsenstoffwechsels ablesen.

Behandlung der Schilddrüsenautonomie

Grundsätzlich gibt es vier Therapiewege, die bei der autonomiebedingten Hyperthyreose beschritten werden können: Medikamente, welche die Schilddrüsenfunktion hemmen, die innere Bestrahlung mit radioaktivem Jod, die chirurgische Entfernung der heißen Knoten und schließlich die Verödung mit Alkohol, welche die autonomen, heißen Areale zum Erkalten bringt. Nur auf den letzten drei Wegen ist das Therapieziel definitiv zu erreichen.

Mit Arznei lassen sich die wild gewordenen Zellen auf Dauer eben nicht zähmen: Die Schilddrüsenhemmer dienen jedoch als Prüfstein, an dem sich die Wirksamkeit der drei anderen Methoden im Vorhinein ermessen lässt. Diese drei gehen der Hyperthyreose an die (autonome) Wurzel. Die medikamentöse Ruhigstellung der Schilddrüse simuliert die Situation, die nach jeder der drei Wurzeltherapien zu erwarten ist. Bessert sich das Befinden des Patienten mit latenter Überfunktion unter der medikamentösen Schilddrüsenhemmung nicht (wobei der Patient über die Besserung zu befinden hat), darf mit einer definitiven Behandlung zugewartet werden. Allerdings ist eine stärkere Jodzufuhr in Wartestellung zu vermeiden.

Radiojodbehandlung

Die Skepsis, die sich jedes Patienten unwillkürlich bemächtigt, wenn ihm eine radioaktive Bestrahlung nahe gelegt wird, haben die Verordner und Anwender der Radiojodtherapie längst hinter sich. Dass sie zunächst die gleiche Skepsis verspürten, mag ihnen der Patient immerhin zugute halten – und dass sie dieselbe heute nicht mehr verspüren, als Argument zugunsten der Radiojodtherapie werten. Die anfängliche Sorge, das radioaktive Jod könnte womöglich auch gesunde Körperzellen angreifen, Krebsen den Boden bereiten oder weiß Gott was für unbekannte Langzeitnebenwirkungen an den Tag legen, hat den therapeutischen Elan in der Tat stark gedämpft. Man ging mit Vorsicht zu Werke, um nicht das Nachsehen zu haben, führte bei den Bestrahlten sorgfältige Nachkontrollen durch – und ließ sich zuletzt überzeugen. Auch gewissenhafte Langzeitbeobachtungen brachten keine Gründe für Einwände zum Vorschein: Die Radiojodtherapie hat sich nach weltweit millionenfacher erfolgreicher Anwendung (in einem Zeitraum von über 50 Jahren!) durchgesetzt – und wird heute getrost, aber achtsam eingesetzt, wenn es darum geht, funktionshalber ungelegenes Schilddrüsengewebe sauber, gründlich und komplikationslos auszuschalten – und mit ihm die Hyperthyreose. Die Ergebnisse lassen nichts zu wünschen übrig, unerwünschte Nebenwirkungen bleiben wunschgemäß aus.

Ablauf und Prinzip der Radiojodbehandlung

Soll das Radiojod bei Schilddrüsenüberfunktion seinen Zweck erfüllen, muss es gleichmäßig und in ausreichender Menge in das autonome Drüsengewebe aufgenommen werden. Die Aufnahmeprüfung erfolgt mithilfe der Szintigraphie (s. S. 79 ff.) und des Radiojodtests (s. S. 90). Mit Vorbehalten seitens der Schilddrüsenzellen ist nicht zu rechnen – sie nehmen das Jod, wie es kommt. Ob radioaktiv oder radioinaktiv – es macht für sie keinen Unterschied.

Das radioaktive Jod wird in der vorbestimmten individuellen Menge in eine Gelatinekapsel gepackt oder in Wasser gelöst und dergestalt auf dem üblichen Weg in den Darm befördert. Dort kommt es zum Kapselriss, durch den das Jod entweicht – und für den Hungrigen wäre es eine harte Stunde, würde die Nüchternregel heute noch so eng gesehen wie ehedem. Der Sprung in den Blutkreislauf bereitet dem Jod keine große Mühe. Lange läuft es allerdings nicht im Kreis: Prompt geht ein Großteil davon der Schilddrüse in die Falle und wird von den Schilddrüsenzellen nach Maßgabe ihrer Hormonproduktivität angereichert. Was der Falle entgeht, verlässt binnen weniger Tage den Körper – über den Harn und, zu einem geringen Teil, über den Stuhl. Die Patienten sind gehalten, viel zu trinken, damit das nicht verwertete Radiojod rasch durch die Nieren gespült wird. Die Strahlenwirkung geht am Bewusstsein der Patienten vorbei: Zuerst skeptisch gegen die innere Bestrahlung, zweifeln sie jetzt gar an der Wirksamkeit der »Strahlenpille«.

Wo immer es sich befindet – eingebaut in ein Hormonmolekül oder im Blutstrom treibend – das radioaktive Jod, fachkundig auf I-131 verkürzt, zerfällt bestimmungsgemäß – und strahlt. Es handelt sich weitgehend um Betastrahlung (Abstrahlung von Elektronen und Positronen), die freilich so weit gar nicht geht. In der Tat reicht ihre Reichweite, wenn es hoch kommt, zwei Millimeter. So bleibt die Strahlung auf die Schilddrüse begrenzt. Im Zielort selbst lokalisiert, kann sie ihr Ziel nicht verfehlen. Die Nachbarorgane aber bleiben verschont.

Dosierung

So wenig wie möglich, so viel wie nötig! Wann hätte man diesen Wahlspruch je nötiger gehabt als bei der Dosierung des Radiojods in therapeu-

Selektive Strahlenwirkung

Damit die aktiven Strahlen das gesunde (und daher, wie im Szintigramm ersichtlich, der Jodaufnahme fähige) Schilddrüsengewebe möglichst in Ruhe lassen, erhalten die Patienten zwei Wochen vor bis vier Wochen nach Anwendung des radioaktiven Jods Schilddrüsenhormontabletten (Levothyroxin). Daraufhin hält sich bei intaktem Regelkreis die Hirnanhangdrüse mit ihrem Schilddrüsensteuerhormon (TSH) zurück, sodass die Stimulation der steuerbaren Drüsenanteile entfällt. Die Produktionslust der gesunden Drüsenzellen erstirbt. Sie verschmähen das Radiojod und werden von der Strahlung daher kaum behelligt. Dafür treiben es die autonomen Zellen umso eifriger: Sie greifen sich die Substanz und sind deren Strahlung damit unmittelbar ausgesetzt. Ihre Zerstrahlung beginnt. Das radioaktive Jod wird wie normales Jod zur Montage der Schilddrüsenhormone herangezogen, in dieselben eingebaut und derform in den Schilddrüsenfollikeln gespeichert.

tischer Absicht? Die Konsequenz liegt auf der Hand: Jedem Patienten seine eigene Dosis! Die hängt nämlich von ganz individuellen Merkmalen ab: der Strahlensensibilität, der (funktionellen) Masse des autonomen Schilddrüsenanteils, der Größe der Schilddrüse, deren Jodraffgier, der tatsächlichen Halbwertzeit des Radiojods im Körper (der Zeit also, wonach das Geraffte nur noch halb so viel abstrahlt). So erfordert es einen gewissen Aufwand, die individuell richtige Menge zu bestimmen. Zum einen ist anhand einer minimalen Testdosis die Aufnahme und Verweildauer von radioaktivem Jod in der jeweiligen Schilddrüse zu messen (s. S. 90). Zum anderen muss das Volumen des zu bestrahlenden Drüsengewebes vorher bekannt sein. Für die Bekanntmachung sorgen das Echo des Ultraschalls (s. S. 63 ff.) und die Strahlendichte der radioaktiven Substanz.

Strahlenexposition

Veränderungen, die der Druck von außen erzwingt, sind zwangsläufig gröber, gewaltsamer, zerstörerischer, zielferner als die gezielte und wohldosierte Wirkung innerer Kräfte. Die Medizin macht hier keine Ausnahme: Mit der Verinnerlichung der therapeutischen Strahlenquelle in Gestalt des Radiojods stürzen manche Einwände gegen die Strahlentherapie in sich zusammen. Die Bestrahlung spielt sich vor Ort ab und bleibt auf diesen begrenzt. Die Dosis wird individuell ermittelt und ist an den Minimalkriterien orientiert. Das umliegende Gewebe wird nicht verstrahlt und nimmt von daher keinen Schaden. In den Folgewochen dezimiert sich das bestrahlte autonome Gewebe. Die Produktivität der Schilddrüse verringert sich um den unerträglichen Ertrag der autonomen Quertreiber.

Die Radiojodaufnahme der Schilddrüse bedeutet für die Keimdrüsen, die bei der Entsorgung des Radiojods über die Harnwege einen Teil der Radioaktivität abbekommen, eine geringere Strahlenlast als beispielsweise eine Röntgenaufnahme der Nieren. Ähnliche Belastungen werden bei röntgendiagnostischen Maßnahmen in der Verdauungsabteilung oder in der Fortpflanzungssektion des Körpers ohne Bedenken und viel Aufhebens in Kauf genommen. In der Schilddrüse selbst verringert sich die Strahlung des gespeicherten Radiojods alle vier bis fünf Tage um die Hälfte. Der Anteil des radioaktiven Jods, welcher der Jodfalle entrinnt, und die Fraktion, die beim Abbau der Schilddrüsenhormone freigesetzt und nicht erneut verwertet wird, reichen bei den Nieren ihren Abschied vom Körper ein und verlassen denselben mit dem Harn.

Strahlenschutzbestimmungen in Deutschland

Wer sich in Deutschland mit Radiojod behandeln lässt, fällt unter die Strahlenschutzverordnung. Er gilt als verstrahlt, bis die Zeit für Entseuchung sorgt, die radioaktive Strahlung die als kritisch definierte Grenze unterschritten hat. Bis es aber so weit ist, muss er in Quarantäne bleiben: abgeschirmt in einer speziellen nuklearmedizinischen Therapieeinheit und partiell entrechtet, da seiner Rechte auf freie Bewegung und auf Besuch von außen enthoben. Wer sich um die Entsorgung des vom Körper mittels Stuhl und Urin entsorgten Radiojods sorgt: Es wird in Spezialtoiletten gesammelt, die an eine Abklinganlage angeschlossen sind.

Wenigstens 48 Stunden dauert ein solcher Zwangsurlaub – obwohl sich die gemeinhin verabreichten Radiojodmengen recht bescheiden ausnehmen. Immerhin braucht der unfreiwillige Strahlenspender nicht auszuharren, bis die ihm innewohnende Radioaktivität die eng gesteckten Bundesgrenzwerte (250 MBq) unterschreitet.

Strahlende Patienten

Den Angehörigen frisch radiojodierter Patienten droht zu keiner Zeit Gefahr von der abklingenden Strahlung. Überhaupt erweist sich diese – auch wenn Herr Geiger die Strahlen persönlich zählte – bei der Radiojodbehandlung gutartiger Schilddrüsenkrankheiten als so gering, dass weder Leib noch Leben der Mitmenschen, sondern höchstens das Seelenheil der Actinophoben (Strahlenfürchtigen) unter ihnen in Gefahr gerät. Aus ärztlicher Sicht könnte der Patient gleich nach der Behandlung dem Arzt und der Klinik ruhig den Rücken kehren. Die ganze Prozedur ließe sich durchaus ambulant durchführen.

Wenn von Quarantäne die Rede ist, steigen manchem Patienten wenig ersprießliche Vorstellungen auf: Wochen der Isolation in einem Strahlenbunker, hermetisch von der Außenwelt abgeriegelt, die Nahrung über eine Luke zugereicht ... Gemach, gemach! – die Wirklichkeit sieht anders aus. Zwar muss der Patient die ganze Zeit in seinem Zimmer oder in einem gemeinschaftlichen Aufenthaltsraum (dem berühmten gemeinsamen Boot) zubringen, doch kann von völliger Isolation keine Rede sein. Eine Telefonsperre lässt sich auch bei striktester Auslegung der Schutzbestimmungen nicht durchsetzen: Vielleicht kommt über das Telefon gerade noch die Ausstrahlung, keinesfalls aber die Strahlung der Fern-Sprecher zur Geltung. Kein Wunder, dass der Patient in seiner Lage häufig die Rollen wechselt: vom Fern-Sprecher zum Fern-Seher und umgekehrt. Vielleicht liest er ja dazwischen dieses Buch über Schilddrüsenkrankheiten. Oder er nutzt die Gelegenheit, um lange Briefe zu schreiben; nur hin und her in den Alleen kann er nicht wandern – wenn die Blätter treiben.

Ausweichen ins Ausland

Dafür, dass in Deutschland jede Radiojodbehandlung (wenigstens zwei Tage) stationär ablaufen muss, sind der nuklearmedizinischen Therapieplätze zu wenige. So sind Wartezeiten unvermeidbar – und zugleich doppelt überflüssig. Dass auf diese Weise der Deutschen Euro, womöglich gar über die Krankenkassen, in den Kassen des benachbarten europäischen Auslands klingelt, wird der Gutwillige und Wohlmeinende als Geste europäischer Solidarität deuten. Denn nicht wenige der zur Radiojodtherapie Erkorenen begeben sich zu diesem Zwecke dorthin. Dabei hat der Schilddrüsentourismus (mit Überweisungsschein) nach Österreich, Frankreich, Belgien oder in die Schweiz seinen Höhepunkt wohl noch gar nicht erreicht, spricht sich doch erst allmählich herum, dass die Strahlenschutzbestimmungen dort weniger bestimmt sind als hier zu Lande. Derzeit gibt es für die Europäische Union keine einheitliche Regelung: Die fünf bis zehn Millicurie Radiojod, die für die Behandlung der Schilddrüsenautonomie oder der Basedow'schen Krankheit aufgewandt werden müssen, dürfen in fast allen Ländern Europas ambulant (also ohne stationäre Quarantäne) verabreicht werden. Damit entfallen die Wartezeiten und die Angst vor der Quarantäne verliert sich mit dem Grenzübertritt.

Der sofortigen Heimkehr des Schilddrüsentouristen von seiner therapeutischen Stippvisite steht zwar keine bundesdeutsche Strahlenschutzbestimmung entgegen, doch empfiehlt sich je nach Radiojoddosis ein kürzerer oder längerer Urlaub. Man kann dann die aufgenommene Radioaktivität am Aufnahmeort entsorgen. Es dauert etwa zwei Tage, bis das der Schilddrüse entronnene Radiojod auch dem Körper (weitgehend) entronnen ist (im wahrsten Sinne des Wortes: nämlich mit dem Urin).

Wirkung und Wirksamkeit

Das Radiojod macht seine Sache langsam, aber gründlich. Seine Wirkung ist nicht von heute auf morgen merklich; sie entfaltet sich gemächlich. Frühestens nach vier Wochen sind die ersten Zeichen einer Wirkung festzustellen. Von da an nimmt die Aktivität der autonomen Schilddrüsenzellen zunehmend ab, bis die entsprechenden Areale und bei diffuser Autonomie die ganze Schilddrüse, radioaktiviert inaktiviert, nach rund einem halben Jahr den höchsten Schrumpfungsgrad erreicht haben.

Wer wissen will, was die Schilddrüse zum Schrumpfen veranlasst, muss das bestrahlte Gewebe unter die Lupe nehmen. Er sieht dann gewebsnah, was die Strahlen in den Zellen und um diese herum verrichten. Bringt er die Veränderungen auf einen gemeinsamen Nenner, so heißt dieser »Degeneration« – und das wiederum heißt Auflösung und Verfall: nicht nur der Zellen, sondern auch der Substanz zwischen den Zellen und der Blutgefäße, die beides versorgen (Abb. 2, S. 35). Zerfall (des radioaktiven Jods) bewirkt Verfall (des radiopassiven Gewebes). Zuletzt bilden sich in den verstrahlten Bezirken statt Schilddrüsenhormonen Bindegewebe und Narben. Diese Gewebsumwandlung imponiert, von außen und im Ganzen gesehen, als Organschrumpfung.

Wegen des zögerlichen Wirkungseintritts muss die Behandlung mit Schilddrüsenhemmern auch nach Radiojodierung der Schilddrüse noch eine Zeit lang fortgeführt werden: Levothyroxin-Geben ist hier Brückenschlagen über Hormonströme, die vergehen. Die Dosis der Schilddrüsenhemmer wird dabei allmählich gegen null verringert.

Das Radiojod erfüllt seine Aufgabe langsam – aber dennoch nicht immer sicher. Der Erfolg bleibt in fünf bis zehn Prozent aus oder lässt zu wünschen übrig. Eine sichere Sache wird er dann erst mit einer zweiten, niedriger dosierten Radiojodbehandlung, die aber nicht vor Verstreichen einer Frist von vier bis sechs Monaten angesagt ist. So viel Zeit muss sein – um den ersten Versuch auch korrekt zu bewerten.

Risiken und Nebenwirkungen

Im Allgemeinen kommen die Patienten mit der Radiojodtherapie gut zurecht – sie ist eben sehr verträglich. Gelegentlich schwillt der Schilddrüse in spontaner Reaktion auf die interne Bestrahlung der Kamm – und der Hals fühlt sich ein bis zwei Tage lang bedrückt. Ansonsten spüren die Patienten nichts von der Behandlung.

Wenn von Radioaktivität die Rede ist, steigen fast einhellig bestimmte Bilder oder wenigstens Begriffe hoch, deren gemeinsamer Tenor auf Strahlenschädigung hinausläuft. Sich mit Radioaktivität aus therapeutischem Opportunismus anzufreunden, mag dem Patienten daher zunächst nicht so leicht fallen: Er ist verunsichert und spürt Missbehagen – es sei denn, er hat dieses Buch gelesen oder sich von seinem Arzt genau aufklären lassen, ohne sich wieder irre machen zu lassen von anders lautenden Darstellungen, die sich in der nicht ganz einschlägigen Literatur trotz ihrer Unhaltbarkeit mitunter hartnäckig halten. Dann weiß er nämlich, dass die (ganz und gar) einschlägige Forschung kein messbares Risiko nach Radiojodbehandlung zutage gefördert hat – nicht einmal bei vergleichsweise hohen Dosen: weder für einen Strahlenkrebs in der Schilddrüse oder anderen Organen noch für eine Schädigung der Keimdrüsen oder deren genetischem Material.

Nicht einmal die lästigen Begleiterscheinungen, die nahezu jede Art medikamentöser Behandlung mit einem kleinen Fragezeichen versehen und einem (kleinen) Teil der Behandelten verleiden, sind für die Radiojodtherapie hinreichend dokumentiert – auch wenn der eine oder andere Patient nicht nachvollziehbare Zeichen einer Jodallergie an sich verspürt, einen verstärkten Haarausfall zu beobachten vermeint oder sich Anflügen von Übelkeit ausgesetzt wähnt.

Sichere Sache

Die Schilddrüsenforscher unter den Amerikanern, die es mit gesundheitsgefährdenden Einflüssen und therapiebedingten Schäden genau nehmen, haben trotz intensiver Suche keine negativen Auswirkungen der Radiojodtherapie auf die Blutbildung des Knochenmarks, auf die Fortpflanzungsfähigkeit oder auf die kindliche Entwicklung im Mutterleib (nach Zeugung in gebührlichem Abstand von der Bestrahlung) gefunden. Es kann ferner keine Rede davon sein, dass radioaktives Jod in therapeutischer Dosierung bösartigen Tumoren auf den Weg verhilft. Also lautende Ergebnisse wären bei der geringen Strahlenexposition auch höchst verwunderlich. Angesichts dieser Einsichten hatten selbst die deutschen Gesundheitsbehörden ein Einsehen: Die Radiojodtherapie ist inzwischen für alle Altersgruppen freigegeben.

Eine Folge der Radiojodtherapie wird allerdings ganz bewusst einkalkuliert: die Schilddrüsenunterfunktion. Will man nämlich sämtliche autonomen Gebiete sicher ausschalten, ist die Radiojodmenge entsprechend hoch zu bemessen. So werden unvermeidbar auch einige gesunde Drüsenzellen von der Jodstrahlung versehrt – ungeachtet des Strahlenschutzes, den die Schilddrüsenhormontabletten dem nicht autonomen Gewebe durch Unterdrückung seiner Produktivkraft angedeihen lassen. Was dann, zumal bei ausgedehnten autonomen Arealen, an funktionstüchtigem Schilddrüsengewebe übrig bleibt, kann dem Hormonbedarf des Körpers womöglich nicht mehr genugtun: Ein kleiner Teil der Patienten (um fünf Prozent) geht aus der Behandlung mit einer Hypothyreose hervor, die zeitlebens Schilddrüsenhormonersatz verlangt – und ohne viel Aufhebens bekommt. Denn einer konstanten Unterfunktion lässt sich leichter Herr werden als einer fortdauernden und höchst unsteten Hyperthyreose auf dem Boden einer unberechenbaren Schilddrüsenautonomie.

Wer nach der Radiojodtherapie um sein Körpergewicht besorgt ist, weil dessen Anstieg unübersehbar ins Gewicht fällt, bekommt zum guten Grund auch die Erklärung mitgeliefert: Mit der Funktionsberichtigung, ob durch Radiojod oder auf andere Weise, beruhigt sich das Stoffwechselgeschäft, die Nahrung wird langsamer verbrannt, die gleiche Kalorienzahl schlägt stärker zu Bauche. Zudem lässt sich der große Appetit, der bei der Schilddrüsenüberfunktion nicht erst mit dem Essen kommt, durch die Kurskorrektur nicht sogleich zügeln – das wirkt nach.

Wann darf kein Radiojod verabreicht werden?

Selbst in therapeutischer Absicht lassen sich Radioaktivität und Schwangerschaft nicht zusammenbringen. Folglich kommt die Radiojodtherapie für schwangere Frauen nicht in Betracht. Das Verbot erstreckt sich auch auf die Stillzeit. Ferner ist für das erste halbe Jahr nach der Radiojodbehandlung von einer Schwangerschaft und mithin von darauf abzielendem Verhalten abzuraten. So wird die Empfängnisverhütung hier zur Pflicht gegenüber dem noch ungezeugten Kind.

Unfruchtbarkeit wird durch Radiojod weder erzeugt noch verstärkt. Dem Anschein nach ist eher das Gegenteil der Fall: Nach Normalisierung ihres Schilddrüsenstoffwechsels durch Radiojod werden Frauen (nach gebührlicher Wartezeit, versteht sich) leichter schwanger als im Überschwang ihrer Schilddrüsenhormone.

Vorsichtsmaßnahmen

Während die Quarantäne eine Vorsichtsmaßnahme abgibt, die aus medizinischer Sicht die Vorsicht überspannt, erscheint eine gewisse Umsicht vorsichts- und sicherheitshalber auch von ärztlicher Seite angeraten. Dem Patienten wird nahe gelegt, nach der Bestrahlung mit radioaktivem Jod zwei Wochen lang das Haus zu hüten und dabei seine Zeit nicht gerade mit schwangeren Frauen, kleinen Kindern oder Jugendlichen ohne Geschlechtsreifeprüfung zu teilen – obschon es mit seiner Ausstrahlung nicht weit her ist.

Desgleichen empfiehlt es sich, in den ersten vierzehn Tagen nach der Radiojodtherapie engen körperlichen Kontakt mit Kindern zu meiden: Denn wem ein Kind am Herzen liegt, dem liegt es nicht weit von der Schilddrüse. Und die ist zu dem Zeitpunkt immerhin ein Strahlenherd. Ferner wird man an solchen »strahlenden« Tagen zwar durchaus den Tisch, nicht aber das Bett mit dem Gefährten teilen wollen. Der Verzicht fällt vielleicht nicht ganz so schwer, wenn man bedenkt, dass auch des Küssens zu entraten ist: Geringe Mengen von radioaktivem Jod werden mit dem Speichel ausgeschieden. Und auch Schulterschlüsse bedürfen nicht unbedingt der Bekräftigung mit radioaktivem Jod. Ferner ist von gemeinsamem Schweißtreiben befristet abzuraten; das scheidende Radiojod macht vor dem Schweiß nicht Halt – es rinnt mit ihm, wohin er will. Eingefleischte Saunisten werden es nicht gerne hören – immerhin droht zweiwöchiger Schwitzentzug.

Ein Wort des Trostes für ungetroste Tierfreunde: Die immer wieder geäußerte Befürchtung, dass Haustiere vom radioaktiven Jod etwas zu befürchten hätten, steht hier zu Recht im Konjunktiv (in der »Nichtwirklichkeitsform«). Sie ist völlig unbegründet.

Radiojod oder Operation?

Wer Vorzüge zu bieten hat, erhält – geht alles mit rechten Dingen zu – gemeinhin auch den Vorzug. Im Vergleich zur chirurgischen Lösung des Schilddrüsenautonomieproblems hat die Radiojodtherapie die Vorzüge auf ihrer Seite: Sie erfordert keinen blutigen Eingriff, erreicht selektiv alle autonomen Schilddrüsenzellen, also auch die, welche mit unbewaffnetem Auge nicht auszumachen sind, vermeidet jegliches Operations- und Narkoserisiko und erspart dem Patienten das Risiko unvorhergesehener Vorfälle und unvorgesehener Zwischenfälle. So erhält die Radiojodtherapie den Vorzug: Sie ist heute in den meisten Fällen das Verfahren der ersten Wahl bei der Behandlung der autonomiebedingten Hyperthyreose. Die Ausnahmen von der Regel sind im nachfolgenden Abschnitt nachzulesen.

Chirurgische Behandlung der Schilddrüsenautonomie

Für die chirurgische Behandlung der Schilddrüsenautonomie gilt all das, was zur Operation der Schilddrüse bereits generell gesagt wurde (s. S. 114 ff.). Zu ergänzen bleibt, was speziell zur Ausschaltung autonomer Schilddrüsenbezirke durch den Chirurgen anzumerken ist.

Wann hat die Operation Vorrang?

Der einzige Vorteil, den die operative Lösung des Autonomieproblems im Methodenvergleich mit der Radiojodbehandlung für sich verbuchen kann, ist ihre unverzügliche Wirksamkeit. Ins Hintertreffen gerät die interne Strahlentherapie deswegen nicht: Der Nachteil wird durch den überbrückenden Einsatz von Schilddrüsenhemmern wettgemacht. Den Ausschlag für eine Operation als Therapie der Wahl bei der funktionellen Autonomie der Schilddrüse geben andere Gründe.

Einer liegt auf der Hand: die Unverträglichkeit von Radioaktivität und Schwangerschaft. Ferner darf der Chirurg sein Messer wetzen, wenn die Autonomie in einem Kropfe spukt, der allein schon wegen seiner räumlichen Forderungen zur Operation drängt, oder wenn die Beschaffenheit kalter Knoten (zusätzlich zu den heißen) in einem Kropfe nichts Gutes ahnen lässt. Außerdem spielt bei der ärztlichen Empfehlung für oder gegen eine Operation auch der persönliche Geschmack eine Rolle.

Operationsfolgen

Mit seiner Schilddrüsenautonomie wird der Patient auch die Symptome der Überfunktion los: Es ist ihnen ohne heiße Knoten zu kalt. Um sein autonomes Schilddrüsengewebe oder gar seine ganze (diffus autonome) Schilddrüse erleichtert, macht der Körper den Substanzverlust am Hals durch Vermehrung seines Gewichts an anderen Stellen reichlich wett. Vorbei ist die Bewegungsmühsal unter der Muskelschwäche, welche die Hyperthyreose dem Patienten beschert; vorbei sind alle übrigen Befindensstörungen fehlfunktionellen Ursprungs.

Wenn die Schilddrüse bei der Operation zu viel funktionstüchtiges Gewebe einbüßt, muss der Körper dafür büßen: Die verbliebenen Zellen sind nicht Gewebs genug, um dem Bedarf des Körpers an Schildddrüsenhormon genugzutun. Wie bei der Radiojodtherapie, nur häufiger, nimmt man also auch bei der Operation in Kauf, dass die Überfunktion hinterher einer Unterfunktion Platz macht. Doch wie gesagt: es ist leichter, diese mit Schilddrüsenhormontabletten (zeitlebens) auszugleichen, als eine zügellose Hormonproduktion medikamentös in Zaum zu halten.

Verödung von autonomem Drüsengewebe

Durchzechte Nächte lassen den darauf folgenden Morgen öde und leer erscheinen. Der Verödungseffekt des Alkohols lässt sich schilddrüsenmedizinisch nutzen. Neuerdings werden autonome Herde alkoholisch verödet. In fast hundertprozentiger Form und daher topfit nimmt es der Alkohol mit jedem heißen Knoten in der Schilddrüse auf. Der Arzt, der hier als Veröder auftritt, bringt den Alkohol mit einer feinen Nadel in das Zentrum des Knotens, wobei er sich vom Ultraschall leiten lässt. Mit einem Male ist es allerdings nicht getan: Bis zu zehnmal muss der Alkohol auf den heißen Knoten einwirken – damit dieser »kalt« wird.

Nach solch mehrmaliger massiver Alkoholisierung erholt sich das autonome Gewebe zuletzt nicht mehr: In drei Monaten schrumpft der so behandelte Knoten auf die Hälfte seiner Ausgangsgröße, nach drei weiteren Monaten nimmt er gerade noch ein Drittel seiner einstigen Raumfüllung ein. Den Patienten aber sagt der Alkohol manchmal mehr zu als das strahlende Jod oder der grüne Mann im Operationssaal. Freilich lässt sich damit nicht immer das gesamte autonome Gewebe erreichen. Wo die Autonomie sich der Schilddrüse nicht in umschriebenen Knoten, sondern in diffuser Durchdringung bemächtigt, ist eine Verödung mit Alkohol nicht möglich. Im Übrigen ist diese Methode wie alles Neue im Anfangsstadium seiner Anwendung mit einem Mangel behaftet: dem Mangel an Erfahrungswerten zu Langzeitwirkungen. So lassen sich über diese vorläufig keine verbindlichen Aussagen machen.

Vorbeugung gegen Schilddrüsenautonomie

Als logische Konsequenz der Stufenentwicklung vom kollektiven Jodmangel und von der individuellen Jodunterversorgung über die Kropfentstehung und Knotenbildung bis zur Autonomisierung und Hyperthyreose eröffnet sich die Möglichkeit, auf verschiedenen Stufen therapeutisch-vorbeugend einzugreifen, um das Übergreifen des krankhaften Prozesses auf die nächste Stufe zu unterbinden. Kritisch betrachtet, offenbart sich die Hyperthyreose auf dem Boden einer Schilddrüsenautonomie als Endergebnis einer Kette von Versäumnissen.

In diesem Abschnitt interessieren die letzten Glieder dieser Kette: der Übergang vom Kropf und Knotenkropf zur Autonomie und von dieser zur manifesten Hyperthyreose. Die Vorbeugung gilt sowohl der Entwicklung einer zweiten Autonomie nach erfolgreicher Behandlung der ersten als auch der Entstehung der Autonomie überhaupt. Wie bei Schilddrüsenkrankheiten im Allgemeinen ist auch im Falle der funktionellen Autonomie die Vorbeugung auf zwei Ebenen möglich: der kollektiven und der individuellen.

Kollektive Vorbeugung

Die Sicherstellung einer allgemeinen Jodversorgung als kollektive Vorbeugung gegen Schilddrüsenkrankheiten schlösse die Vorbeugung gegen die funktionelle Autonomie mit ein. Das deutsche Problem der autonomiebedingten Schilddrüsenüberfunktion entzieht sich jedoch einer kollektiven Lösung, solange eine ausreichende Jodversorgung Privatsache ist. Hier hätte der Staat längst nachhelfen müssen. Offensichtlich ist das gute Beispiel von Ländern wie Japan und den USA, aber auch Österreich, Schweden und der Schweiz, wo die angemessen mit Jod versorgten Schilddrüsen kaum eine Neigung zum Kropf und noch weniger zur Autonomie entwickeln, den deutschen Politikern nicht gut genug.

Lange Zeit zäumten sie das Pferd von hinten auf. Sie beriefen sich darauf, dass autonome Knoten oft erst unter der Zufuhr von Jod die Schilddrüse in die Überfunktion hineinmanövrieren und bezogen daraus eine vordergründige Begründung für den Verzicht auf eine kollektive vorsorgliche Jodversorgung. Indes wird umgekehrt ein Schuh daraus: Mit einer solchen Maßnahme würde man die maskierten »Überfunktionellen« mit einem Schlag entlarven, wäre aber darauf gefasst und könnte unverzüglich die Behandlung aufnehmen und Krisen vermeiden, wie sie bei unvorhersehbaren Einzelentlarvungen immer wieder auftreten. Mit der Massenenttarnung in den Anfängen kollektiver Jodversorgung wäre das Problem ein für alle Mal gelöst. Danach würde die Maßnahme greifen, zu der man endlich gegriffen hat, und die Autonomie samt der dazugehörigen Hyperthyreose wäre, wie in den jodbewussten Ländern, binnen kurzem ein Anachronismus.

Individuelle Vorbeugung

Solange eine kollektive Vorbeugung auf sich warten lässt, bleibt es dem Einzelnen (und seinem Arzt) überlassen, der Entwicklung einer Schilddrüsenautonomie oder dem Rückfall (Rezidiv) in eine autonomiebedingte Hyperthyreose nach einer früheren Behandlung entgegenzuwirken.

Naturgemäß ist die Rezidivvorbeugung die erfolgsträchtigere Aufgabe: Der Patient ist bereits in der Obhut des Arztes, hat die Autonomiebehandlung (nach einer der drei beschriebenen Methoden) hinter sich und ist aufgeklärt und motiviert genug, nun auch die Nachtherapie – einem Rezidiv vorbeugend – auf sich zu nehmen. Mit dieser geht es dem Übel nachträglich an die Wurzel, damit die Reaktionskette, die von der Kropfbildung zur Verselbstständigung von Kropfgewebe reicht, nicht erneut in Gang gesetzt wird. Ziel der Wurzelbehandlung ist mithin die Beseitigung des individuellen Jodmangels. Mit der regelmäßigen Einnahme von Jodidtabletten ist das Erreichen dieses Ziels verbürgt.

Die gleichen Maßnahmen tun Not, will man den Autonomiebestrebungen der Schilddrüse von vornherein keine Chance geben. Wer seinen Kropf bereits im Anfangsstadium zum Arzt bringt, hat die besten Karten: Die dann fällige Jodidbehandlung, konsequent durchgehalten, würde der Entwicklung auf früher Stufe Einhalt gebieten. Bei älteren und verknoteten Kröpfen, über denen ohnehin bereits der Autonomieverdacht schwebt, werden dagegen mit einer Operation nicht nur die Schilddrüse (bis auf einen Rest), sondern auch die Verdachtsmomente (restlos) ausgeräumt.

Wie aber steht es mit der Vorbeugung bei jenen Jodarmen, die eine Schilddrüsenautonomie, aber noch keine Überfunktion entwickelt haben – also der Gruppe all derer, die für das fadenscheinige Argument der Politiker gegen eine kollektive Sicherung der Jodversorgungslage herhalten mussten? Ist die Autonomie noch unbekannt, wird sie der erstbeste größere Jodschub vermutlich bekannt machen. Ist sie aber bereits (vom Szintigramm mit oder ohne Suppressionstest her) bekannt, gibt es zwei Vorbeugestrategien: Man kommt der Hyperthyreose sicher zuvor, indem man das autonome Gewebe beseitigt, oder man lässt der Schilddrüse ihre Autonomie und verhindert die Auslösung einer Hyperthyreose durch Meidung des Auslösers, also des Jods. Die zweite Strategie folgt der Logik der Politiker in deren Argument gegen eine generelle Kropfprophylaxe mit Jod. Die Ärzte vertreten hingegen die erste Strategie – und sehen nur gelegentlich (bei kleinen Autonomieherden) und dann auch nur vorläufig von einer Behandlung autonomer Kröpfe ohne Hyperthyreose ab. Es zeigt sich immer wieder, dass Patienten mit einer Teilautonomie nach Ausgleich ihrer latenten Hyperthyreose sich besser fühlen und obendrein davor bewahrt werden, in die manifeste Form hineinzugleiten.

Die Schilddrüsenautonomie in speziellen Umständen

Krankheiten äußern sich, wenn sie erst einmal zutage treten, in verschiedenen Umständen auf verschiedene Weise. Je nachdem, fällt es ihren Gegenspielern leichter oder schwerer, sie zu erkennen und mit ihnen fertig zu werden. Für das Erscheinungsbild der Schilddrüsenautonomie schafft das Alter eine Situation, die dem Arzt (und dem Patienten) die Erkennung eher erschwert.

Bei alten Menschen

Es wurde bereits erwähnt: An älteren Menschen ist selbst die manifeste Schilddrüsenüberfunktion oft nur schwer auszumachen. Ihre Symptome sind untypisch und gehen im Pool altersbedingter Befindensstörungen unter: Erschöpfungs- und Verwirrtheitszustände sind schnell auf das Alter geschoben. Ärztliche Berater ohne geschärftes Schilddrüsenbewusstsein sind mitunter ratlos. Ratlosigkeit verführt zum Raten: Ein beliebter Fehltipp ist die koronare Herzkrankheit. So ist das vorgerückte Alter der Patienten der Diagnose einer Hyperthyreose im Wege.

Indessen ist bei alten Menschen, die einen Knotenkropf mit sich herumtragen, in drei von vier Fällen mit einer Schilddrüsenautonomie zu rechnen. In unseren jodverknappten Landstrichen ist die Autonomie ohnehin der häufigste Grund für eine Schilddrüsenüberfunktion. Für ältere Herrschaften gilt dies erst recht: Daher die Empfehlung, bei Kropfträgern gezielt nach autonomen Regungen im Kropfe zu fahnden, auch oder gerade wenn keine deutlich zuordenbaren Symptome die Diagnose an die Hand geben. In ihrer Schilddrüse bewahren sich mitunter noch die Abhängigsten der Gesellschaft ein Stück Unabhängigkeit. Daran ist zu denken, wenn diagnostische Ermittlungen mit jodhaltigen Mitteln (z. B. Kontrastmitteln) geführt werden. Man muss sich dann vorsehen, damit der Patient nicht versehentlich mit Jodmengen versehen wird, die ihn unversehens in die Hyperthyreose stürzen. Der Sturz könnte ein ernstes Krankheitsbild heraufbeschwören.

Basedow'sche Krankheit: Hyperthyreose und Augenleiden

Gleiche Wirkung, verschiedene Ursachen! Bei der Schilddrüsenautonomie sind es autonome Zellen, bei der Basedow'schen Krankheit Autoantikörper, welche die Hyperthyreose heraufbeschwören. Diese Autoantikörper sind Abwehreiweiße (Immunglobuline), die von fehlgeleiteten Immunzellen aus der Abwehrmannschaft der Schilddrüse irrtümlich gegen die TSH-Rezeptoren der Schilddrüsenzellen (Thyreozyten) gebildet werden. Dabei beschränkt ein Teil der Autoantikörper seine Machenschaften offenbar nicht auf die Schilddrüse. Er setzt sich über die Organgrenzen hinweg und reitet seine Attacke gegen körpereigenes Gewebe an einer zweiten Front: Auf dem Lymphwege dringen diese Autoantikörper in die Tiefe der Augenhöhlen vor, wo sie zusammen mit Scharen anderer Antikörper das Binde- und Muskelgewebe aufs Korn nehmen. In seltenen Fällen bildet sich eine dritte Front: an den vorderen Hautpartien des Unterschenkels.

Warum Immunzellen der Schilddrüsenüberwachung die TSH-Rezeptoren plötzlich als feindlich verkennen und ihre Immunglobuline auf sie ansetzen, ist nicht geklärt. Klar ist indessen, dass das Immunsystem hier einen Vergriff tut: Es vergreift sich an körpereigenem Gewebe und dokumentiert ein Stück körperlicher Selbstsabotage auf molekularer Ebene. Ebenso klar ist, dass psychische Kräfte hierbei Hilfestellung leisten. So ersteht die Basedow'sche Krankheit aus dem Wechselspiel immunologischer, hormoneller und psychischer Prozesse.

Die Symptome aber schleichen sich langsam und leise in das Leben derer, die die Krankheit sich ausgesucht hat – diskrete Zeichen, die zunächst keine Bedeutung tragen. Doch mit der Zeit werden die Zeichen deutlicher, lassen sich nicht mehr beiseite schieben, erzwingen sich Zugang zum Bewusstsein: Nervosität, Gewichtsverlust, Schwitzen, Herzklopfen als frühe Zeichen der Hyperthyreose; ein starrer Blick, feucht-glänzende Augen, Lider, die schwellen und bei Hervortreten der Augen den Schluss verweigern, als Fingerzeige der Basedow'schen Augenkrankheit.

Mit Medikamenten lassen sich derzeit weder die Immunzellen in der Schilddrüse von der Autoantikörperbildung abhalten noch die Autoantikörper von ihrer Paarung mit den TSH-Rezeptoren. Wo gegen die Ursachen der Krankheit nichts auszurichten ist, muss sich die Behandlung an die Symptome halten. Immerhin lässt sich die Hyperthyreose mit Schilddrüsenhemmern gut in Schach halten. Bei zwei von zehn Basedow-Patienten lässt sich die Hyperthyreose medikamentös auf Dauer vertreiben. Den Übrigen ist nur durch eine definitive Therapie zu helfen: mit dem Skalpell oder mit Radiojod.

Was ist die Basedow'sche Krankheit?

Taufpate für die Krankheit war der Merseburger Stadtphysikus Karl Adolf von Basedow (1799 – 1854), der als erster Deutscher zur Feder griff, um die drei Leitsymptome Herzjagen, gleichmäßig leicht vergrößerte Schilddrüse und Augen, die »aus dem Häuschen sind«, zu beschreiben (Abb. 31). Der Taufname gilt nur für deutsche Schilddrüsen. Ist der Patient englischsprachig, leidet er dagegen an »Graves' disease«. Der Dubliner Graves hatte nämlich die nämliche Krankheit ein paar Jahre früher bereits an irischen Schilddrüsen entdeckt. Da den Vertretern der einschlägigen Literatur in Deutschland die deutschen Schilddrüsen am nächsten sind, halten sie sich bei ihren Darbietungen an die »Basedow'sche Krankheit« und sprechen obendrein, gewissermaßen zum Nachdruck, von deren drei klassischen Symptomen als »Merseburger Trias«.

In der klassischen Basedow-Trias stehen der rasche Puls und der leichte Kropf für die Hyperthyreose, die hervortretenden Augen für die Augenerkrankung. Heute weiß man, dass die Schilddrüse ebenso gut normal groß sein kann und dass die Augen nicht unbedingt »aus dem Häuschen« sein müssen, sondern ihre Mitleidenschaft sich auf tränenbedingten Hochglanz, Bindehautentzündung, Fremdkörpergefühle und Lidschwellungen beschränken oder zu echten Sehstörungen mit Blickfeldentschärfung und Doppelsicht steigern kann. Ein Drittel der Patienten lässt Augenzeichen vollends vermissen: der zugrunde liegende Krankheitsprozess springt bei ihnen nicht als Symptom oder Symptomkomplex ins Auge.

Der rasche Puls, der Schnellschlag des Herzens (medizindeutsch: Tachykardie) hingegen wird im Vollbild der Hyperthyreose kaum fehlen. Anders als bei der Schilddrüsenautonomie sind bei der Basedow'schen Überfunktion aber nicht die Herzbeschwerden das hervorstechende Zeichen, sondern die psychischen Veränderungen, die der überzogene Stoffwechsel der Nervenzellen selbst rigiden Charakteren abnötigt.

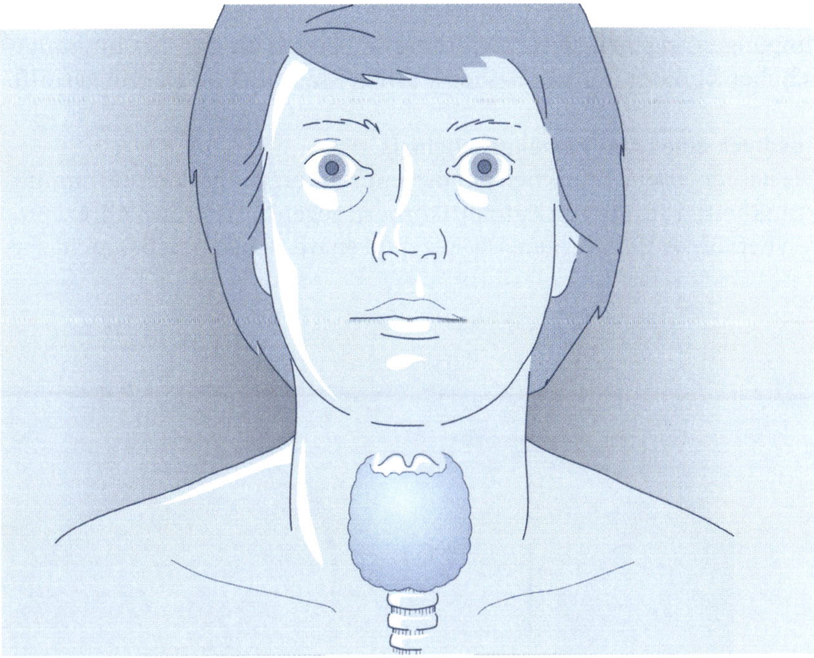

Abb. 31: Patientin mit Basedow'scher Krankheit: Vergrößerte und überaktive Schilddrüse sowie starrer Blick durch Hervortreten der Augen (Exophthalmus).

Zur Entstehung der Basedow'schen Krankheit

Es hat sich gezeigt, dass jene seltsame Kombination von Augensymptomen und Hyperthyreosezeichen einen gemeinsamen ursächlichen Nenner hat: Autoantikörper. Das Immunsystem, sonst Schutz- und Trutzbieter gegen Krankheiten, die von außen und innen über den Körper hereinzubrechen drohen, ist hier selber ein Glied in der Ursachenkette, die in die Krankheit mündet: Immunzellen, in der Schilddrüse ansässig und zu deren Bewachung abgestellt, finden sich plötzlich zur Palastrevolution gehalten. Ausgerechnet gegen das, was sie schützen sollen, bilden sie jetzt Abwehrstoffe – Antikörper, genauer: Autoantikörper, weil gegen körpereigenes Gewebe gerichtet. Und an diesen Autoantikörpern, im Blut oder vor Ort in der Schilddrüse oder Augenhöhle, gibt sich die Basedow'sche Krankheit als Autoimmunleiden zu erkennen.

Geht man in der Ursachenkette indes ein Glied weiter zurück und fragt sich, was die Immunzellen dazu bewegt, sich wider ihren Auftrag als Schützer und Bewacher gegen die Schilddrüse zu wenden, muss man die

Antwort schuldig bleiben. Immerhin lassen sich wenigstens einige Bedingungen angeben, deren Erfüllung den Boden für das Autoimmungeschehen bereitet und der Basedow'schen Krankheit ins Dasein verhilft.

Ausdruck eines Autoimmungeschehens

Die Basedow'sche Krankheit gehört jener Untergruppe der Autoimmunkrankheiten an, die von Autoantikörpern gegen bestimmte Zellrezeptoren hervorgerufen werden. Die Rezeptoren werden dabei aber nicht zer-

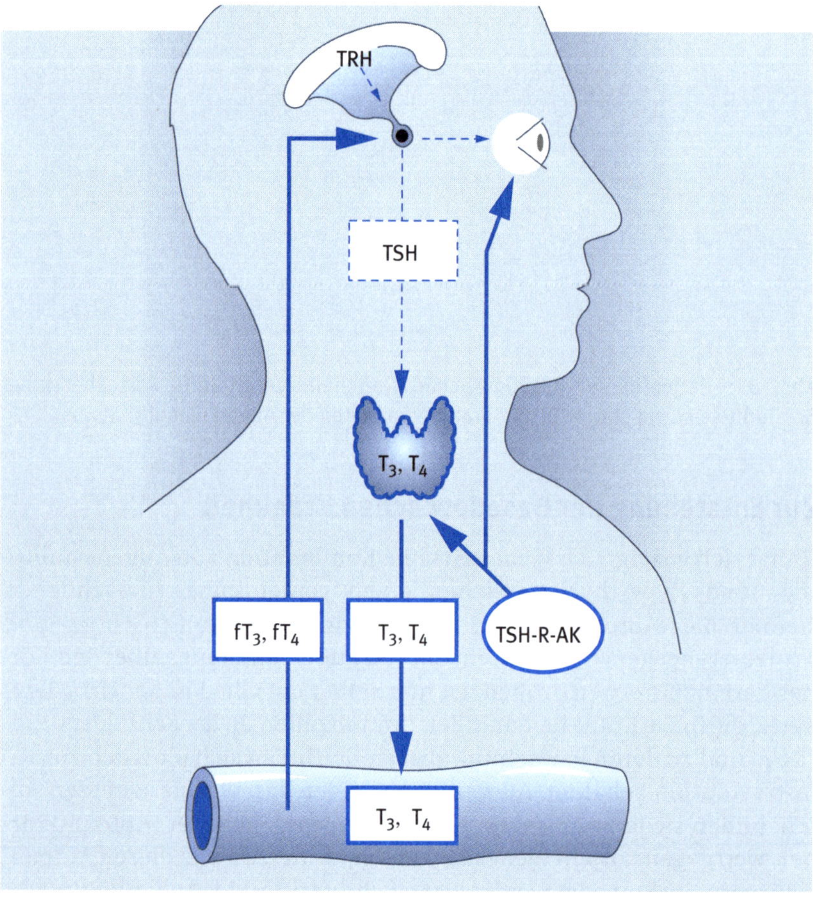

Abb. 32: Die Basedow'sche Krankheit wird durch so genannte TSH-Rezeptor-Antikörper (TSH-R-AK) hervorgerufen. Diese Antikörper stimulieren die Schilddrüsenzellen und rufen gleichzeitig entzündliche Veränderungen im Bereich der Augenhöhlen hervor.

stört, wie es den Strukturen oft widerfährt, mit denen sich Autoantikörper einlassen, sondern stimuliert oder blockiert. Die Basedow'sche Krankheit liefert das bekannteste Beispiel für die Zell-aktivierende Wirkung von Autoantikörpern: Zelle ist hier die Schilddrüsenzelle, Rezeptor der TSH-Rezeptor (Abb. 32).

Die TSH-Rezeptor-Antikörper (TSH-R-AK) werden von den TSH-Rezeptoren anstelle des Steuerhormons TSH angenommen und gehen mit ihnen eine Bindung ein. Die Schilddrüsenzellen lassen sich hinters Licht führen; die falsch besetzten Rezeptoren sind für sie das Signal zur Hormonproduktion. Dem Kontrolleinfluss der übergeordneten Hormonzentralen entzogen, fehlsteuern die Autoantikörper auf diese Weise die Schilddrüsenhormonkonzentration im Blut in die Höhe. Was folgt, ist die Hyperthyreose mit ihrer leidigen Sippschaft. In den Augenhöhlen bringen die Autoantikörper die Augenanhanggebilde, primär das Binde- und Fettgewebe, im Weiteren die Augenmuskeln, zur Entzündung: Dann wird es eng in der Augapfelheimstatt. So bedrängt, weichen die Augen nach vorne und tun sich dergestalt hervor. Der Volksmund, der ja kein Blatt vor sich selbst nimmt, spricht hier derb, aber anschaulich von »Glotzaugen«, der Expertenmund fremdsilbig und daher unanschaulich von »Exophthalmus«. In seltenen Fällen schließlich führen unter der Haut vor (prä) dem Schienbein (Tibia) die irregeführten Abwehreiweiße eine gallertige Schwellung herbei. An dieser Stelle erglänzt der Unterschenkel in rötlich-bläulicher Verfärbung und vermittelt der darüber streichenden Hand den Eindruck einer Reibeisenoberfläche – kurzum: es zeigt sich, in fachsprachlichem Gewande, ein prätibiales Myxödem.

Da die TSH-Rezeptoren, als Zielstruktur der Autoantikörper, nur in der Schilddrüse vorkommen, sollte der Krankheitsprozess streng organspezifisch darauf beschränkt bleiben. Weshalb die Autoantikörper die Augenhöhle und mitunter auch gewisse Hautbereiche vor dem Schienbein zur Mitleidenschaft verpflichten, entzieht sich der Kenntnis der Kenner. Das ist indes nicht die einzige Lücke in der Kennerschaft einschlägig beschlagener Forscher. Warum das Immunsystem einen Teil seiner Abwehrkräfte ausgerechnet gegen die TSH-Rezeptoren der Schilddrüse mobilisiert, bleibt vorerst offen – auch für Spekulationen.

Jedenfalls steckt mehr dahinter als nur ein Defekt des Immunsystems. Die Gene sind hier mit im Spiel und die Hormone mischen fleißig mit: namentlich die Sexualhormone, seltsamerweise aber auch das Schilddrüsensteuerhormon selbst. Ja, womöglich gehören sogar Viren und andere Infizierer mit dazu.

Bedingungen und Auslöser

In der Tat spricht vieles dafür, dass die Basedow'sche Krankheit jenen Leiden zuzurechnen ist, die zwar nicht selbst, aber deren biologische Voraussetzungen wie eine Stafette von Ast zu Ast und Zweig zu Zweig den Stammbaum hinaufweitergereicht werden. Die Erbmasse hats eben in sich und vielleicht wird durch solche Bande die Verbundenheit mit nahen und fernen Vorfahren besonders eng. Jedenfalls haben Verwandte von Basedow-Kranken ein viermal höheres Risiko, es diesen nachzutun, als Menschen, die – in diesem Punkte – familiär unbelastet sind.

Dass die Basedow'sche Krankheit, wie im Übrigen auch alle anderen Schilddrüsenkrankheiten, die Frauen eindeutig benachteiligt, dürfte allerdings nur zum geringsten Teil einer genetischen Vorlast anzukreiden sein. Jedenfalls kommt auf sieben Basedow-kranke Frauen lediglich ein Mann. Die Ursachen sind noch nicht ergründet; von den genauen Zusammenhängen hat sich noch keiner ein scharfes Bild machen können. Immerhin weiß man, dass neben den Genen vor allem die Sexualhormone ein entscheidendes Wörtchen mitreden: So machen die zyklischen Hormonschwankungen den weiblichen Körper wohl empfänglicher für die Krankheit. Schließlich bestimmen die Wechseljahre den oberen Grenzbereich des Manifestationsalters: Nahezu alle Frauen erkranken zwischen dem 20. und 50., die meisten davon vor dem 40. Lebensjahr.

Welche Rolle spielen Stress, Krisen und psychische Belastung bei der Entwicklung dieser Autoimmungeschichte? Nun, Rollentext und Regieanweisung sind zwar kaum bekannt, doch steht fest: Es handelt sich um eine tragende Rolle. Einen Blick darauf zu werfen, mag sich lohnen. Der Wurf wird jedoch auf einen späteren Abschnitt verschoben, in dem gemeinhin von der Bedeutung seelischer Vorgänge für die Basedow'sche Krankheit die Rede ist (s. S. 161 ff.).

Rauchers augenscheinliches Risiko

In der Vielfalt der inneren und äußeren Bedingungen, deren Wechselspiel und Zusammenwirken den Autoimmunprozess hinter der Basedow'schen Krankheit in Gang bringen, darf der Tabakrauch nicht fehlen – und tut es auch nicht. Von denen, deren Erbgut die kaum gut zu nennende Anlage in sich birgt, werden doppelt so viele Raucher wie Nichtraucher ein Opfer. Nicht genug: einmal erkrankt, müssen sie sich die Höhlenflucht ihrer Augen achtmal so häufig gefallen lassen wie ihre nicht rauchenden Leidensgenossen. Entsprechend höher ist deshalb auch jedes Basedow-infizierten Rauchers persönliches Risiko einer manifesten Augenbeteiligung. Passivraucher bleiben in dieser Sache nicht ungeschoren – sie bekommen die Hälfte ab.

Die Basedow-Hyperthyreose

Würden nicht manche Schilddrüsen zuzeiten aus der Art und über die Stränge schlagen, wüsste man womöglich gar nicht, welchen Part ihre Hormone für Körper und Seele spielen. An der Basedow'schen Hyperthyreose wird dieser Part als Hauptrolle deutlich: Neben die körperlichen Beschwerden treten psychische Veränderungen und machen einen Gutteil des Krankheitsbildes aus.

Ergänzungen zum klinischen Bild der Hyperthyreose

Abgesehen von der Beschaffenheit der Schilddrüse, nehmen sich die Zeichen und Symptome, welche die Hyperthyreose dem Körper aufzwingt, im Gefolge eines Autoimmungeschehens kaum anders aus als auf dem Boden einer Schilddrüsenautonomie. Im vorangehenden Kapitel über die Autonomie-Hyperthyreose ist der Symptomsteckbrief der Schilddrüsenüberfunktion genugsam dargelegt (s. S. 134 ff.); eine Zurückschweifung könnte hier für das Basedow'sche Krankheitsbild eine Darstellungslücke decken und wird anempfohlen.

Der Unterschied zum Autonomie-Gesamtbild rührt von der Seelenlastigkeit der Basedow-Überfunktion: Die Folgen der Stoffwechselintensität, die den Körper aufheulen lässt wie einen Motor, der sich bei Leerlauf einem anschlägig niedergetretenen Gaspedal ausgesetzt sieht, erschüttern das Nervenfundament des Basedow-Patienten und schütteln manche psychische Funktion gehörig, nein, fast ungehörig durcheinander.

Andererseits ist die individuelle Ausgestaltung der Hyperthyreose für beide Ursprünge so variabel, dass sich die Gesamtbilder ohnedies großflächig überlappen. Trotzdem sind für die Basedow'sche Hyperthyreose einige Merkmale der körperlichen Art anzumerken, die dem Autonomiepatienten in der Regel nicht anzumerken sind oder vollends fehlen.

Tastet der Arzt die Halsregion des Basedow-Patienten ab und sich dabei an die Schilddrüse heran, spürt er ein Pulsieren, das von den Halsschlagadern herübergeleitet wird. Außerdem kann er das Schwirren, das er typischerweise verspürt, auch vernehmen – falls er die Schilddrüse mit dem Stethoskop daraufhin abhört.

Ungeachtet ihrer Überaktivität bewahrt sich die Basedow-Schilddrüse oft eine normale Figur, bauscht sich allenfalls auf zu einer kleinen, weichen Struma. Ihre Größe lässt keinen Rückschluss zu auf die Produktivität, ihr Ertrag bemisst sich weniger nach der Breite des Fließbands als nach dessen Laufgeschwindigkeit – und die ist schnell bei der Hyperthyreose à la Basedow.

Die Haare kommen bei der Basedow-Hyperthyreose häufig nicht gut weg: Geschwächt in ihrer Wurzelhaft, verlieren sie den Halt und gehen verstärkt aus. Der tägliche Ausgang im Übermaß dezimiert mit der Zeit den Bestand: Grund genug für die weiblichen Patienten, die in Schilddrüsendingen immer das Gros der Leidtragenden ausmachen, sich jetzt, da sie den haarigen Teil ihrer Schönheit im Schwinden wähnen, stark beunruhigt dem Arzte zu stellen.

Auch die Fingernägel, als Haarverwandte, sind im hochaktivierten Zustand einer Basedow'schen Stoffwechsellage gefährdet: Sie wachsen rasch – kaum kommt man mit dem Schneiden nach –, dafür aber nicht gründlich genug; so sind sie von Anfang an brüchig. Der Bruch lässt in der Tat nicht lange auf sich warten; meist brechen die Nägel bei unpassender Gelegenheit. Zuletzt, wenn sie sich von den Fingerkuppen lösen, sich in ihrer Wachstumswut gleichsam entkuppeln, gehen sie als gebrochenes Ganzes verloren.

Psychische Veränderungen

Die häufigsten Befindensstörungen bei der Basedow'schen Hyperthyreose sind psychischer Natur. Mit ihnen beginnen die meisten Vorgeschichten der Krankheit, nämlich mit innerer Unruhe und Anspannung. Freilich sind diese Psychozeichen anfangs nicht genau auszumachen: Sie haben eine diffuse und vage Präsenz und sind nur schwer einzuordnen. Demgemäß neigt der Basedow-Patient in dieser Dämmerphase seiner Krankheit zur Bagatellisierung: Die unbehaglichen Veränderungen werden als unspezifische emotionale Reaktionen abgetan.

Dagegen fallen psychische Labilität und erhöhte Reizbarkeit, die sich alsbald einstellen, zunächst eher der Umgebung und den Angehörigen auf als dem Patienten selbst – zumal wenn er sich vordem durch seelische Ausgeglichenheit auszeichnete. Im Käfig seines Bewusstseins gefangen, wird er der misslichen Veränderungen erst allmählich und oft nur durch Vermittlung des Umfeldes gewahr. Haben sich die Basedow-Kranken ihren Wandel dann schließlich eingestanden, werten sie ihn als etwas Fremdes, nicht zu ihrer Persönlichkeit Gehörendes, das sie von außen anfällt. Das macht es der sozialen Umgebung kaum leichter: Sie muss mit den Aggressionen und dem Ärger fertig werden, von denen sich die Kranken ständig und bei nichtigem Anlass ergriffen fühlen. Hier leiden die »anderen« im wahrsten Sinne des Wortes mit.

Die Bedeutung seelischer Vorgänge

Deutlicher und tiefer greifend als bei der Autonomie-Hyperthyreose findet die Basedow'sche Schilddrüsenüberfunktion ihren Niederschlag in der seelischen Befindlichkeit: Die Patienten sind häufig niedergeschlagen und leiden an depressiver Verstimmung. Kommt der Hormonhaushalt nicht ins Lot, verharren die Patienten in seelischer Not: Die Nervosität ist spürbarer, die innere Spannung straffer, der Angstanfall länger, die Persönlichkeitsveränderung einschneidender – alles im Vergleich zur hyperthyreoten Lage bei Schilddrüsen-Autonomie (s. S. 134 ff.).

Psychische Vorgänge und Zustände kommen bei der Basedow'schen Krankheit nicht nur als Zielpunkte der Hyperthyreose ins Spiel. Seelenstress und psychische Belastung, etwa in Gestalt von Verlusterlebnissen, bedrohlichen Ereignissen oder Lebenskrisen, können als Auslöser fungieren und den Verlauf der Krankheit widrig beeinflussen, indem sie ihr beispielsweise immer wieder auf die Sprünge helfen. Solche Zusammenhänge sind auch von anderen Autoimmunkrankheiten bekannt. Freilich: wissenschaftlich sind sie nur schwer und mit großem Aufwand nachzuweisen. Man musste erst psychosomatisch denken lernen und gezielt danach suchen, um fündig zu werden.

Psychische Belastungen als Auslöser

Ein Unglück, so weiß es der Volksmund, kommt selten allein. Eine Krise, die nicht angemessen bewältigt wird, zieht nicht selten eine weitere nach sich: beispielsweise eine Krankheit. Dass krisenhafte Lebenslagen etwas mit der Entstehung der Basedow'schen Krankheit zu tun haben, gilt unter Eingeweihten für verbürgt. In der Tat: nicht selten wird die Krankheit durch nachvollziehbare einschneidende Lebenserfahrungen eingeläutet. In anderen Fällen bleibt der innere Konflikt, die persönliche Krise unnachvollziehbar im Inneren, in der Person verborgen – und ist doch ein kritischer, wenn nicht gar der auslösende Faktor des Basedow'schen Autoimmungeschehens.

Durchleuchtet man die letzten zwölf Monate von Basedow-Patienten vor Ausbruch der Krankheit, so zählt man deutlich mehr negative Lebenserfahrungen oder als Krisen zu wertende Konfliktsituationen denn bei gesunden Vergleichspersonen: Unter Basedow-Kranken ist die Fraktion der Geschiedenen besonders groß, der Lustverlust durch chronischen Berufsfrust stärker ausgeprägt als in anderen Gruppierungen. Auch tritt die Basedow'sche Krankheit oft unter starkem beruflichen Stress in Erscheinung – und nach Verlusten anderer Art: eines nahe stehenden Menschen, des Arbeitsplatzes, des engagiert geführten Wettstreites. In der Tat also: seelisch belastende Ereignisse und Umstände fördern die Entwicklung der Basedow'schen Hyperthyreose, sind womöglich die treibende Kraft oder geben gar den Anstoß.

Psychosomatische Sicht

Für die Psychosomatik, jenes medizinische Fach, das Krankheit in Bezug setzt zur Biografie, Lebenssituation und Persönlichkeit des Erkrankten, steckt hinter der Basedow'schen Krankheit eine frühkindliche Bedrohung der Geborgenheit: durch Tod einer Bezugsperson, durch elterliche Ablehnung oder überhaupt durch gestörte Familienverhältnisse. Die Folgen sind ein ständiger Kampf, Unsicherheit, Angst und zugleich das Gefühl permanenter Überforderung. Erbanlage und frühe Umwelteinflüsse erzeugen eine Bereitschaft zur Basedow'schen Krankheit, die später von bestimmten Auslösern eingelöst wird.

Frühe Ablehnung ist durch spätere verstärkte Anlehnung kaum wettzumachen – die Lebensangst bleibt und muss bekämpft werden. Dies geschieht, indem der künftige Basedow-Kranke früh die Kompetenz der Eltern infrage stellt und Unabhängigkeit erstrebt. Verantwortungsbewusstsein und Leistungsbereitschaft, gewiss nicht jedermanns Sache, sind bei ihm im Übermaß entwickelt. So neigt der Basedow-Patient dazu, sich für andere aufzuopfern. Er leistet es sich, auf Leistung zu setzen, verschreibt sich Leistungszielen, gibt sich den Tätigkeiten hin, die dahin führen.

Der Grundkonflikt zwischen Abhängigkeit und Unabhängigkeit ist damit freilich nicht zu lösen: Angst spielt eine große Rolle, namentlich die Angst vor Abbruch oder Unterbrechung persönlicher Beziehungen, die Angst, vor dem gesteckten Ziel aufzustecken – und die Angst vor dem Verlust. Und wenn die Ängste sich dann gar bewahrheiten ...! Spätestens dann bahnt sich die Auslösung an: Wenn aus dem nahe stehenden Menschen ein fern Bleibender, aus dem Arbeitsplatz »geplatzte« Arbeit geworden ist. Oder wenn man begreifen muss, dass man sich einer Sache verschrieben, genau besehen dabei aber verrechnet, dass man sich nicht für ein hehres Ziel hingegeben, sondern zu leerem Spiel hergegeben hat.

Auswirkungen der Krankheit auf das Seelenleben

Neben einer scheinbaren Wesensveränderung als wesentlichster Veränderung (s. S. 160 ff.) und aus dieser heraus entwickeln die Basedow-Kranken Züge, die ihrer sozialen Umgebung ersichtlich auffallen und häufig genug auch missfallen: Sie wollen alles auf einmal und sind wirklich beherrscht von Unruhe, sodass sie sogar in der Beherrschung unruhig wirken – und diese ja auch leicht verlieren. Ihre Wärme-Intoleranz kann bei ausgeprägter Schilddrüsenüberfunktion groteske Formen annehmen: Sie sind auch im Winter sommerlich gekleidet, drosseln die Heizung, wo es geht, und fühlen sich in der Kälte wohlig warm. Sie dienen sich selbst (und mitunter auch ihren Partnern) als Ofen. Wenn sie darüber hinaus aber bei eisiger Kälte das Fenster öffnen, machen sie sich bei Familienangehörigen und Arbeitskollegen unbeliebt – die wollen die Fenster lieber geschlossen (obschon es dadurch draußen nicht wärmer wird). Soziale Konflikte sind vorprogrammiert. So tut eine rasche Normalisierung des Schilddrüsenhormonhaushalts doppelt Not.

Unruhe und Gereiztheit des Basedow-Kranken übertragen sich meist auf die Angehörigen. Daran mag es mit liegen, dass der Kranke in der Regel weniger sich selbst als seine Umgebung verändert erlebt: Nicht er sei von sich aus nervös, gereizt, erregt, aufs Höchste angespannt, ruhelos, zappelig, hastig und dabei sprunghaft und launisch, vermeint er – und wähnt sich dabei von den anderen gereizt und in Erregung versetzt.

Spießverdreh

Den Grund für den Aufruhr ihrer Seele und die Anspannung ihrer Nerven projizieren die an den eigenen Schilddrüsenhormonen Erkrankten à la Basedow nur allzu gern in ihr soziales Umfeld: Sie reagierten doch nur auf das Verhalten der anderen. Dazu passt, dass sie ihre Symptome häufig mit innerer Distanz betrachten und ihren Krankheitszustand herabspielen oder gar rundweg verneinen. Sie zeigen wenig Neigung, sich krankschreiben zu lassen und füttern sich selbst mit Durchhalteparolen: Man habe sich schließlich zusammenzureißen! Sie üben sich in Sachlichkeit und stellen ihre Emotionen hintan.

Psyche und Immunsystem

Begreift man die Hormone als Vermittler zwischen körperlichen und seelischen Vorgängen, so zählt das Immunsystem (ebenso wie das Nervensystem) zu jenen Schnittstellen, an denen sich der Brückenschlag mit Hormonhilfe unaufhörlich vollzieht. Heute weiß man, dass Zustände, die der seelischen Ebene zugehörig sind, von den einzelnen Körperzellen über Hormone wie Kortisol, Adrenalin oder den Endorphinen wahrgenommen werden. Auf demselben Wege teilt sich seelisches Geschehen auch dem Immunsystem mit – viele Hormone bilden einen direkten Draht dorthin. Über solche Drähte wird beispielsweise die Produktion von Abwehrzellen angekurbelt. So macht sich Stress den Immunzellen mittels Adrenalin vernehmlich – und was die vernehmen, ist unmissverständlich: »Mehret euch und schwärmet aus in alle Winkel des Körpers!« Wenn sie nicht gerade zu denen gehören, die in den Organen verharrlich als Gewebewächter fungieren und bei ihrer Mehrung ohne Schwärmerei auskommen müssen.

Dauert aber der körperliche oder seelische Stress an, greift der Botenstoff Kortison ein. Er stoppt das Kaninchentreiben der Abwehrzellen und mindert so deren Zahl. Bereits im Körper vorhandene Autoantikörper haben plötzlich leichtes Spiel; der Organismus kann sich nicht mehr angemessen wehren. Der berühmte Tropfen (nicht der auf den heißen Stein!) mag das Fass zum Überlaufen bringen.

Ausbruch der Basedow'schen Krankheit bedeutet, dass diese in den Körper einbricht oder gar über ihn hereinbricht: ein Paradox also. Belastende Ereignisse, es wurde gesagt, haben dabei ihre Finger im Spiel.

Die Finger sind Hormone, welche die Angst und andere unerfreuliche Emotionen als Konstituenten der seelischen Belastungen geradewegs dem Immunsystem hinterbringen. Und dieses bleibt nicht unberührt davon. Vielleicht gerät das Immunsystem unter dieser Berührung ja so aus der Fassung, dass es jenen verhängnisvollen Irrtum begeht, den Augen und Schilddrüse dann ausbaden müssen: die Bildung falsch gepolter Antikörper.

Andere wollen bei ihren Spekulationen über die Entstehung der Basedow'schen Krankheit aus der Verbindung von Seelenstress und Immunsystem eine psychische Verursachung allein nicht gelten lassen. Sie postulieren daher die Beteiligung irgendwelcher (gewöhnlichen oder ungewöhnlichen) Infektionserreger (am wahrscheinlichsten Viren), von denen sich das Stress-geschwächte Immunsystem dann zu dem besagten Eigentor hinreißen lässt.

Das Basedow'sche Augenleiden

Oft muss man die Basedow-Kranken erst mit anderen Augen sehen, um sich ihrer Krankheit innezuwerden. Wenn sich der Patient mit (zusätzlichen) Augenveränderungen präsentiert, ist der Diagnoseweg vorgezeichnet. Jede Art von Hyperthyreose kann eine Vergrößerung des Auges dadurch vorspiegeln, dass sich das obere Augenlid, dem Zug eines übereifrigen Muskels folgend, nach oben zieht. Aber nur bei der Basedow'schen Krankheit entzünden sich Schleim- und Bindehäute des Auges und das Gewebe in der Tiefe der Augenhöhle, das dabei anschwillt und das Auge ein Stück vor seine Höhle treten lässt (Abb. 31, S. 155). Wie groß solche Augen doch sind! Indes: hier trügt der Augenschein ein zweites Mal. Die Augen sind nicht wirklich größer geworden – man sieht nur mehr davon als gewöhnlich.

Augenbeschwerden

Fast alle Basedow-Patienten vermerken eine Rötung und verspüren eine Reizung der vorderen Augenabschnitte: Ihre Augen sind tatsächlich »nahe am Wasser gebaut«. Nur relativ wenige aber entwickeln so starke entzündliche Veränderungen an den Anhangsgebilden der Augen, dass die Sehfunktion auf Dauer beeinträchtigt, das Augenlicht gefährdet ist.

Solche Augenveränderungen können der Schilddrüsenüberfunktion vorauseilen oder hinterherhinken. Augensymptome fallen naturgemäß eher ins Auge als die Symptome der Hyperthyreose: Das macht den Augenarzt häufig zum ersten Ansprechpartner der Basedow-Patienten – namentlich da, wo die Augensymptome tatsächlich als Vorboten der Hyperthyreose auftreten. In seltenen Fällen bleiben die Augenzeichen die einzige Kundgebung der Basedow'schen Krankheit, wenn nämlich die Autoantikörper die Schilddrüse verschonen und ihre körperfeindlichen Aktivitäten auf die Anhangsgebilde der Augen fokussieren: Deren Symptome sind dann weder Vor- noch Nachläufer – sie sind unabhängig. Die Hyperthyreose bleibt aus. Ein Stückchen Unabhängigkeit mag aber auch da walten, wo Basedow'sche Hyperthyreose und Augensymptome gemeinsam zugange sind: Ihre Verläufe sind dann nicht parallel.

Dem Augenarzt klagen die künftigen oder noch unerkannten Basedow-Patienten ihr Augenleid: die morgendliche Schwellung der Augenlider, den Druck hinter den Augen, die Stirn- und Schläfenschmerzen, das Augenbrennen, die Lichtempfindlichkeit, das Fremdkörpergefühl. Der Kontakt mit den Kontaktlinsen muss vorübergehend abgebrochen werden. Der Lidschlag legt von Mal zu Mal größere Pausen ein. Wenn die Lider sich seltener oder nicht richtig schließen, ist ihre Schutzwirkung dahin: Staub und Wind haben leichtes Spiel. Die Schleimhäute werden ständig gereizt und laufen rot an. Dadurch und durch den Dauerdruck auf die Tränendrüsen werden sie trockengelegt. Die Tränen aber fließen kaum ab und legen sich als wässeriger Vorhang vor die Augen.

Die entzündliche Schwellung der Augenmuskeln und des Fettgewebes hinter den Augäpfeln sorgt nicht nur für deren Prominenz: Sie behindert auch die Bewegung der Augäpfel und gerade ihre synchrone Bewegung. Dadurch entschärft sich das Bild, das die Augen an das Gehirn weitergeben: Es verschwimmt – und verdoppelt sich dafür. Doch wiegen zwei unscharfe Bilder ein scharfes nicht auf. Der schlimmste Fall ist gefährlich: Die Schwellung des Gewebes braucht Platz und drückt auf den Sehnerv – zulasten des Sehvermögens.

Sicherung der Diagnose

Bestätigung gibt Sicherheit! Diagnostiker sind davon nicht ausgenommen. Bei der Bestätigung ihrer Diagnosen sind die praktizierenden Fachärzte noch am wissenschaftlichsten: Die Diagnose ist zunächst nur eine Hypothese, die es zu überprüfen gilt – eine Hypothese, die nach der vorläufigen diagnostischen Orientierung aus der Vorgeschichte und den Befunden der körperlichen Untersuchung vor dem geistigen oder jedenfalls inneren Auge des Arztes ersteht und ihm die Untersuchungen weist, an deren Ergebnissen sie dann Bestätigung oder Verwerfung findet.

Diagnosesicherung: Basedow'sche Hyperthyreose

Wer bei der Basedow'schen Hyperthyreose die Bestätigung der Diagnose sucht, wird sie im Blute finden: Die Blutfraktion des Trijodthyronins und meist auch des Thyroxins hat sich stark verstärkt, die des Steuerhormons TSH ist demgemäß nur noch schwach vertreten, wie es unter solchen Umständen zu erwarten ist. Den diagnostischen Ausschlag aber geben die Autoantikörper, die TSH-R-AK (gegen den TSH-Rezeptor an den Schilddrüsenzellen) und TPO-AK (gegen die Mikrosomen in den Drüsenzellen), die im Blut des Basedow-Patienten ihre Kreise ziehen (s. S. 73 f.). Doch Vorsicht! Der Nachweis von Autoantikörpern ist eine hinreichende, nicht aber eine notwendige Bedingung der Krankheit. Ist kein Nachweis vorzuweisen, ist die Basedow'sche Hyperthyreose noch lange nicht von der Hand zu weisen.

Um das Bild zu vervollständigen und das Bestätigte zu erhärten, zugleich zur Erkundung des therapeutischen Terrains, treten »Ultra« und »Szinti« weisungsgemäß in Aktion. Der Ultraschall wird gelegentlich doppelt eingesetzt: Im Doppler-Verfahren werden bewegte Grenzflächen (beispielsweise rote Blutkörperchen) farbig dargestellt – und in der Schilddrüse eine große Blutfülle festgestellt; im Echobild der ruhenden Strukturen macht die meist leicht vergrößerte Basedow'sche Schilddrüse auf Lockerheit: Die Gewebestruktur gibt sich aufgelockert und echoarm. Im Szintigramm geht es dafür umso dichter zu – kein Wunder! Das diagnostische, radiojodähnliche Technetium, in großer Menge vom überaktiven Drüsengewebe aufgenommen, verteilt sich auf alle überaktiven Schilddrüsenzellen und strahlt in entsprechender Dichte ab. Auf ihrem Funktionsabbild hinterlässt die Schilddrüse einen höchst strahlenden Eindruck (s. Abb. 21, S. 84).

Die Abgrenzung der Basedow'schen Hyperthyreose von einer Schilddrüsenentzündung im Frühstadium ist auf diesem Wege gar nicht so leicht, die Bilder ähneln sich. Lediglich im Szintigramm verrät sich der Unterschied. Bei der Entzündung ist die Produktivität zwar gesteigert, die Aufnahme des radioaktiven Technetiums aber nur leicht erhöht.

Diagnosesicherung: Basedow'sche Augenkrankheit

Ein häufiges Frühzeichen Basedow'scher Augenveränderungen sind Lidödeme: Schwellungen der Augenlider durch Wassereinlagerung. Vorboten und Künder kommender Ereignisse – wann wären sie je richtig verstanden worden! Und so erleben Patienten, denen das ungebetene Autoimmungeschehen als Erstes ein Lidödem »aufs Auge drückt«, nicht selten eine diagnostische Odyssee. Basedow-fernes ärztliches Bewusstsein produziert Gedanken an ein allergisches Ödem, eine Nierenkrankheit, eine Entzündung der Nasennebenhöhlen, zystische Veränderungen der Augenlider und wer weiß was noch. Die Verknüpfung mit einer (künftigen) Basedow'schen Krankheit drängt sich nicht gerade auf – zumal wenn die Hyperthyreose noch keinen Einstand gefeiert hat.

Immerhin wird es leichter, wenn sich die Augensymptome häufen und den Patienten zum Augenarzt treiben. Der lässt sich nicht lange bitten: Er inspiziert, misst, dokumentiert – die erweiterte Lidspalte, die Beweglichkeit der Augäpfel, die vielleicht schon prominent geworden sind, das Sehvermögen, den Augendruck. Mehr noch: er greift zum Ultraschallkopf, beschallt die Augenhöhle, bannt das Echo in ein Bild (s. S. 65) – und weiß Bescheid. Die Augenmuskeln sind durch die fehlgeleiteten Autoantikörper in Entzündung versetzt. Das Sonogramm wird zum Verräter der Entzündung – die Strukturen des Muskelgewebes erscheinen darin aufgelockert. Im Übrigen: diese Untersuchungen können auch von einem erfahrenen Schilddrüsenspezialisten vorgenommen werden.

Die Röntgen-Computertomographie erlaubt einen tieferen Einblick in die Höhlenwelt des Sehorgans: Die Verdickung der Augenmuskeln ist ebenso wie das vermehrte Fettgewebe hinter den Augäpfeln präzise darstellbar. Noch mehr leistet die Kernspintomographie: Sie gibt Aufschluss über die Entzündungsaktivität der befallenen Strukturen.

Unabhängig vom klinischen Bild der Hyperthyreose lässt sich mit diesen Mitteln über die Augensymptome die Basedow'sche Krankheit erkennen und in ihrem Schweregrad abschätzen. Diese Abschätzung bleibt nicht ohne therapeutische Folgen. Bei den zwei Dritteln der Basedow-Patienten, denen ihre Krankheit aus den Augen schaut, macht sich der Blick des Arztes in die Augen (jedoch nicht unbedingt augenblicklich) diagnostisch bezahlt.

Behandlung der Basedow'schen Krankheit

Ehedem starb die Hälfte der Basedow-Kranken an ihrer Hyperthyreose. Man konnte zwar die Patienten medikamentös beruhigen, nicht aber ihre Schilddrüse. Heute hingegen gestattet die Krankheit ihren Leidtragenden ein »normales« Leben – sofern man sie gut behandelt. Mit den Schilddrüsenhemmern, den Thyreostatika, sind dem Arzt Medikamente an die Hand gegeben, die für die erforderliche Güte Gewähr leisten. Erst recht aber steht solches Gütesiegel den so genannten definitiven Verfahren zu: der Schilddrüsenoperation und der Radiojodtherapie. »Definitiv« steht hier für »endgültig«.

Denn unter der medikamentösen Therapie ist die Basedow'sche Variante der Schilddrüsenüberfunktion eine langwierige Krankheit, die regelmäßiger ärztlicher Betreuung bedarf. Mit Medikamenten allein ist es nämlich nicht getan; bei der Entstehung dieser Krankheit machen viele Dinge ihre Einflüsse geltend, die späterhin den Krankheitsverlauf prägen. Belastungen für den Körper spielen eine wichtige Rolle; Seelenkräfte wirken eifrig mit. All diese Wirkgrößen sind mit zu bedenken und durch allgemeine Maßnahmen zu entkräften und unschädlich zu machen: Solchen Einflüssen darf kein Ausfluss gewährt werden. Ihr therapeutischer Abfang muss parallel zur Thyreostatika-Behandlung erfolgen.

Jedenfalls so lange, wie mittels Skalpell oder Radiojod kein definitiver Schlusspunkt hinter die Hyperthyreose gesetzt wird. Ein solcher ist aus doppeltem Grunde anzustreben: Erstens erfährt die Lebensqualität eine Verbesserung, weil sich verhaltenes Verhalten in potenziellen Auslösersituationen fortan erübrigt. Zweitens werden nach chirurgischer Beseitigung der Schilddrüse zumeist auch die Augenveränderungen in einen günstigen Verlauf gezwungen, weil anders als bei der thyreostatischen Behandlung dem Nachschub an Autoantikörpern kein weiterer Vorschub mehr geleistet wird.

Allgemeine Maßnahmen

Soll die medikamentöse Behandlung der Autoimmun-Hyperthyreose für eine stetig gute Stoffwechseleinstellung einstehen, sind zugleich auch diejenigen Bürden abzuschütteln, die den Körper, die Seele und zuletzt die Schilddrüse unter Druck setzen und der Basedow'schen Krankheit den Boden bereiten. Im Dienste solcher Entlastung stehen allgemeine Maßnahmen, die das spezifische therapeutische Vorgehen flankieren. Sie laufen zumeist auf das Vermeiden bestimmter Situationen oder Belastungen und damit auf die Änderung eingefahrener Gewohnheiten hinaus.

Ruhe, Schonung, Enthaltung

Je mehr die Schilddrüse über ihre obere Normgrenze hinaus leistet, desto weniger vermag der Körper zu leisten: Gelegentlich ist die körperliche Leistungsfähigkeit derart eingeschränkt, dass Bettruhe, mindestens aber körperliche Schonung mit Arbeitsunterbrechung und Haushaltsentlastung Not tun. Überhaupt bekommen längere Ruhephasen, in unregem Wechsel mit Schlaf und Spaziergang, der Krankheit schlecht und dem Patienten gut. Der Körper braucht Ruhe, um in Ruhe mit der Krankheit fertig zu werden. Den Angehörigen wird indes Verständnis abverlangt: Der Patient ist auf eine ruhige und verständnisvolle Umgebung angewiesen. Hier ist das soziale Umfeld gefordert. Die Forderung lautet, die Eigenarten des Patienten zu verstehen und als krankheitsbedingt zu tolerieren.

Auf dem Boden einer Hyperthyreose werden selbst Sonnenbaden und sportliche Ertüchtigung zu Schädlingen: Sie würden dem Körper nur noch mehr einheizen. Allein der Aufenthalt in heißen Zonen und direkte Sonneneinstrahlung sind schon zu viel der körperlichen Belastung. Für den hyperthyreoten Stoffwechsel wird selbst das Hochgebirgsklima zum Reizklima – und verliert dabei für den Stoffwechsler seinen Reiz. Das Repertoire des Vermeidungsverhaltens ist entsprechend zu erweitern.

In der Schonzeit gilt es, auch andere Belastungen zu meiden, insbesondere das Rauchen, das nicht nur Krankheiten zum Ursprung verhilft, sondern auch ihren Verlauf verschlimmert – so auch den der Basedow'schen Hyperthyreose und namentlich der dazugehörigen Augensymptome. Überdies fällt auf, dass die Krankheit bei Rauchern deutlich häufiger anfällt: Irgendwie scheinen sie dafür anfälliger zu sein. Womöglich lässt sich vom widrigen (und widerlichen) Einfluss der Qualmstoffe auf das Immungeschehen im Körper ein theoretisches Band zur Entwicklungsgeschichte der Basedow'schen Schilddrüsen- und Augenkrankheit knüpfen.

Speiseplanung

Die Schonung, die dem hyperthyreoten Körper besser ansteht als weitere Erregungssteigerungen, darf auch in der Ernährung zum Ausdruck kommen. Es muss ja nicht gleich Schonkost sein – doch ist auf vitaminreiche Nahrung mit viel Gemüse, Obst und Eiweiß zu achten. Empfohlen werden Vitamin A (Karotten, Spinat, Milchprodukte) und vor allem Vitamin C (Kiwis, schwarze Johannisbeeren, Paprikaschoten, Grünkohl, Orangen). Kalorien brauchen die »Überfunktionellen« übrigens nicht zu zählen: Der hochtourige Stoffwechsel kostet viel Treibstoff und so dürfen Bärenhunger und Brunnenputzerdurst (fast) vorbehaltlos gestillt werden.

Bei der Durststillung ist freilich von Bohnenkaffee, Alkohol und Cola abzuraten. Sie wären für die permanent erregten Körperzellen ein Ungenuss. Desgleichen die übrigen Aufputschmittel: ihr Einsatz wäre ein Satz über die zulässige Erregungsschwelle und ein Putsch wider die zelluläre Integrität. Der Versuchung solcher Putsch- und Aufputschversuche gilt es zu widerstehen.

Vermeidung von Jod

Mit Hochseefisch sollte der hyperthyreote Heißhunger nicht gerade gekühlt werden. Bei einer ausgeprägten Schilddrüsenüberfunktion sind jodhaltige Nahrungsmittel ein Tabu. Allzu große Löcher dürfte diese Einschränkung in den Speiseplan allerdings nicht reißen. Darin liegt ja gerade das Grundproblem deutscher Schilddrüsen: in der Jodarmut hiesiger Lebensmittel.

Jodhaltige Medikamente und Desinfektionsmittel sind leicht durch jodfreie Präparate zu ersetzen. Jodbeladene Röntgenkontrastmittel zur Untersuchung der Nieren, der Gallenblase oder der Gefäße werden nur in dringlichen Fällen eingesetzt, unter dem Begleitschutz von Medikamenten, welche die vermehrte Jodaufnahme in die Schilddrüse sabotieren.

Der Krankheit den Boden entziehen

Stress der psychischen oder körperlichen Art verhilft der Basedow-Krankheit nicht nur ins Dasein, er fördert auch ihr weiteres Vorwärtskommen, gestaltet ihren Verlauf abwechslungsreicher und erschwert ihre medikamentöse Beherrschung. Der Zusammenhang bringt eine therapeutische Verpflichtung mit sich: Stresssituationen sind möglichst zu umschiffen, die Einstellung des Schilddrüsenhormonhaushaltes darf nicht allein den Medikamenten überlassen bleiben, der Kampf gegen die Krankheit nicht allein mit medikamentösen Mitteln geführt werden. Der Arzt muss dem Patienten klarmachen und dieser sich darüber klar werden, dass die Basedow-Symptome mehr als nur Zeichen der Krankheit sind: Sie signalisieren Überlastung. Die gilt es, fortan zu vermeiden.

Dies ist vom Arzt leichter empfohlen als vom Patienten getan. Stress ist immer Ausdruck einer Wechselwirkung zwischen dem Einzelnen und Bedingungen oder Ereignissen in dessen Lebensraum, die eine subjektiv bedrohliche Relevanz haben. Lässt man die objektiven Stresssituationen beiseite, die jedermann als bedrohlich erlebt, so bestimmt jeder für sich selber (genauer: wird jedem individuell bestimmt), was er als Stress empfindet.

Seelische Konflikte, die man scheut, äußere Einwirkungen, die man psychisch nicht bewältigt, bedrohliche Seelenkräfte, denen man sich nicht stellt – sie erzwingen sich ihr Recht auf der Körperebene, suchen dort die Auseinandersetzung und finden eine Scheinlösung, die sich als körperliche Krankheit artikuliert – und schließlich so bei ihrem Opfer und dessen Arzt von sich reden macht. Wer seine Basedow'sche Krankheit in diesem Sinne begreift, wird vielleicht geneigt sein, mit professioneller Hilfe den ganzen Prozess rückwärts zu durchlaufen, um im Reiche des Psychischen das ehedem Versäumte nachzuholen und seinem Leiden ein für alle Mal den Nährboden zu entziehen. Die Krankheit selbst kann auf solche Weise zum Wegbereiter werden – und dem Betroffenen den Weg zur Selbstfindung weisen.

Thyreostatika gegen die Basedow-Hyperthyreose

Wenn man die Thyreostatika (zu Deutsch: Schilddrüsenhemmer) wörtlich nimmt, dann bringen sie die Schilddrüse zum Stehen. Realiter aber bringen sie die Schilddrüsenfunktion nur partiell zum Erliegen, indem sie die Jodfalle außer Kraft setzen und die Schilddrüse an der Jodaufnahme hindern oder indem sie den Bildungsauftrag der Drüsenzellen durchkreuzen und die Hormonproduktion drosseln. Nicht beeinflusst wird dagegen die Abgabe der Schilddrüsenhormone, die sich im Speicher befinden, sodass sich in den ersten Wochen die Medikation nach außen hin kaum bemerkbar macht. Erst danach ist eine Behandlungswirkung zu verpüren. Im weiteren Sinn zählt übrigens auch hoch dosiertes Jod(id) zu den Thyreostatika, ja selbst das Radiojod – eben alles, was die Schilddrüse in ihrer Aktivität bremst.

Warum aber nicht gleich die kranke Schilddrüse entfernen oder mit Radiojod endgültig aus dem Hormonverkehr ziehen? Es spricht vieles dafür: Mit einem Schnitt oder Schlag ist man die Schilddrüse samt der Hyperthyreose los. Auch die Augenbeschwerden verabschieden sich zumeist oder lockern die Beziehung. Die Basedow'sche Krankheit hat den Patienten heimgesucht, aber mit einer definitiven Therapie lässt man sie dort kein Heim finden. Der Preis für die schnelle Lösung und den kurzen Prozess, die lebenslange Hypothyreose, ist leicht zu bezahlen. Die medikamentöse Behandlung mit Thyreostatika hingegen zieht sich lange hin, erfordert viel Aufwand und zuletzt, nach Genesungen und Rückfällen, sind es dann doch 70 bis 80 Prozent der Basedow-Patienten, die operiert oder radiojodiert werden müssen.

Dennoch und leider hält man hierzulande an der medikamentösen Therapie mit Thyreostatika fest. Eingefahrene Gewohnheiten halten sich eben oft auch wider besseres Wissen. Der medikamentösen Langzeittherapie bleibt als Rechtfertigung allein der Hinweis auf die Möglichkeit einer Spontanheilung, die jeder Basedow'schen Krankheit innewohnt. Zwar spricht man von einem Verlauf in Schüben, aber ein Vortrieb ist unter Behandlung kaum zu beobachten: Die Schubkraft geht sogar eher in die Gegenrichtung, wenn die Krankheit nämlich tatsächlich nach Monaten oder Jahren spontan ausheilt. Rechnet man die Fälle ab, wo es späterhin doch zu einem Rückfall kommt, bleibt eine Heilungsaussicht von nur 20 bis 30 Prozent.

Naturheilkundliches

Pflanzenextrakte haben manches für sich: Handelt es sich um ein Extrakt aus Lycopus (Wolfstrapp), weiß der Naturheilkundige es bei einer leichten Schilddrüsenüberfunktion wirksam einzusetzen. Die Tinktur aus dem Lippenblütlerkraut senkt die Schilddrüsenhormonkonzentration im Blut, weil ihre Wirkstoffe dem TSH die Bindung an seine Zellrezeptoren streitig, den Hormonen die Freisetzung aus den Drüsenzellen schwer und einem Teil des passiven T_4 die Umwandlung in aktives T_3 unmöglich machen. Chemisch sind die Wirkstoffe gar nicht da, will sagen, man hat sie noch nicht auf eine Formel gebracht. Jedenfalls reicht ihre Wirksamkeit (oder ihre Menge) nicht hin, um gegen eine höhergradige Hyperthyreose anzukommen. Hierzu bedarf es Substanzen eines anderen Kalibers. In der Tat stehen solche Arzneistoffe seit 50 Jahren zur Verfügung: die Schilddrüsenhemmer oder Thyreostatika.

Durchführung der Behandlung

Da Schilddrüsenhormone auf Vorrat produziert werden, kommen die Schilddrüsenhemmer, die nur die Herstellung, nicht die Lagerung der Schilddrüsenhormone sabotieren, nach außen hin verzögert zur Geltung. Die Hyperthyreose samt ihrer Symptomschar hat eine Galgenfrist, bis die Hormonspeicher mangels Nachschub leer stehen. Eine Zeit lang, die von ein bis drei Wochen reicht, nisten Angst und Anspannung weiterhin im Kopf, rast das Herz wie zuvor, hängt der Blutdruck in ungebührlichen Höhen fest, hat der Patient immer noch das große Zittern. Das Gemüt muss beruhigt, das Herz geschützt, der Blutdruck abgefangen werden: Also gibt man zu Beginn der Thyreostatika-Behandlung zusätzlich Beruhigungsmittel und Beta(rezeptoren)blocker (diese hemmen die Umwandlung von T_4 zu T_3 in den Körperzellen und die Übertragung von Nervenimpulsen, die das Herz unter dem Einfluss der Schilddrüsenhormone auf Trab halten!). Wenn die Bremswirkung in Kraft tritt, die Stoffwechsellage sich normalisiert und die Symptome allmählich weichen, dürfen Beruhigungsmittel und Betablocker sich gleichfalls aus dem Körper schleichen.

Die Einstiegsdosis liegt je nach Schweregrad des Krankheitsbildes zwischen zehn und 40 mg Thiamazol (oder 15 und 60 mg Carbimazol), wenn sich Patient und Medikament nicht vertragen, zwischen 100 und 400 mg Propylthiouracil. Wie viel genau, hängt vom Empfänger ab – jeder wird hier individuell bedient (so wie er es braucht).

Wenn nach etwa vier Wochen die Beschwerden an Beschwerlichkeit einbüßen und parallel dazu die Schilddrüsenhormone im Blut, dem Druck der medikamentösen Widersacher nachgebend, sich endlich zur Normkonformität bequemen, wird die Dosis auf die niedrigstmögliche Tablettenstärke herabgesetzt. Man will so vermeiden, dass die Funktion der Schilddrüse völlig erlahmt und dass die Schilddrüsenhemmer, im Gefühl ihrer Stärke, dem Körper noch andere Wirkungen abzwingen als die gewünschte.

Da es mitunter schwer ist, den schmalen Dosierungsgrat zwischen einem Zuviel und einem Zuwenig an Funktionshemmung zu finden und dann noch über längere Zeit sicher zu wandern, entscheidet man sich gegebenenfalls von vornherein für das Zuviel, legt die Schilddrüse nahezu lahm und deckt die Differenz zum Normalbedarf mit Schilddrüsenhormonpräparaten ab. Wie bei der Kropfbehandlung (s. S. 108) wird die Schilddrüse hierdurch abgehalten, plötzlichen Expansionsgelüsten nachzugeben.

Nebenwirkungen

In sehr seltenen Fällen wird unter dem Einfluss der Thyreostatika außer der Schilddrüse auch das Knochenmark von Hemmungen ergriffen: Es verweigert die Bildung der weißen Blutkörperchen. Das Ereignis entzieht sich jeder Vorhersicht. Plötzlich ist es da und tut sich mit Fieber und Halsschmerzen als ersten Anzeichen kund. Die Therapie ist unverzüglich abzubrechen, der behandelnde Arzt sofort zu konsultieren.

An Arzneimitteln, deren Entsorgung die Leber übernimmt, kann diese auch Schaden nehmen. Die Thyreostatika werden in der Leber abgebaut: Darauf zu vertrauen, dass sie dabei nicht selber abbaut, hat alle Wahrscheinlichkeit für sich. Kontrolle ist indes besser: Anhand der Leberwerte im Blut (s. S. 93) lässt sie sich gut üben. Klagt der Patient über Magen-Darm-Beschwerden, Gelenkschmerzen, Hautrötungen oder Jucken, wird der Arzt hellhörig. Finden sich darüber hinaus weitere Zeichen einer Allergie, wird er hellsichtig: Er setzt das Medikament ab.

Derlei Probleme in Zusammenhang mit thyreostatischer Medikation erfordern nicht nur regelmäßige Kontrolluntersuchungen für die Dauer der Therapie, sondern auch rückhaltlose Aufklärung des Patienten – ohne dass er den Rückhalt los wird, den der Arzt ihm doppelt schuldig ist.

Bei solch umfassender Aufklärung über die Risiken einer Thyreostatika-Behandlung würden die Patienten dann beispielsweise auch erfahren, dass die Einnahme von Thyreostatika bei manchen von ihnen einen unangenehm bitteren Geschmack hinterlässt und bei manch anderen die Kopfhaare (weil geschwächt) verstärkt ausfallen lässt.

Wirkung und Wirksamkeit

Gelingt die thyreostatische Behandlung, geht die Abnahme der Hormonproduktivität häufig mit einer Zunahme des Körpergewichtes einher. Das ist bei der Basedow'schen nicht anders als bei der autonomiebedingten Hyperthyreose, unter Thyreostatika nicht anders als nach Radiojodbehandlung. Da die Schilddrüsenüberfunktion der Mehrzahl der Patienten an die Substanz geht, scheint es nur recht und billig, wenn dieselben (gesetzt, es sind die gleichen) ihr ursprüngliches Gewicht wieder zurückgewinnen. Allein: oft genug geht der Leibesgewinn über den ursprünglichen Verlust hinaus. Die Essgewohnheiten sind eben auf die hyperthyreote Stoffwechsellage zugeschnitten: Ihre Umstellung ist gewohnheitsgemäß nur gegen Widerstände und mit entsprechender Verzögerung durchzusetzen. Die Folgen sind gewichtig.

Wie Gewohnheiten sind auch Schwächen, einmal etabliert, nicht rasch wieder loszuwerden. Die Muskelschwäche, die unter der Hyperthyreose die Arme und Beine ergreift, läutert sich nur ganz allmählich zur alten Stärke: So sieht man die Patienten noch lange nach der Normalisierung ihrer Schilddrüsenhormonspiegel sich die Treppen hochschleppen.

Die Thyreostatika nehmen die Basedow'sche Hyperthyreose und deren Symptome aufs Korn und leisten dabei gute Arbeit. An den Ursachen aber rütteln sie nicht. So entpuppen sich die Verflüchtigung des Symptombildes und die korrigierte Stoffwechsellage als trügerische Angelegenheit. Die Verursacher sind nach wie vor am Werke: Der Autoantikörperpegel steht hoch, die Durchblutung der Schilddrüse dokumentiert sich im Doppler-Sonogramm als unverändert stark.

Wer jetzt unbeschwert von Beschwerden den Medikamenten entsagt, hat die hyperthyreotischen Plagegeister alsbald wieder am Hals. Aus diesem Grunde ist die thyreostatische Medikation ein gutes Stück über die Symptomvertreibung hinaus (nämlich bis zu einem Jahr) weiter zu pflegen: Die Beschwerdefreiheit wird mit Behandlungszwang erkauft. Von denen aber, die nach solch gutem Stück therapeutischen Wegs ihr Thyreostatikum schließlich beiseite tun, kann sich weniger als die Hälfte der nunmehr doppelten Freiheit erfreuen – und auch die meist nur eine Zeit lang, bis sie die Hyperthyreose zuletzt wieder einholt. Mit dem Rückfall wird eine erneute Behandlung fällig – diesmal vielleicht aber doch lieber eine definitive.

Umgekehrt kann sich unter der Therapie eine Spontanheilung ergeben. Die Basedow'sche Krankheit ist einer solchen durchaus nicht abgeneigt – nur ist die spontane Selbsthilfe des Körpers unter der Behandlung nicht gleich zu erkennen. Wer es genau wissen will, muss die medikamentöse Behandlung unterbrechen und einen gezielten Weglassversuch starten. Hier gilt es also, sich auf ein Weglassen einzulassen.

Nach der Therapie mit Thyreostatika

Wer sich Rechenschaft über Unberechenbares geben will, muss regelmäßig Kontrolle üben, so auch nach einer erfolgreichen Therapie der Basedow'schen Hyperthyreose mit Thyreostatika. Der weitere Verlauf ist unterschiedlich und nicht vorhersehbar, zumal wenn auch die Augen verändert sind. Entsprechend häufig muss kontrolliert werden: am Anfang häufiger (4 Wochen, 12 Wochen Abstand), später reicht eine halbjährliche, noch später eine jährliche Verlaufsuntersuchung aus.

Kontrolleur ist der Schilddrüsenspezialist; kontrolliert werden die Blutkonzentrationen der Schilddrüsenhormone und Schilddrüsenantikörper, die Schilddrüsengestalt in sonographischer Projektion, die Augen und ihre Anhangsgebilde. Verlässt die Schilddrüsenfunktion den Pfad der normativen Tugend und das Auge seinen angestammten Platz, wird der Fehltritt rechtzeitig bemerkt und korrigiert, bevor ein Irrweg daraus wird. Die Behandlung passt sich der Richtung des Fehltritts an: Werden die alten Autoantikörper (obschon neu gebildet) wieder aktiv, ist der Rückfall perfekt und eine definitive Lösung nähergerückt. Driftet die Schilddrüse dagegen langfristig in eine Unterfunktion, erhält sie von Schilddrüsenhormontabletten funktionellen Beistand.

Wer ein ordentlicher Basedow-Patient ist, führt Buch über die Untersuchungstermine beim Arzt und ebenso über die Beschwerden, die der Alltag parat hält. Schließlich muss man davon ausgehen, dass die Hyperthyreose rückfällig wird – zu häufig ist dies der Fall. Wenn sie es aber tut, wird sie nicht mit der Tür ins Haus fallen. Sie wird sich heimtückisch einschleichen, womöglich sogar in Verkleidung. Eine sorgfältige Dokumentation sämtlicher Beschwerden steigert die Chancen von Patient und Arzt, die Schleichspuren zu entdecken. Man bleibt so auf der Hut und ist stets (be)handlungsbereit.

Psychohygiene

Ein Autoimmunleiden von der Art der Basedow'schen Krankheit ist immer auch ein Hilferuf: die Aufforderung des Körpers an seinen Inhaber, sich mit der Seele zu befassen. Seelisches Gleichgewicht wird dem Körper keine Energieabfuhr erteilen. Das Immunsystem bleibt unbehelligt von widriger Seelenkraft, und schwelende Autoimmunprozesse ersticken im Keim. Zur Therapie und Nachtherapie der Basedow'schen Krankheit gehört mithin auch der Versuch einer Änderung des bisherigen Lebens. Im Klartext bedeutet dies: wer als Basedow-Kranker dem Hilferuf nachkommen will, den seine Krankheit signalisiert, der wird einer Psychotherapie oder einer psychotherapeutischen (nicht aufdeckenden, also nicht analytischen) Gesprächsbehandlung nicht grundsätzlich abgeneigt sein. Und der Arzt wird sie ihm nahe legen.

Die psychische Betreuung der Basedow-Patienten verbindet der Arzt mit dem Appell zu Geduld und Zuversicht. Es ist freilich nicht so einfach, dem Patienten über den scheinbaren Widerspruch hinwegzuhelfen, dass es keine medikamentöse Therapie gibt, die das Übel an der Wurzel zu packen vermag, und dennoch, vom Gesamtverlauf her, auf eine Dauerheilung gehofft werden darf. Einsichtiger ist dem Patienten da schon die Aussicht auf Lösung des Problems durch eine definitive Behandlung, wenn sich eine solche Genesung eben nicht einstellt. Immerhin eine versöhnliche Perspektive: tritt unter der Medikation keine Selbstheilung ein, sondern nach dem Absetzen der Thyreostatika ein Rezidiv auf, dann tritt ein alternativer Behandlungsplan in Kraft – und unter der Strahlung des radioaktiven Jods oder dem Skalpell des Chirurgen die Krankheit endgültig ab.

Definitive Behandlungsmaßnahmen

Der Weglass der Thyreostatika bringt die Entscheidung zwischen drei Situationen: Die Krankheit ist (wenigstens vorläufig) geheilt, eine weitere Behandlung erübrigt sich (vorerst); der Autoimmunprozess hat trotz der Medikation Fortschritte gemacht, denen selbst der Fortschrittsgläubige nichts abzugewinnen vermag; die Überfunktion meldet sich wieder zu Wort, um dieses nach Wiederaufnahme der Medikation aber sogleich wieder abzugeben. Im zweiten und dritten Fall hält die Bremswirkung der Schilddrüsenhemmer die Überfunktion zwar in Zaum, aber die verantwortlichen Schilddrüsenantikörper florieren, die Echodarstellung der Schilddrüse zeigt eine ausgeprägte Auflockerung der Gewebestrukturen, das Farb-Dopplerbild verrät eine ungeahnte Blutfülle des Drüsenorgans. Kaum fallen die Thyreostatika weg, fällt die Schilddrüse zurück in die hektische Produktivität der prätherapeutischen Ära. Als Therapie bleiben dann nur noch definitive Maßnahmen: die Radiojodbehandlung oder die Schilddrüsenoperation.

Radiojodbehandlung

Jedem Land seine therapeutischen Vorlieben: angesichts der häufigen Rückfälle und Nebenwirkungen unter der Behandlung mit Thyreostatika wird in den USA (aber auch in anderen Ländern) mit der Basedow'schen Krankheit kürzerer Prozess gemacht als hierzulande. Schon seit Anfang der Vierzigerjahre werden Basedow-Patienten frühzeitig – und erfolgreich – mit Radiojod behandelt.

Die Deutschen halten es hier mit der vorsichtigsten und vornehmsten Haltung – der Zurückhaltung: Sie üben dieselbe und lassen dem Radiojod erst den Vortritt, wenn die chirurgische Behandlung nicht infrage kommt und die Thyreostatika zum Rücktritt gezwungen sind, weil sie ihr therapeutisches Pulver verschossen haben.

Für die Durchführung der Radiojodtherapie bei der Basedow'schen Krankheit gilt, was dazu im Kapitel »Schilddrüsenautonomie« ausführlich ausgeführt wurde (s. S. 138 ff.). Abweichungen davon sind für die Dosierung und für die Häufigkeit einer Unterfunktion im nachtherapeutischen Lebensabschnitt zu vermerken.

Den Basedow-Patienten, deren Schilddrüse sich unter dem leidigen Einfluss der Autoantikörper allenfalls leicht vergrößert, ist mit einer geringeren Strahlenmenge Genüge getan als den Patienten mit heißen Knoten in der Schilddrüse. Dafür müssen mehr von ihnen später eine Unterfunktion in Kauf nehmen. Denn bei der (nicht diffusen) Schilddrüsenautonomie werden lediglich die heißen Knoten bestrahlt, sodass umliegendes gesundes Gewebe von den Strahlen verschont bleibt. Die Basedow-Schilddrüse hingegen kennt kaum Schonbezirke; fast das ganze Organ wird ein therapeutisches Strahlenopfer.

Wirft man die Radiojodbehandlung gegen die übrigen Behandlungsmethoden in die Waagschale, so hat sie bei der Basedow'schen Krankheit nicht weniger als bei der Schilddrüsenautonomie den Ausschlag auf ihrer Seite – sicher, einfach, schmerzlos, preiswert und wirksam: wer seine Therapieentscheidung rational trifft, müsste dem radioaktiven Jod auch bei der Behandlung der Basedow'schen Hyperthyreose den Vorrang einräumen.

Doch Vorsicht! Die rationale Begründung greift nicht, wo sich die Hyperthyreose mit Basedow'schen Augensymptomen paart. Es kann nämlich vorkommen, dass sich nach Ausschaltung der hyperthyreoten Schilddrüse mittels Radiojod die Augensymptomatik verschlimmert. Deshalb ist man dazu übergegangen, bei aktiven Augenzeichen entgegen früherer Gewohnheit der Operation den Vorzug zu geben, so eine definitive therapeutische Maßnahme gegen die Hyperthyreose angezeigt ist.

Schilddrüsenoperation bei Basedow'scher Krankheit

Wer für das Problem der Autoimmunhyperthyreose eine definitive Lösung sucht, hat neben der Radiojodtherapie die chirurgische Behandlung der Schilddrüse zur Wahl. Selbst bei demokratischer Wahl liefe es auf ein iatrokratisches Votum hinaus, meist zugunsten der Operation; zurecht indes nur, wenn die Schilddrüse des Basedow-Patienten deutlich vergrößert, knotig verändert oder für Luft- oder Speiseröhre eine unzumutbare Zumutung ist – oder aber wenn gleichzeitig die Augen Zeichen geben.

Das Operationsrisiko bei der Basedow'schen Schilddrüsenüberfunktion lässt sich durch angemessene Medikation im Vorfeld und in Vorbereitung des Eingriffs auf den unvermeidlichen Rest minimieren. Einzelheiten des operativen Vorgehens wurden vorgängig beschrieben (s. S. 118).

Freilich wird der Patient auf chirurgischem Weg seine Hyperthyreose am schnellsten los. Die Schnittregel für den Operateur lautet: Ein Restgewebe von drei bis fünf Gramm soll bleiben. Zwar wüten in dieser chirurgischen Hinterlassenschaft die Zellen – nicht minder krank als vorher – unbeirrt weiter, nur kommt jetzt in der Gesamtrechnung keine Hyperthyreose mehr heraus. Das dahinrasende Fließband der Hormonfabrik ist durch den Eingriff so weit verschmälert, dass nicht mehr (sondern meist weniger) Schilddrüsenhormon anfällt, als die Körperzellen für sich in Anspruch nehmen. Der kleine Schilddrüsenrest dient als Notstromaggregat für Situationen, in denen der Hormonbedarf größer ist als die mit der Schilddrüsenhormontablette zugeführte Menge.

Defizite sind bei Verlaufskontrollen festzustellen und bei der Nachbehandlung mit Schilddrüsenhormontabletten wettzumachen. Dies ist bei einer Fraktion der chirurgisch versorgten Basedow-Patienten (die größer ist als jene der »Autonomen«) vonnöten – anders als bei Patienten nach Operation eines Jodmangelkropfes, die allesamt ihren Hormonbedarf nicht mehr aus eigenen Ressourcen bestreiten. Doch auch für den Basedow-Operierten gilt: Man hat ihn lieber als gesunden »Unterfunktionellen« denn als widerspenstigen Basedow-kranken »Überfunktionellen«.

Behandlung der Basedow'schen Augenkrankheit

An der Geduld (lateinisch: patientia!) erkennt man den Arzt – und erst recht den Patienten. Geduld, vor der Ära der pharmazeutischen Industrie als beste Arznei gepriesen, ist hier in der Tat von beiden gefordert.

Schon bei milden Verläufen und leichten Augensymptomen wird die Geduld auf die Probe gestellt. Zwar ist eine Linderung mit einfachen Maßnahmen zu erwirken, aber auf Dauer sind auch diese lästig – oder wenigstens die Abhängigkeit, die damit gegeben ist: eine getönte Brille gegen die Lichtempfindlichkeit, künstliche Tränen des Tags und Gleitgele des Nachts zur Anfeuchtung der trockenen Bindehäute – und ständig auf der Flucht vor Staub und Pollen. Der Kopf muss selbst in der Nacht (mit Kissens Hilfe) hochgetragen werden, um der Gewebsflüssigkeit guten Abfluss in die Lymphgefäße und weiter in die Venen zu gewähren. Die Rückbildung der Lidschwellung erfolgt indes ohne Gewähr.

Schwere Lasten werden von mehreren leichter getragen. Bei schweren Formen des Basedow'schen Augenleidens teilen sich Hausarzt, Schilddrüsenspezialist, Augenarzt, Strahlentherapeut und womöglich Chirurg die therapeutische Verantwortung. Das Leid des Patienten bleibt ungeteilt, doch die Betreuung erfolgt im Team.

Kortison und Bestrahlung

Wenn das Gewebe unter der Einwirkung der irregeleiteten Autoantikörper sich entzündet und vielleicht gar entflammt, schwillt es an und erzeugt Druck in der Tiefe der Augenhöhlen. Treibt der Entzündungsdruck die Augen ins Weite und den Sehnerv in die Enge, sodass derselbe sich wahrlich »genervt« vorkommt, darf mit der milden Gabe von Kortisontabletten nicht länger gezögert werden, sind sie doch kühlender Balsam für das erhitzte Gewebe. Man beginnt mit täglich 40 bis 60 Milligramm und vermindert die Dosis schrittweise binnen acht bis zwölf Wochen. Auf diese hormonelle Weise wird das Entzündete gewissermaßen gelöscht, Augenanhangsgebilde und Augenmuskeln schwellen unterschwellig ab, die Schwellbeschwerden bilden sich parallel dazu überschwellig zurück. Freilich: das Kortison übt keinen Einfluss auf die Ursachen, es weist lediglich deren Folgen, also die Augensymptome, in die Schranken. Demgemäß spricht man hier von symptomatischer Behandlung.

Doch damit nicht genug: das Kortison vermag die Symptome nicht dauerhaft zu vertreiben. Kaum ist es abgesetzt, macht sich die Entzündung oft wieder breit im Gewebe der hinteren Augenhöhlen: Schwelbrände, die wieder aufflackern, kaum dass die Löschtrupps abgezogen sind. Um der Entzündung den Garaus zu bereiten oder sie wenigstens nicht über die Schwelphase hinauskommen zu lassen (schwelen darf es, nur schwellen darf es nicht!), muss man dem Kortison eine therapeutische Gefährtin (keine Kortisane!) zugesellen: die Hochvolt-Bestrahlung der Augenhöhlen.

Von den Schläfen her wird dabei die Spitze der Augenhöhlen in zehn bis zwanzig Sitzungen mit niedrig dosierten Strahlen »beschossen«. Der vordere Raum der Augenhöhlen und damit die Augen selbst bleiben ausgespart, sodass Nebenwirkungen, zum Beispiel an der Linse, gemeinhin nicht vorkommen.

Unter der gleichzeitigen gezielten Behandlung mit Kortison und ionisierenden Strahlen treten bei der Mehrzahl der Patienten die Augensymptome den Rückzug an, obschon nicht unbedingt auf der ganzen Linie. Grundsätzlich aber gilt: die Behandlung hindert den Autoimmunprozess am Fortschreiten, nicht jedoch am Weggehen; er kann spontan verschwinden.

Operative Behandlung

Gelingt es mit diesen Maßnahmen nicht, die Doppelbilder zu vereinen, welche durch die Funktionsstörung der Augenmuskeln im Sehhirn erzeugt werden, lassen sich die Abweichungen zumindest in der Hauptrichtung zunächst mit auf das Brillenglas aufgeklebten Prismenfolien und später mit in das Glas eingeschliffenen Prismen prima ausgleichen. Ungünstigenfalls muss eine Schildoperation für die Wiedervereinigung sorgen. Darüber hinaus ist eine entlastende Operation angezeigt, wenn das Augenlicht durch Schädigung der Hornhaut zum Dämmerlicht zu verkommen droht, die Lider unschlüssig sind, sodass dem Lidschluss der Abschluss fehlt, oder der Sehnerv trotz Kortison und Hochvolt-Strahl gefährdet ist.

Heilungsaussichten

Die Basedow'sche Augenkrankheit zeigt sich häufig von ihrer guten Seite: Der Exophthalmus erklärt dann mit der Normalisierung des Schilddrüsenstoffwechsels seinen Rücktritt – die Augäpfel treten in die Augenhöhlen zurück. Bei manchen Patienten aber bekunden die Augensymptome Eigenständigkeit: Sie scheren sich nicht um die Stoffwechsellage der Schilddrüse und gehen ihren eigenen Weg. Sie lassen sich dabei nicht irremachen, auch wenn das Drüsengewebe sich längst mithilfe des Chirurgen vom Körper verabschiedet hat.

Da sich der Verlauf der Basedow'schen Augenkrankheit im Einzelfall nicht vorhersagen lässt, erleben die Patienten immer wieder verständliche Enttäuschungen: Nach wie vor sind die Möglichkeiten begrenzt, das Krankheitsbild gezielt und kalkulierbar zu beeinflussen. Den Patienten gilt es darauf vorzubereiten, dass sich weder die Entwicklung seines Leidens, gewissermaßen sein Leidensweg, absehen noch ein sicherer Therapieerfolg vorhersehen lässt. So füllen Behandlung und Nachbehandlung womöglich lange Zeiträume, bevor sich stabile Verhältnisse einstellen. Erfahrungsgemäß kommt der Autoimmunprozess, dem sich die

Krankheit verdankt, irgendwann zum Stillstand. Bleibende Veränderungen am Auge und seinen Anhangsgebilden sind ein hoher Preis, der mitunter eingelöst wird: Sie müssen trotzdem in Kauf genommen werden. Solange der Ursprung und die Anfänge der Krankheit im Dunkeln liegen, weiß die Therapie zwar, worauf sie abzielt, nicht aber, worauf sie zielt. Dass es im Schutz dieser Dunkelheit mitunter zu unerklärlichen Effekten wie einer Verschlimmerung der Augensymptomatik unter oder nach Radiojodbehandlung der Basedow'schen Hyperthyreose kommt, ist daher kaum verwunderlich.

Die Basedow'sche Krankheit in speziellen Umständen

Der allgemeine Fall auf besondere Situationen übertragen, eröffnet nicht selten spezielle Informationslücken, die einer gesonderten Schließung bedürfen: Die einzige Form der Hyperthyreose, die bei Kindern eine gewisse Rolle spielt, ist die Basedow'sche. Schwangerschaften, die vor dem Hintergrund einer Basedow'schen Krankheit ausgetragen werden, sind mit einem Risiko behaftet und gelten demgemäß als Risikoschwangerschaften. Davon abzugrenzen ist die so genannte Schwangerschaftshyperthyreose, die sich in der Frühphase der »anderen Umstände« diesen vorübergehend als zusätzlicher Umstand zugesellt – ohne Risiko, ohne Bezug zu Basedow und meist auch ohne Behandlungswürde. Die Stillzeit wirft bei Basedow-kranken Müttern ebenfalls gewisse Probleme auf, weil die Thyreostatika (im geringen Maße) in die Muttermilch übergehen. Im Alter ist die Basedow'sche Krankheit selten, aber häufig genug, um angesichts der altersüblichen autonomiebedingten Hyperthyreosen den Arzt vor ein diagnostisches Problem zu stellen.

Bei Kindern

Angeboren kommt die Basedow'sche Krankheit nicht vor. Was vorkommt, ist eine Schilddrüsenüberfunktion, die von Müttern mit Basedow'scher Krankheit herrührt. Die mütterlichen Autoantikörper, welche die Schilddrüse zur Produktion antreiben, treten während der Schwangerschaft in das Blut des Kindes über: eine Übertretung, für die das Neugeborene mit einer Vergrößerung der Schilddrüse und oft auch der Augen büßen muss. Die Symptome bilden sich jedoch alsbald (binnen vier bis sechs Wochen) zurück, weil die stimulierenden Antikörper sich im Kinde nicht nachbilden.

Kinder, die es aus eigener Immunkraft (vielleicht eher einer Schwäche!) zu einer Basedow'schen Überfunktion bringen, fallen durch ein beschleunigtes Wachstum auf – und durch einen beschleunigten Puls: Sie schwitzen leicht, tun sich bei warmem Wetter schwer, glänzen durch ihre Augen und beweisen Größe mit ihrer Schilddrüse.

Lehrer, die aufpassen, bemerken, dass diese Kinder mit dem Aufpassen ihre liebe Not haben. Ihre Handschrift verrät das Zittern ihrer Hände, der Schulsport verrät die Schwäche ihrer Muskulatur. Den langen Lebensweg vor sich, ermüden Basedow-Kinder schon nach kürzesten Gehstrecken und verweigern den Fortschritt. Über Nervosität klagen die Kinder in der Regel nicht, vielleicht haben sie auch keinen Begriff davon. Jedenfalls fällt es oft schwer, einem überaktiven und ruhelosen Kind eine Schilddrüsenüberfunktion nachzuweisen. Man sollte bei diesen Symptomen daran denken und danach fahnden.

Aus dem Blut lässt sich die Diagnose stellen – wie bei Erwachsenen auch. Wenn die Schilddrüsenhemmstoffe der einschlägigen Arzneien die Schilddrüse beruhigen, kommt auch der Stoffwechsel wieder zur Ruhe. Die Therapie mit Schilddrüsenhemmern wird bei Kindern bis zu drei Jahren durchgehalten, gespeist von der Hoffnung auf eine Spontanheilung.

Andernfalls bietet sich auch bei Kindern die Lösung des Problems durch eine definitive Behandlung an: der chirurgische Eingriff nicht weniger als die Radiojodbestrahlung. Schilddrüsenoperationen, an kinderchirurgischen Zentren von erfahrenen Operateuren durchgeführt, bergen kaum ein Risiko. Die Radiojodbehandlung, ehedem als Therapie für Patienten über vierzig abgestempelt, wird heute wegen ihrer Unbedenklichkeit in allen Altersgruppen eingesetzt.

Wie bei Erwachsenen, nimmt man auch bei Kindern lieber eine leicht behebbare Unterfunktion der Schilddrüse in Kauf, als zu viel Schilddrüsengewebe zu belassen und der Überfunktion weiterhin schwer kontrollierbare Entfaltungsmöglichkeiten einzuräumen. Schilddrüsenhormontabletten in einer dem Bedarf angepassten Dosierung sorgen zeitlebens für bequemen und kalkulierbaren Ausgleich.

In der Schwangerschaft

Frauen mit der Basedow'schen Krankheit neigen zu Unfruchtbarkeit. Kommt aber trotz Überfunktion eine Schwangerschaft zustande, ist das

Kind stärker gefährdet als bei gesunden Frauen: Es drohen Fehlgeburt, Fehlbildungen, Frühgeburt. Dafür steht nicht, dass die Frau oft einen zusätzlichen Nutzen davon hat – in der Spätschwangerschaft bessern sich ihre Beschwerden (nachdem sie sich freilich in der Frühschwangerschaft zunächst verschlimmert hatten). Nach der Entbindung ist der Status quo ante wieder hergestellt: Die Basedow-Frau fühlt sich wieder wie vor der Schwangerschaft.

Bei der (unvermeidlichen) Behandlung mit einem Schilddrüsenhemmer kann dieser vom Blut der Mutter in den kindlichen Blutkreislauf übergehen. Damit das werdende Kind nicht in Kropfgefahr gerät, sind die Thyreostatika möglichst niedrig zu dosieren. Schutz vor der Unterfunktion durch gleichzeitige Verabreichung von Schilddrüsenhormonpräparaten steht dem Ungeborenen nicht zu Gebote: Sie schaffen nicht den Sprung auf die kindliche Seite des Mutterkuchens.

So bleibt unter dem Strich die Einsicht, dass die Basedow'sche Krankheit die Zeit bevorstehender Mutterschaft in eine Risikoschwangerschaft verwandelt – auch wenn man davon ausgehen kann, dass die Schilddrüsenhemmer ihre Hemmwirkung nicht auf das kindliche Wachstum in der Gebärmutter ausdehnen, geschweige denn zu Missbildungen führen. Hier ist die interdisziplinäre Zusammenarbeit zwischen Frauenarzt, Schilddrüsenspezialist und Kinderarzt gefragt. Mitunter wird der Chirurg in den Kreis mit aufgenommen: Falls nötig, ist im zweiten oder dritten Schwangerschaftsdrittel eine Schilddrüsenoperation möglich. Ansonsten wird die Schwangere sorgfältig überwacht – und auf eine Unter- oder Überfunktion des Neugeborenen sorgsam geachtet.

Die Basedow-kranke Frau, die in Erwartung guter Hoffnung deren Güte durch solche Schwierigkeiten und Risiken gefährdet weiß, wird zusammen mit ihrem Arzt überlegen, ob sie ihrem definitiven Kinderwunsch nicht lieber mit der definitiven Beseitigung ihrer überfunktionellen Schilddrüse Nachdruck verleiht – bevor sie in Schwangerschaft gerät, versteht sich. Das könnte für sie und das Kind die bessere Lösung bedeuten.

In der Stillzeit

Wenn es darum geht, nach der Geburt ein Therapiebedürfnis der Mutter medikamentös zu stillen, geht es zugleich um die Frage, ob dieser Wunsch mit dem Stillen des Kindes vereinbar ist. Die Therapie einer Jodmangelstruma mit Jod tut dem Säugling nur gut. Die Behandlung einer

Struma oder einer Hypothyreose mit Schilddrüsenhormonen ist für den Säugling unverfänglich: Die Hormone übergehen die Muttermilch. Anders die Thyreostatika: sie gehen in die Muttermilch über – in geringen Mengen. So gering, dass bei niedriger Dosierung die Mutter ihr Kind trotzdem stillen kann. Für diejenigen, die es genau wissen wollen: Die Tagesmenge ist für Thiamazol auf 15 bis 20, für Carbimazol auf 20 bis 30 und für Propylthiouracil auf 150 bis 200 Milligramm begrenzt.

Schwangerschaftshyperthyreose

Die Hyperthyreose à la Basedow bekommt in der Schwangerschaft leicht Konkurrenz und der Arzt eine differenzialdiagnostische Aufgabe. Tut sich in den ersten 20 Wochen nach der Empfängnis eine Überfunktion der Schilddrüse hervor, kann es sich auch um die so genannte Schwangerschaftshyperthyreose handeln. Das Schwangerschaftshormon HCG sorgt nicht nur für den positiven Befund beim Schwangerschaftstest, sondern führt kraft seiner Ähnlichkeit mit dem TSH mitunter auch die Schilddrüse hinters Licht: Sie lässt sich vom HCG stimulieren und womöglich zur Überfunktion hinreißen. Eine Behandlung erübrigt sich meist. Nach der 20. Woche nämlich sinkt das HCG so tief, dass die Hyperthyreose von selbst verschwindet.

Bei alten Menschen

So selten wie die Basedow'sche Hyperthyreose bei alten Menschen anzutreffen ist, geht sie leicht in der Vielzahl der Autonomie-Hyperthyreosen unter. Apathie herrscht vor, die alte Haut ist zu trocken, um viel Schweiß zu erübrigen, das feinschlägige Zucken der Hände lässt sich als Alterszittern abtun, die Muskelschwäche im Gefolge der Hyperthyreose dem Alter anlasten – schon hat sich die Basedow'sche Überfunktion dem diagnostischen Blick entzogen. Wird sie aber doch erkannt, folgt die medikamentöse Behandlung mit Thyreostatika auf dem Fuße. Scheitert diese, wird das Skalpell oder das Radiojod bemüht – wie gehabt (s. S. 179 bzw. 178).

Schilddrüsenunterfunktion

»Was darüber liegt, ist von Übel«: Das klinische Bild der Schilddrüsenüberfunktion lässt daran keinen Zweifel. Die in Worte gebannte Grunderfahrung medizinischer Endokrinologie ist dem Volke nach dem Mund geredet, dessen auf den Punkt gebrachte Weisheit da lautet: »Allzu viel ist ungesund.« Welche Gestalt die Ungesundheit im Falle der Schilddrüsenhormone annimmt, ist in den beiden vorangehenden Kapiteln nachzulesen.

Indes: was sind schon die Nachteile, Einbußen und gesundheitlichen Folgen des Überflusses und Überschusses im Vergleich zum Elend und Jammer der Ärmsten und Armen, die zu wenig oder nichts haben! Gilt dann nicht auch für den speziellen Fall der Schilddrüse, dass der Mangel an ihren Hormonen kränker macht als ein Übermaß davon? Nun, ohne Schilddrüsenhormon schleppt sich der Stoffwechsel in den Körperzellen jedenfalls so träge dahin, dass mehr als ein stumpfes und dumpfes Vegetieren nicht herausspringt.

Der Ursachen für die Schilddrüsenunterfunktion sind mehrere: Sie mag mit in der Wiege liegen – wenn, wurde sie freilich dort nicht erst hineingelegt, sondern war bereits in jenem Organ zugange, wo schlechthin alles Menschliche seinen Ursprung nimmt. Meist wird die Hypothyreose jedoch erworben, ohne dass der Erwerber darauf Wert legte (wie gern würde er sich in diesem Punkte erwerbsunfähig bekennen). Erwerbsgrundlage ist zumeist eine chronische Schilddrüsenentzündung oder ein ärztlicher Eingriff, dem die Schilddrüse als Ganzes oder in Teilen zum Opfer fällt. Mitunter ist es auch nur das Alter, dem die Schilddrüse Tribut zollt: Dabei schwindet Drüsengewebe mit den Jahren dahin.

In all diesen Fällen (außer dem letzten) hängt die Hypothyreose im Schlepptau anderer Schilddrüsenkrankheiten oder wird für die Schilddrüse selber eingetauscht. Zugrunde liegt entweder eine Schädigung oder die Ausmerzung des Drüsengewebes: Die Schilddrüse ist primär betroffen. Daneben findet sich aber auch eine sekundäre Form der Hypothyreose: Wenn nämlich die Hirnanhangdrüse es versäumt, ihren Drüsenanhang (darunter die Schilddrüse) in der Körperperipherie (vom Hirn aus gerechnet zählt der Hals bereits zur Peripherie) nachdrücklich an seine Produktionspflichten zu erinnern. Sich selbst überlassen, fehlt es der Schilddrüse an Motivation, sie erbringt nur einen Bruchteil ihres sonstigen Ertrages. Das aber reicht nicht hin, um Körper und Seele in angemessenen Schwung zu bringen.

Das Behandlungsprinzip indes ist einfach: »Gebt dem Körper, was des Körpers ist!« Was innen fehlt, wird von außen ersetzt. Der Fachmann nennt es Substitution. Kraft einer Substitutionstherapie mit Schilddrüsenhormontabletten hilft man der Schilddrüse aus ihrer Hypothyreose und führt sie zurück auf den Pfad der funktionellen Tugend – oder lässt es zumindest so aussehen.

Was ist Hypothyreose?

Gleich der Hyperthyreose, hat die Hypothyreose den Status einer eigenständigen Krankheit knapp verfehlt: Sie geht als gemeinsame Endstrecke verschiedener Krankheiten oder Folgezustand (meist) therapeutisch gesetzter Organschäden in die Lehrbücher ein. Entsprechend vielfältig sind die Ursachen der Schilddrüsenunterfunktion. Die Befindensstörungen und Körperbefunde, die sich unter ihrem Banner versammeln, sind Ausdruck des gedrosselten Stoffwechsels in den Zellen und Organgeweben.

Ursachen der Hypothyreose

Die kausale Vielfalt hinter dem Erscheinungsbild der Schilddrüsenunterfunktion lässt sich durch Gruppierung übersichtlich gestalten. Das resultierende Gruppenbild zeigt von links nach rechts bzw. von oben nach unten: Ursachen, die eine angeborene Hypothyreose bewirken, Entzündungen unterschiedlicher Herkunft, Nebenwirkungen definitiver Behandlungsformen, extreme Jodmangelsituationen und Regulationsstörungen, die von der Hypophyse ausgehen.

Die angeborene Hypothyreose

Kopfüber wird der Mensch als Mangelwesen in die Welt geworfen. Bei jedem Drei- bis Viertausendsten ist der erste Lichtblick (mit dem das Kind das Licht der Welt erblickt) getrübt durch einen besonderen Mangel: den an Schilddrüsenhormonen. Ein Mangel gibt dabei dem anderen die Hand: Diesen Kindern fehlt entweder die Schilddrüse (ganz oder zum Teil) oder eines der Enzyme, die im Hormonwesen einen Bildungsauftrag zu erfüllen haben. (Irgendwo auf dem langen Weg von der Eireifung oder Spermabildung bis zur Empfängnis verliert sich ein Stück genetischer Information in dunklen Kanälen.) Extrem selten steht hinter der angeborenen Hypothyreose ein extremer Jodmangel.

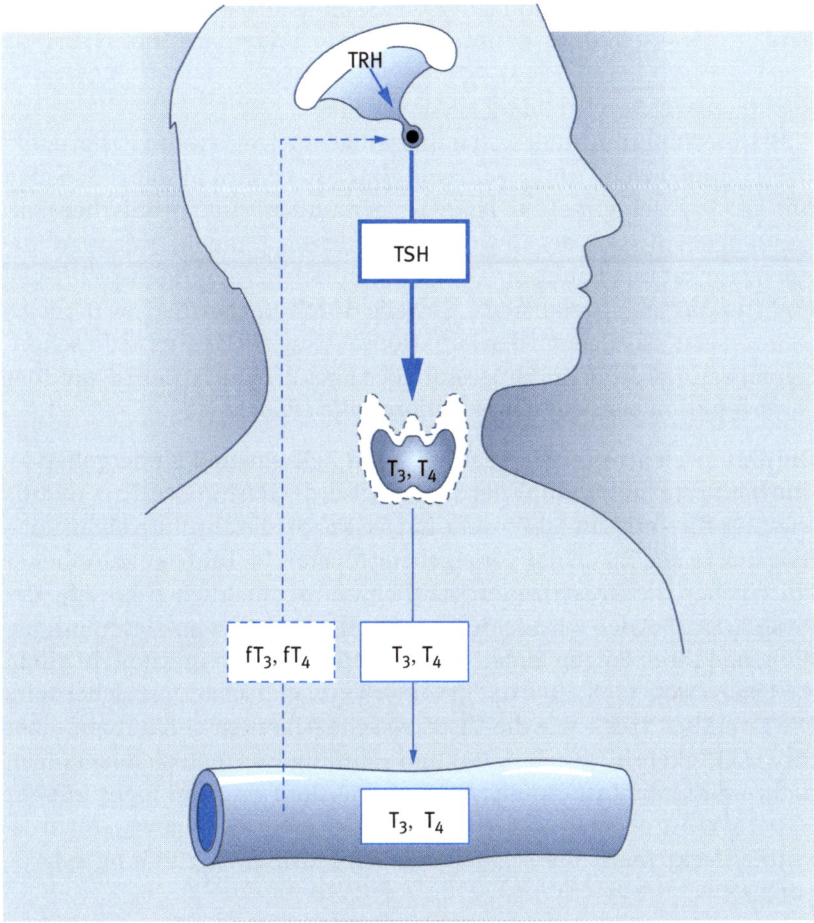

Abb. 33: Die primäre, meist erworbene Schilddrüsenunterfunktion kann sich nach einer Entzündung, Operation oder therapeutischen Bestrahlung oder unter der Behandlung mit Schilddrüsenhemmern zu Wort melden. Gegen den Mangel an Schilddrüsengewebe steht das Steuerhormon TSH trotz vermehrter Produktion auf verlorenem Posten: Die Zellen werden nicht mehr ausreichend mit Schilddrüsenhormonen versorgt. Bei der seltenen sekundären Hypothyreose fehlt es dagegen an TSH: Die Hirnanhangdrüse produziert nicht genug davon und die Schilddrüse wird nicht ausreichend stimuliert.

Man weiß heute um die verheerenden Folgen der Neugeborenenhypothyreose und ist (seit Anfang der Achtzigerjahre) gewappnet: Am fünften Tage nach der Geburt wird in einer Routineblutuntersuchung, von der kein Kind ausgenommen bleibt, gezielt danach gefahndet. An der erhöhten TSH-Konzentration gibt sich die angeborene (wie auch jede andere primäre) Schilddrüsenunterfunktion zu erkennen (Abb. 33, S. 189).

Hypothyreose nach Schilddrüsenentzündung

Eine Unterfunktion stellt sich naturgemäß auch ein, wenn das produktive Drüsengewebe unter widrigen Einfluss gerät und dabei Schaden nimmt. So geschieht es bei langwierigen und mithin chronischen Entzündungen, die sich der Gewebe bemächtigen, ohne Rücksicht auf deren Integrität und Funktion. Oft genug wird dabei das organspezifische und funktionell spezialisierte Gewebe durch unspezifisches Bindegewebe ersetzt, das sich um den Funktionsauftrag des Organs nicht schert. Irgendwann ist die Schilddrüse nur noch Ersatz: Dann ist der Zustand der Unterfunktion oder gar der Funktionsstille erreicht.

Die chronisch-atrophische (das heißt mit Zellschwund einhergehende) und häufigste Entzündung der Schilddrüse, die Hashimoto-Thyreoiditis (s. S. 208 ff.) – mit gut 50 Prozent hat sie knapp die absolute Mehrheit – hält sich in der Tat an das vorgegebene Muster: Im Laufe entzündlicher Jahre gehen die Drüsenzellen mählich und schmählich zugrunde, der Produktionsbetrieb wird schleichend stillgelegt. Wer an dieser Entzündung und ihren Folgen leidet, steht in seiner Familie meist nicht allein da. Er darf sich der Solidarität in seiner Verwandtschaft fast sicher sein: Die Krankheit tritt – wie die Basedow'sche – familiär gehäuft auf. Über ihre Häufigkeit (s. Tab. 1, S. 24) und Häufung war man sich lange Zeit nicht im Klaren. Insbesondere unter den Alten sind viel mehr mit der Hypothyreose geplagt, als man bislang zu glauben geneigt war. Auch dahinter steckt meist die schwelende Schilddrüsenentzündung à la japonaise.

Akute Entzündungen und solche, die nicht ganz so akut und mithin auch nicht ganz so heftig verlaufen (bis sie sich zuletzt selber verlaufen), suchen sich zuweilen eine Hypothyreose als Begleitung, mit der zusammen sie dann auch wieder verschwinden.

Der Arzt als Verursacher

Heilen durch Verletzen ist das Prinzip der Chirurgie – doch auch umgekehrt wird ein Schuh daraus. Verletzen durch Heilen also: indem der

Arzt einen Schaden behebt und heilt, richtet er einen neuen Schaden an. Wie?! Der Arzt als Krankmacher, als Krankheitsursache; die Krankheit vom Arzt heraufbeschworen, durch ärztliches Handeln erzeugt: iatrogen, wie der Begriffskundige sagt (griechisch: iatros = der Arzt)? – In der Tat! Aber nicht von ärztlichen Kunstfehlern ist hier die Rede, sondern von der – zumal bei schweren Krankheiten – nicht ungewöhnlichen Situation, in der das verlorene Heil nur um den Preis gesundheitlicher Einbuße wiedergewonnen werden kann. Das gilt für die chirurgische Verkleinerung oder Entfernung der Schilddrüse ebenso wie für die Behandlung mit radioaktivem Jod. Nach Güterabwägung sich für das geringere Übel entscheiden heißt dann die therapeutische Strategie. Und so ist die Hypothyreose der Obolus, den Arzt und Patient entrichten, um schwerwiegendere Schilddrüsenübel abzuwenden. Sie wird beim Kropf, bei der Autonomie, bei der Basedow'schen Krankheit und auch beim Schilddrüsenkrebs bewusst in Kauf genommen – als Bestandteil des Therapieplans.

Wenn die Art und Bösartigkeit eines krankhaften Geschehens im Halsraum oder in der anatomischen Nachbarschaft der Schilddrüse eine hoch dosierte externe Bestrahlung erzwingt, beispielsweise bei der Hodgkin'schen Krankheit oder bei Lungenkrebs, so sind die Strahlenschäden am Drüsenorgan der Preis und die Hypothyreose die Währung, in der er bezahlt wird. Die Lebenserhaltung hat immer noch Priorität vor der Organbewahrung oder der Funktionsrettung.

Nistet der Krebs hingegen in der Schilddrüse selbst, muss diese dran glauben: Man hofft, dass damit der ungeladene Nesthocker für immer aus dem Körperverbund ausscheidet. Des Körpers verwiesen, hinterlässt die Schilddrüse nicht nur einen für immer verwaisten Standplatz und einen einsamen Schildknorpel, sondern auch eine neue Lebensgefährtin, an deren lebenslanger Treue kein Zweifel aufkommen kann: die Hypothyreose.

Eine Hypothyreose kann aber auch an übermäßige Jodzufuhr gekoppelt sein – zeitweilig, solange die Jodeinwirkung währt: nämlich bei allen jodhaltigen Medikamenten, Augentropfen, Röntgenkontrastmitteln und Desinfektionsstoffen. Wie lange die Weilzeit anhält, hängt von der Jodeinwirkung ab: Kurzweilig oder langweilig – die Hypothyreose kommt mit dem Jod und reicht nach Beendigung der Jodexposition ihren Abschied ein.

Von den jodfreien Medikamenten sind es natur- und sachgemäß die Schilddrüsenhemmer, die das funktionelle Gleichgewicht nach unten kippen können. Wird die thyreostatische Zwangsjacke zu eng geschnürt und nicht beizeiten gelockert, geht eine Schilddrüsenunterfunktion daraus hervor. Lithium, Hoffnungsträger manisch-depressiver Patienten, kann ebenfalls auf die Schilddrüse nebenwirken: im Sinne einer funktionsneutralen (euthyreoten) Organvergrößerung oder im Widersinne einer Hypothyreose.

Hypothyreose durch extremen Jodmangel

Hin und wieder wird die Joddurft der Schilddrüse so groß, dass die kompensatorische Kropfbildung das Defizit nicht auffangen kann. Dann kommt es doch einmal so weit, dass der Jodmangel mit der Hypothyreose, deren er sich sonst so geschickt zu erwehren versteht, eine kausale Beziehung eingeht. Aber wie gesagt: diese Paarung hat Seltenheitswert.

Sekundäre Hypothyreose

Nicht immer ist es der Schilddrüse anzukreiden, wenn Körper und Seele von einer Hypothyreose geplagt werden. Lässt draußen im (Wirtschafts-) Leben die Produktion zu wünschen übrig, liegt es oft genug an den Sagenhabern in den höheren Etagen. Im (Körper-)Innenleben begibt es sich hingegen höchst selten, dass dem Schilddrüsenhormonbetrieb von oben her ins Handwerk gepfuscht wird. Immerhin: versäumt es die Hypophyse, auf sinkende Schilddrüsenhormonspiegel mit einer angemessenen TSH-Ausschüttung zu antworten, dann weiß die Schilddrüse nicht, dass ihre Produktionsdienste gebraucht werden. Organisch gesund und voll funktionsfähig, aber falsch informiert, produziert sie in Kurzarbeit – und produziert zu wenig. Weil aber die Schilddrüse für die Versorgungsmisere nichts kann, spricht man in diesem seltenen Fall von einer sekundären Hypothyreose (s. Abb. 33, S. 189). Für die übliche primäre muss die Schilddrüse selber geradestehen.

Befunde und Befinden

Der Übergang zur Schilddrüsenunterfunktion vollzieht sich so allmählich, dass das Bewusstsein zunächst keinen Anteil daran nimmt. Wird es der körperlichen und seelischen Veränderungen dann doch gewahr, ist der Eindruck zu Beginn so vage und unspezifisch, dass er zu Fehleinschätzungen und Missinterpretationen verleitet. Die Beschwerden, die sich zu Wort melden, werden auf Überarbeitung, Stress oder das Alter geschoben. Zumal das Alter tut sich hier hervor – als Pauschalerklärung für alle Wehe und Wehwehchen, die den Körper im Laufe der Jahre umwehen. Das Vollbild der Hypothyreose füllt sich nur langsam. Bis es so weit ist, muss man der Diagnose über ein unfertiges Puzzle auf die Spur kommen. Vielleicht wird sie deswegen oft so spät gestellt.

Da letztlich sämtliche Körperzellen von den Schilddrüsenhormonen abhängig sind, wirkt sich deren Mangel auf alle Gewebe aus: Der Hypothyreose eröffnet sich ein weites Feld individueller Symptomgestaltung, das nicht immer geahnte Möglichkeiten der Variation einräumt. Freilich: da sich die Symptome auf leisen Sohlen in das Leben ihres Wirtes schleichen, ohne dass es ihm gleich bewusst wird, gewinnt das Erscheinungsbild der Krankheit erst ganz allmählich Kontur und Farbe.

Der Tenor ist jeweils der Gleiche: Auf kühlem Grunde, der chronisch frieren lässt, paart sich Müdigkeit mit Leistungs- und Konzentrationsschwäche und eine depressive Gemütsverfassung mit Antriebsarmut und Desinteresse. Der äußere und innere Lebensrhythmus ist verlangsamt. Dem sozialen Umfeld bleiben die körperlichen und geistigen Leistungsdefizite nicht verborgen – die organischen und erst recht die hormonellen Hintergründe aber schon.

Beschwerden körperlicher Art

Der hypothyreote Patient ist kälteempfindlich. Seine unterkühlte Stoffwechsellage verwandelt ihm selbst gut beheizte Räume in Kühlkammern. Sozial wird daraus nicht selten ein Streitpunkt (hoffentlich kein Schlusspunkt). Sich die Beschwerden des Patienten anzuhören, fällt gerade den Angehörigen oft schwer: Wie leicht wird Kältegefühl als Gefühlskälte ausgelegt!

Die allgemeine Schwäche kann, in einem fortgeschrittenen Stadium der Hypothyreose, so weit gehen, dass jede Bewegung und jede Unterhaltung eine große Anstrengung erfordert. Die eingeschränkte Leistungsfähigkeit quittiert der »Unterfunktionelle« mit Apathie. Nachts aber schlafen die Patienten schlecht – das Schlafbedürfnis wächst. Schlimm, wenn man nicht kann, wie man will; schlimmer noch, wenn man nicht kann, wie man muss: Schlafhungrig quält sich der schlaflose Patient durch seine Nächte und wird nicht satt.

Ungestillt bleiben in diesem Zusammenhang auch noch andere Bedürfnisse; manches Betttreffen endet im Frust, weil der männliche Part der Betreffenden, hypothyreotisch geschwächt, seine Impotenz nicht liebesspielerisch auszugleichen versteht. Abgesehen davon, dass unter der Hypothyreose nicht nur die Mannes-, sondern auch die Zeugungskraft leidet, und überdies die hypothyreote Frau zur Unfruchtbarkeit neigt – mithin neben der allgemeinen Produktivität auch die spezielle Reproduktivität Abstriche hinnehmen muss. Wie um diese zu unterstreichen, präsentiert sich die Periode hypothyreoter Frauen höchst unperiodisch.

Der herabgesetzte Stoffwechsel verschleppt die innere Nährstoffaufnahme noch über das Maß hinaus, das den Großmüttern bei ihren klassischen Kau- und Verdauempfehlungen weiland vorschwebte. So bahnen sich Verstopfungen an. Der verminderte Kalorienbedarf, gepaart mit körperlicher Untätigkeit, bestimmt bei unverminderter Kalorienzufuhr den Hang zum Übergewicht: gewissermaßen den Überhang. Wassereinlagerungen verstärken den Effekt.

Psyche und Verhalten

Der weitere Verlauf der Hypothyreose bekräftigt den Zusammenhang zwischen Schilddrüsenhormonhaushalt und seelischer Befindlichkeit, die sich ja im Verhalten ausdrückt. Eindrücklicher noch als die Hyperthyreose dokumentiert die Schilddrüsenunterfunktion die lebenslange Abhängigkeit seelisch-geistiger Funktionen vom intakten Stoffwechsel der Nervenzellen. Zu viel des Guten ist immer noch besser als zu wenig des Guten. Mit dem täglich Brot ist es den Zellen nicht getan: Sie brauchen dazu als Elixier ihr tägliches Schilddrüsenhormon.

Bleibt dieses unter Bedarf oder gar aus, bleibt dann eben nicht aus, dass die geistige Spannkraft zuerst an Spannung und später an Kraft einbüßt, bis es an beidem gebricht. Mit der Zeit merken die Betroffenen, dass ihre Merkfähigkeit nachlässt. Sie berichten – wenn es ihnen nicht gerade entfallen ist –, dass ihr Gedächtnis sie des Öfteren im Stich lasse. Zuletzt erstarrt der ohnedies träge Geist in geistiger Trägheit: Das Denken fällt schwer und reduziert sich mitunter darauf, zu denken, man tue es. Selbst elementare Geistesarbeit kommt den schwer hypothyreoten Menschen hart an: das Schreiben – und das Sprechen.

Die »Unterfunktionellen« leiden unter ihrer Langsamkeit: Sie sind der Schnelligkeit nicht mehr fähig. Die unerträgliche Saumseligkeit ihres Seins, verkettet mit der typischen Antriebsarmut, stempelt die Hypothyreose-Patienten für die Mitmenschen, die mit ihren Urteilen schnell und noch schneller mit ihren Vorurteilen bei der Hand sind, zu Faulenzern und Nichtstuern.

Der Eindruck wird bekräftigt, wenn mit wachsendem Hormondefizit die Antriebsarmut sich steigert bis zum Verlust jeglicher Eigeninitiative und schließlich umschlägt in völlige Interesselosigkeit, die sich nach außen als dumpfe Stumpfheit oder stumpfe Dumpfheit zu erkennen gibt. Der soziale Antrieb ist von solcher Entwicklung nicht ausgenommen. So bleibt die Geselligkeit auf der Strecke: Statt zwanglosen Umgang zu pflegen, pflegen fortgeschrittene Hypothyreotiker einen solchen zwanghaft zu umgehen.

Freilich: wer kommt bei derlei Beobachtungen schon darauf, dahinter eine Hormonstörung oder überhaupt eine Krankheit zu vermuten, zumal der Betrachter meist nur des aktuellen Verhaltens, nicht aber des zugrunde liegenden Verhaltenswandels gewahr wird? Selbst Ärzte tun sich schwer – solange sie die Diagnose nicht kennen –, den geistigen Leistungsabfall, der sich kollektiv im Kulturbetrieb auf geistigen Abfall reduziert, als Ausdruck einer Hypothyreose zu deuten. Berichtet der Patient dazu von Depressionen, die im Beschwerdebild der Schilddrüsenunterfunktion ihren festen Platz haben, rückt der Gedanke an die Schilddrüse als gemeinsamen körperlichen Urheber solch kognitiver und emotionaler Abstriche eher ferner als näher.

Körperliche Befunde

Wenn alle Prozesse sich verlangsamen, warum nicht auch das Herz? – In der Tat: es schlägt gemächlicher und lässt die Pulsfrequenz sinken. Eine Ausnahme macht hingegen die Körpertemperatur: Sie wird nicht langsamer, sie fällt lediglich ab.

Solche Stoffwechselbeschränkungen gehen dem Patienten unter die Haut – in Gestalt von Wassereinlagerungen, die sich im Unterhautgewebe breit machen und dieses polstern. Mit solchen Ödemen im Gesicht wird die Mimik gewissermaßen verwässert. Das Mienenspiel büßt an Beweglichkeit und Lebhaftigkeit ein, in den Lidern sorgt das Gewebswasser für Schwellungen, unter denen sich der Lidspalt verengt. Schwillt auf nämliche Weise die Haut über den Gelenken an, tun diese sich mitunter schwer und machen dabei Beschwerden. Aus den gleichen hydraulischen Gründen stimmt es auch mit der Stimme nicht mehr: Die Stimmbänder saugen sich voll Flüssigkeit, bis ihnen die Fasern schwellen – und klingen dann rau, rau bis zur Heiserkeit. Da die Zunge ebenfalls verdickt ist, hört sich die Sprache verwaschen und kloßig an. Weil es gerade um Kommunikation geht: Auch die körpersprachliche Artikulation der »Unterfunktionellen« lässt zu wünschen übrig. Sie setzen kaum Gesten ein und verstärken dergestalt den Eindruck allgemeiner Teilnahmslosigkeit, den sie bei ihren Gegenübern erwecken.

Eine ausgeprägte Hypothyreose macht Taschendiebe berufsunfähig. Ihre Langfinger verdicken und verplumpen, die Gelenkfalten vergroben: Hypothyreote Finger bieten ein typisches Bild. Die Muskeln geben sich schlaff, dennoch kommt es zu Muskelkrämpfen; Arme und Beine schlafen ungeachtet sonstiger Schlafstörungen ein. Die Haare wachsen gemächlich und werden dabei struppig; die Augenbrauen haben lichte Momente, aus denen sie gelichtet hervorgehen. Die Fingernägel folgen voll dem hypothyreoten Trend: Sie wachsen nur zögerlich, bilden Riffeln und Rillen, werden brüchig und fleckig.

Auch auf der Körperoberfläche hinterlässt die Hypothyreose im fortgeschrittenen Stadium ihre Spuren: Die Haut nimmt sich trocken und blass aus und nicht selten geht an Stellen Pigment verloren, sodass sie dort noch blasser wird und ein scheckiger Eindruck entsteht. Demgemäß spricht man von Scheckhaut oder Weißfleckenkrankheit (medizin-deutsch: Vitiligo), die bei gebräunter Haut besonders ins Auge springt (s. S. 210).

Sicherung der Diagnose

Wessen Blick gerade zum Tellerrand reicht, der kann die Schilddrüsenunterfunktion mit einer Herzkrankheit, mit Rheuma oder mit Hirndurchblutungsstörungen verwechseln. Wenigstens bis zu den diversen Bluttestwerten sollte der Blick schon schweifen (s. Abb. 13, S. 68, und Abb. 14, S. 71). Der Arzt nimmt sich die Werte vor, zu sichern die Diagnose: T_4 ist niedrig, TSH steigt empor – im Wertevergleich tritt sie klar hervor: die Hypothyreose. An der Schilddrüsenhormonkonzentration lässt sich zudem der Schweregrad der Unterfunktion ablesen. Sind Autoantikörper gegen Schilddrüsengewebe nachzuweisen, kann der Arzt zugleich auch eine Ursache vorweisen.

Mäßig ausgeprägte Hypothyreosen sind an der basalen TSH-Konzentration kaum zu erkennen. Ein klareres Bild ergibt sich erst, wenn der Arzt das TSH mit dem vorgesetzten Freisetzungshormon TRH von der Spitze der Hormonhierarchie aus in Bewegung bringt. Bei Schilddrüsen, die in ihrer Aktivität ungebührlich gedämpft sind, wird das TSH daraufhin in die Höhe schnellen, während der Schilddrüsengesunde einen regelrechten Anstieg des TSH zu verzeichnen hat.

Bei Schilddrüsenunterfunktion wird das Blut fetter – das Cholesterin und andere Fettfraktionen steigen an. Diese Fettsucht des Blutes schwächt sich zur Normalität hin ab, je näher der Schilddrüsenhormonhaushalt seinem angestrebten Gleichgewicht kommt. Somit eignen sich die Blutfette zur Verlaufskontrolle der Hypothyreose unter der Behandlung (s. S. 92).

Durch Messung der Achillessehnenreflexzeit (s. S. 77) ist die Unterversorgung der Körperzellen mit Schilddrüsenhormonen gewissermaßen muskelreaktiv nachzuvollziehen: Der Reflex lässt auf sich warten. Unter erfolgreicher Substitutionsbehandlung verringert sich die Wartezeit auf das normale Maß: Die Wadenmuskulatur zuckt wieder wie in den besten euthyreoten Tagen.

Drüsenschwund

Organe, die lange Zeit nicht oder nur unzureichend in Betrieb sind, bauen Gewebe ab: Sie bekommen die Schwundsucht und schrumpfen. Mit den diagnostischen Zwillingen »Szinti« und »Ultra« (den mittlerweile vertrauten Informanten der Diagnosefahnder) lassen sich Schwund und Schrumpfung (medizindeutsch: Atrophie) der chronisch hypothyreoten Schilddrüse nachweisen. In der Tat: Nach langen Entzündungsvorgängen, wie sie häufig einer primären Hypothyreose zugrunde liegen, und in dem nicht minder häufigen hypothyreoten Zustand nach einer Schilddrüsenoperation oder Radiojodtherapie gibt sich die Schilddrüse recht bescheiden: klein und atrophisch. Nur bei der sekundären Hypothyreose präsentiert sich die Schilddrüse in ihrer gewohnten Größe.

Behandlung der Schilddrüsenunterfunktion

Wenn akute Entzündungen oder Medikamente (Thyreostatika oder Lithium), denen nicht rechtzeitig abgeschworen wird, aus ursächlicher Verbundenheit mit der Hypothyreose diese heraufbeschwören, liegt eine Wurzelbehandlung auf der Hand: Man kappt einfach das Band zwischen dem Übel und seiner Wurzel und ist mit einem Hieb beides los. In allen anderen Fällen lassen sich die Ursachen der Schilddrüsenunterfunktion nicht beeinflussen: Man kann dem Körper die Hypothyreose zwar medikamentös austreiben, aber die Ursachen bleiben zeitlebens bestehen und am Werke. Ebenso lang dauert dann auch die Behandlung mit Schilddrüsenhormontabletten.

Hormonsubstitution

Substitution nennt es der Mediziner, wenn er körpereigene Stoffe, die der Körper nicht mehr selbst zu erstellen vermag, von außen zuführt. Die Substitutionstherapie mit körperfremden Schilddrüsenhormonen wurde vor gut 100 Jahren in England mit Extrakten aus Schafsschilddrüsen eingeläutet: Patienten mit Hypothyreose wurden zur Injektion gebeten – und zeigten positive Wirkung. Heute werden Schilddrüsenhormone, gewissermaßen der Extrakt des Extraktes, synthetisch hergestellt und tablettiert unter die Patienten gebracht.

Die Aufgabe erweist sich dankbar: Sorgt die Substitution für das rechte Hormongleichgewicht, macht sie aus dem hypothyreoten einen funktionell gesunden Patienten – schilddrüslich betrachtet. Die Ursachen sind nach wie vor am Walten, aber sie können sich ohne Vermittlung des Hormondefizits nicht mehr durch Symptome zur Geltung bringen: Diese müssen der Behandlung weichen.

Prinzip

So springen für die körpereigenen Schilddrüsenhormone ihre pharmazeutischen Doubles in die Bresche. Die Körperzellen merken den Unterschied nicht – jedenfalls nehmen sie in ihrer Not gern mit dem Substitut vorlieb. Auch das Immunsystem merkt nichts; demgemäß bleiben Allergien aus. Und andere Medikamente nehmen keine Notiz von ihnen: So wechseln sie keine Wirkung mit den künstlichen Hormonen. Levothyroxin wird vom Körper nicht ausgeschieden: Es scheidet also nicht ungenutzt aus dem Stoffwechselspiel aus, sondern zieht mit dem Blut seine Kreise, bis die Körperzellen es verbraucht haben.

Das Levothyroxin verhält sich im Körper so wie unter regulären Bedingungen das körpereigene Thyroxin (T_4): Ein Jodatom setzt sich ab, das Thyroxin formiert sich zum eigentlichen Wirkstoff Trijodthyronin (T_3). Rund acht Tage dauert es, bis nach einmaliger Einnahme der erforderlichen Dosis das T_4 in T_3 verwandelt und vollständig verbraucht ist. Levothyroxin erweist sich mithin als ideales Depotpräparat: Unabhängig von seiner Konzentration im Blut ergibt sich eine konstante T_3-Konzentration – wie bei intakter Schilddrüsenfunktion. Auf diese Weise kann eine Tagesration auch getrost einmal vergessen werden, sofern man am nächsten Tag die Dosis verdoppelt. Es kommt darauf an, dass T_3 von unten und TSH von oben ihren konzentrativen Normbereich im Blut erreichen.

Durchführung der Substitutionsbehandlung

Man macht sich heute zunutze, dass die latente Hypothyreose angesichts der modernen verfeinerten Methoden der Labordiagnostik ihren Status nicht halten kann: Sie muss ihr Versteckspiel aufgeben und man verhindert mit angemessenen Hormongaben, dass sie manifest wird – die Hypothyreose wird bereits im Keim erstickt.

Die Schilddrüsenhormonbehandlung verlangt einen behutsamen Einstieg, also eine niedrige Dosierung mit allmählicher Steigerung. Die lange auf Sparflamme gesetzten Organe wären bei einer abrupten Umschaltung auf Normalbetrieb womöglich überfordert. Es gilt, den schmalen Grat zwischen zuviel und zuwenig zu finden und zu beschreiten.

Es hat sich eingebürgert, mit einer Tagesdosis von 12,5, 25 oder 50 Mikrogramm Levothyroxin einzusteigen und diese im Verlauf von Wochen bis Monaten je nach Befindlichkeit und Blutwerten auf 100 bis 150 Mikrogramm zu steigern. Die vertrauensvolle Zusammenarbeit zwischen Arzt und Patient und die regelmäßige Kontrolle der Hormonkonzentration im Blut sichern die bestmögliche, individuelle Dosierung.

Was eine rechte Unterfunktion ist, sinkt mit der Zeit immer tiefer. Die Normabweichung nimmt zu, und die ausgleichende Dosis Schilddrüsenhormon (in Tablettenform) ist entsprechend zu erhöhen. Auch hier gewährleistet die regelmäßige Kontrolle angemessene Korrekturen und letztlich den Behandlungserfolg.

Mischen sich andere Krankheiten in den laufenden Therapieprozess ein, darf der eingeschlagene Weg dennoch nicht verlassen, die veranschlagte Dosis nicht zurückgenommen werden. Wer seiner Schilddrüsenunterfunktion nicht konsequent mit Schilddrüsenhormonen auf die Sprünge hilft, altert schneller und wird anfälliger für andere Leiden.

Die lebenslange Substitution von Schilddrüsenhormonen ist eine therapeutische Aufgabe, die ohne Risiko, aber nicht ohne Belastung zu meistern ist. Weshalb relativ viele Patienten mit einem chronischen Funktionstief ihrer Schilddrüse die therapeutische Aufgabe als Aufgabe der Therapie interpretieren und die Behandlung oder wenigstens die kontrollierte Behandlung aufgeben, ist nicht ganz einsichtig. Jedenfalls bleiben sie irgendwann den Kontrolluntersuchungen fern und entziehen sich fortan der Kontrolle – obschon nur diese die Gewähr für die richtige Dosierung des Substituts und eine gute Stoffwechseleinstellung bietet.

Wer als Hypothyreose-Patient sein Levothyroxin nicht mehr einnimmt, übernimmt sich: Denn dann nimmt die Hypothyreose wieder den Patienten ein, zusammen mit ihrem angestammten Platz, und übernimmt erneut das Kommando. Der Machtwechsel findet allerdings mit einer gewissen Verzögerung statt: nämlich erst nach Wochen oder Monaten, wenn die Schilddrüsenhormonvorräte im Körper aufgezehrt sind. Ob dieser Galgenfrist wähnen sich viele hypothyreote Patienten auch ohne ihre Tabletten gesund – bis die Hypothyreose sie wieder einholt. Ist die Schilddrüsenfunktion erst einmal auf die schiefe Bahn geraten und nach unten abgeglitten, ist die Rehabilitation, der Wiederaufstieg in die heile Welt zwischen den Normgrenzen, gemeinhin blockiert.

Wirkung und Wirksamkeit

Gib dem »unterfunktionellen« Menschen, dem notorisch antriebsschwachen und lustlosen, dem ewig müden und »kaputten«, dem reizlos gereizten, dem grundlos aggressiven und depressiven seine Schilddrüsenhormontabletten – und er fühlt sich »wie neugeboren«. Angemessen dosiert und regelmäßig verabreicht, bringen die Levothyroxin-Tabletten den Schilddrüsenhormonhaushalt wieder ins Lot und Harmonie und Stabilität über den Haushaltsvorstand – jedenfalls in Sachen Schilddrüse.

Für den Körper und seine Schilddrüse ist das Schilddrüsenhormon aus den Tabletten ein höchst vertrauter und gewöhnlicher Stoff. Eine Gewöhnung, also die Erfordernis zunehmender Dosierung für gleich bleibende Wirkung, tritt somit nicht ein. Identisch mit dem körpereigenen Schilddrüsenhormon, ist das fremdgeschaffene Substitut so unschädlich (oder – im Übermaß – schädlich) wie jenes.

Der Weg zur Besserung führt mitunter durch ein Tal der Verschlimmerung. Tatsächlich fühlen sich manche Patienten zu Beginn der Behandlung kränker als ohne therapeutische Einwirkung. In dieser Phase empfiehlt sich mithin eine höhere Kontrolldichte: also Verlaufsuntersuchungen in kürzeren Zeitabständen.

Die Schilddrüsenunterfunktion entwickelt sich schleichend – sie lässt sich Zeit. Ebenso dauert es lange, bis das Hormondefizit wettgemacht ist. Hier muss sich der Patient also wörtlich nehmen: Geduld ist gefordert. Zwei bis sechs Monate mögen verstreichen, ehe die endgültige Dosis (vorläufig) feststeht. Die Wirksamkeit der Behandlung ist indes schon früher zu erfassen – subjektiv wie auch objektiv.

Vorsichtsmaßnahmen

Keine unerwünschten Nebenwirkungen, keine Gewöhnung – und doch ist Umsicht angesagt beim Umgang mit Schilddrüsenhormontabletten und Vorsicht beim therapeutischen Vorgehen. Die Körperorgane haben sich nämlich auf den Minimalstoffwechsel eingestellt: Abruptes Umschalten auf hohe Drehzahlen könnte ihnen Schaden zufügen – namentlich wenn bereits Vorschäden gesetzt sind. Vor allen anderen Organen ist dabei das Herz gefährdet. Wird nach langer Schilddrüsenhormon-Ebbe das gefäßkranke Herz ohne Vorankündigung durch ungewohnt normale Hormonanflutung von Sparflamme auf Volldampf gepuscht, steigt der Sauerstoffbedarf ungebührlich an und dem Herzmuskel wird die Luft knapp. Ohne körperliche Arbeit, allein durch die plötzlich wieder normale Stoffwechselsituation, gerät das Herz unter Dauerbelastung. In solchen Fällen ist das Hormondefizit gemächlich und behutsam auszugleichen: also einschleichend!

Der therapeutische Einsatz von Schilddrüsenhormonpräparaten bei Beschwer durch Übergewicht und Beschwerden durch Leistungsschwäche sowie bei anderen Erscheinungen aus dem Symptomarsenal der Hypothyreose ist nur gerechtfertigt, wenn die fertige Diagnose diese zu Recht konstatiert. Eine Schilddrüsenhormontherapie diesseits einer Jodmangelstruma oder jenseits einer Schilddrüsenüberfunktion ist eine unzweckmäßige Zweckentfremdung und schlichtweg nicht angezeigt.

Speck weg durch Hormone?

Auch wenn manche Betroffene anderes glauben machen wollen, steht fest, dass die Übergewichtigen überwiegend ohne Mithilfe der Schilddrüse zu ihrer Gewichtigkeit kommen. Im Vergleich zu ihnen, deren Zahl in den Industrieländern Legion ist, nimmt sich die Zahl der Hypothyreose-Patienten recht mager aus. Die Fraktion der »Unterfunktionellen« im Plenum der Beleibten ist eher gering. Übergewicht ist eben keine Frage des hormonellen Gleichgewichts, sondern die Antwort eines kalorischen Ungleichgewichts.

Doch wer Übergewicht hat, nicht weil er sich über Gebühr mit Nahrung versorgt, sondern weil er unter Gebühr mit Schilddrüsenhormonen versorgt ist, dessen Gewichtsprobleme verflüchtigen sich unter angemessener Hormonbehandlung zusammen mit der übrigen Gefolgschaft der Hypothyreose. Wer aber als Übergewichtiger mit regelrechter (also euthyreoter) Schilddrüsenfunktion seine wuchernden Pfunde vergraben und die

Schilddrüsenhormone zu diesem Behufe einspannen will, der muss zu hohen Dosen greifen – und holt sich damit eine künstliche Hyperthyreose ins Haus. Er darf dann zwar wie bei der »echten« Überfunktion durchaus mit Gewichtsverlust rechnen – doch hat sich hierbei mancher auch schon verrechnet. Die »Entwichtung« vollzieht sich nämlich nicht auf Kosten des Fettgewebes, sondern zulasten der fettfreien Körpermasse, also der Muskeln und des Bindegewebes. Die Methode galt zuzeiten unter Pugilisten (Box[kämpf]ern) als Geheimrezept: Man wollte mit ihrer Hilfe auf das vorgeschriebene Kampfgewicht abspecken. Aber wie gesagt: der Speck blieb, die Muskeln schwanden. Auf diese Weise hat der eine oder andere Faustkämpfer denn auch Lorbeeren lassen müssen.

Jedenfalls haben sich Schilddrüsenhormontabletten als Schwerebrecher und Leichtermacher disqualifiziert. Hinzu kommt, dass sie den Appetit eher steigern als zügeln. So bleibt zuletzt nur die Einsicht, dass Thyroxin zwar dicke Hälse, nicht aber dicke Bäuche zu verschlanken imstande ist.

Schilddrüsenunterfunktion in speziellen Umständen

In drei speziellen Situationen bereitet die Hypothyreose besondere Probleme: In der Schwangerschaft wird die Hypothyreose zur Gefahr für das Kind, aber die Gefahr endet nicht mit der Geburt. So gibt es bei Kindern einiges zu beachten. Bei alten Menschen schließlich sind es die möglichen Verwechslungen von Hypothyreose-Symptomen mit gängigen Alterserscheinungen.

In der Schwangerschaft

Die Schilddrüsenunterfunktion ist nicht gerade familienfreundlich: In stärkerer Ausprägung durchkreuzt sie Kinderwünsche von vornherein und lässt eine Empfängnis gar nicht erst zu. Bei leichteren Formen macht sie der kinderwilligen Frau zunächst gute Hoffnung – die Empfängnis findet statt – und späterhin häufig doch noch einen Strich durchs Familienglück, indem sie für eine Fehl- oder Frühgeburt sorgt.

Umso wichtiger ist die konsequente Behandlung in der Schwangerschaft. Das hormonelle Gleichgewicht in Sachen Schilddrüse muss unter allen Umständen durchgesetzt werden. So ist die Therapie mit Schilddrüsenhormontabletten gezielt fortzuführen – und zwar in etwas höherer Dosierung, entsprechend dem erhöhten Bedarf. Nicht zu vergessen das Jod – dem Kind zuliebe.

Doch von der Substitutionstherapie bekommt das Kind im Mutterleib nichts mit und kaum etwas ab: Solange die Dosierung nicht aus dem Rahmen des Üblichen fällt, bleibt das Kind von der mütterlichen Einnahme der Schilddrüsenhormontabletten ausgenommen. Zu gering sind die Hormonmengen, die den Sprung über den Mutterkuchen in den kindlichen Blutkreislauf zu Wege bringen. Dennoch profitiert das Ungeborene von den Therapiebemühungen der Mutter: Seine Aussichten werden besser, den alles entscheidenden Schritt vom Ungeborenen zum Neugeborenen erfolgreich hinter sich zu bringen.

Bei Kindern

In Zeiten des Wachstums sind die Zellen und Organe von den Schilddrüsenhormonen noch stärker abhängig als sonst. Fehlt es daran, wird das Entwicklungsziel verfehlt – und zwar umso weiter, je weniger Hormone vorhanden sind. Am schwersten haben die Ungeborenen im Mutterleib daran zu tragen: Sie darben hilflos und ohne Hilfe von außen vor sich hin. Im schlimmsten Fall (dem der Nullproduktion) werden Schäden angerichtet, die nicht wieder gutzumachen sind: Das Kind wird behindert geboren. Bei diesem Krankheitsbild, das Kretinismus heißt, bleibt die körperliche und geistige Entwicklung um Längen zurück. Und zurück bleibt in der Tat ein Kleinwuchs oder, deutlicher noch, ein Zwergwuchs, und leider auch ein zurückgebliebenes Gehirn, eine Oligophrenie.

Gott sei Dank ist hier der schlimmste Fall auch der seltenste, der Kretinismus eine absolute Rarität. Dass schlimme Verläufe der Hypothyreose auch nach der Geburt eine Seltenheit bleiben, dafür soll der Früherkennungstest (als Hypothyreose-Screening bezeichnet) sorgen, der in Deutschland keinem Neugeborenen erspart bleibt. Das hieße auch an der falschen Stelle sparen! Früh erkannt ist leicht gebannt! Ist die Hypothyreose im Körper des Kindes erst einmal im Bewusstsein der Ärzte, lassen sich durch unverzügliche Substitution weitere Gefahren unterbinden. Schäden, die sich bereits im Mutterleib entwickeln, sind dadurch freilich nur zum Teil rückgängig zu machen. Doch Schlimmeres wird vermieden.

Schlägt die Früherkennung fehl, liegt der Stoffwechsel von Anfang an danieder. Seine Daniederlage setzt Zeichen: Der Säugling ist ruhig, schreifaul, trinkträge, strampelschwach, bewegungsarm, vielschläfrig. Beim Stuhlgang kann von Gehen keine Rede sein – die Windeln bleiben lange sauber. Selten sind Mütter durch ihre Säuglinge weniger belastet. Dafür ist die Belastung für den Winzling umso größer. Wer genau hinsieht, mag es sehen: Die Haut ist gelblich-blass, kühl, trocken, verdickt, der Leib vorgewölbt, der Gesichtsausdruck stumpf, der Reflexablauf verlangsamt. Erst spät hebt das Kind den Kopf.

Die Behandlung besteht wie gesagt in einer Ersatzhandlung: Die Schilddrüsenhormone, die fehlen, werden ersetzt; die Dosierung ist dem Alter, dem Körpergewicht und der Stoffwechsellage angepasst. Zehn bis fünfzehn Mikrogramm Levothyroxin am Tag für jedes Kilogramm Winzling sollten es schon sein.

Pflegt ein Kind aber erst in seinen besten Jahren Umgang mit der Hypothyreose, ist im Allgemeinen eine chronische Hashimoto-Thyreoiditis als Drahtzieher am Werk. Diese Entzündung repräsentiert zusammen mit der Basedow'schen Krankheit die Autoimmun-Lobby unter den Schilddrüsenleiden. Und in der Tat: bei den Müttern solcher Kinder ist häufig die eine oder die andere dieser Krankheiten zu beobachten.

Die Symptome der kindlichen Hypothyreose aber sind unspezifisch und treten auch in anderem Zusammenhang auf. So sind die Ursachen nicht leicht zu durchschauen. Das Krankheitsbild ist wie ein Puzzle ohne Vorlage, das seinen Bildgehalt nur stückweise preisgibt: Die Kinder werden in ihrem Wachstum zurückgeworfen und lassen in ihren schulischen Leistungen nach – erste Anzeichen überhöhter Schilddrüsentätigkeit, aber wer vermag sie schon richtig zu deuten? Der Mangel an Interesse, die ständige Müdigkeit: sie fallen den Eltern auf, aber es fällt ihnen nichts dazu ein – jedenfalls nicht die Schilddrüse. Häufig weist erst ein (meist kleiner) Kropf die Spur, welche die Eltern zum Arzt und den Arzt über die übrigen üblichen, in unterschiedlicher Ausprägung sich dem Körper einprägenden Symptome und Zeichen zur Hypothyreose führt (s. S. 195).

Umgekehrt präsentieren Eltern öfter ihre übergewichtigen Kinder und diese ihre Leibesfülle dem Schilddrüsenspezialisten, weil sie als Ursache des Übergewichts eine Hypothyreose vermuten. Übergewichtige Kinder sind jedoch in der Regel groß, während hypothyreote Kinder in ihrer Wachstumsgehemmtheit eher klein bleiben. Blutuntersuchungen bringen die Diagnose an den Tag.

Im Alter

Wie die Schilddrüsenüberfunktion, tritt auch die Hypothyreose bei alten Menschen maskiert auf und noch dazu in der wirksamsten Maskerade: in der des Alters. Die hormonelle Minderleistung entwickelt sich im Alter noch schleichender als sonst und teilt sich in Symptomen mit, die den normalen Altersprozess simulieren. Darüber hinaus treibt der Antriebsmangel – dazu reicht die Triebkraft gerade noch – die Patienten in die Lethargie: Sie können sich dann nicht mehr dazu aufraffen, ihre Beschwerden dem Arzt vorzustellen.

Schafft der hypothyreote Alterspatient es (auf Drängen seiner Angehörigen) aber doch zum Arzt, ist dieser angesichts der raffinierten Tarnung der Funktionsstörung gut beraten, wenn er unspezifische Veränderungen der körperlichen und seelischen Befindlichkeit grundsätzlich auf Kollaboration mit einer Schilddrüsenunterfunktion untersucht: beispielsweise die generelle Verlangsamung (inmitten einer dahinrasenden Zeit), die depressive Verstimmung (als Einstimmung auf die aufkeimende Fin-de-Siècle- oder Fin-de-Millenaire-Stimmung), die starken Konzentrations- und Gedächtnisschwächen (trotz an und für sich unvergesslicher Eindrücke).

Antidepressiva, in Verkennung der hypothyreoten Hintergründe wohlmeinend verabreicht, erweisen sich als untauglich, während Schilddrüsenhormone, in Erkennung der hintergründigen Hypothyreose wohltuend eingesetzt, nunmehr als Antidepressiva fungieren. Die Mimikry geht noch eine Täuschung weiter: Im Gewande rheumatischer Beschwerden erschleicht sich die Hypothyreose eine Behandlung mit Rheumamitteln, aus der sie womöglich gestärkt hervorgeht, weil diese nebenwirksam die Hormonbildung in der Schilddrüse sabotieren können.

Zuordnungsprobleme bereitet die eingeschränkte »Hörigkeit« alter Hypothyreose-Patienten: Hypothyreoter Hörverlust konkurriert hier mit Altersschwerhörigkeit. Auf Herz und Kreislauf ist bei der Altershypothyreose besonders zu achten! Das Herz fügt sich dem verlangsamten allgemeinen Körpertempo: Mit 60 Schlägen in der Minute ist es noch gut dabei, meist bleibt es darunter. Bei körperlicher Anstrengung wird dem Patienten der Brustkorb zu eng: unter Beihilfe des hypothyreotisch erhöhten Cholesterins treibt der Kalk die Gefäße in die Enge – namentlich die, welche dem Herzen einen Kranz flechten: die Herzkranzarterien.

Schilddrüsenentzündungen

Bakterien, Pilze, Viren, Strahlen und Antikörper – auf die Schilddrüse losgelassen, werden sie zu Störenfrieden, die Zellen und Gewebe bei der Arbeit stören, deren Integrität gefährden und lokale Reaktionen heraufbeschwören, die im Organ die alte Ordnung wieder herstellen sollen. Bis es so weit ist, befindet sich die Schilddrüse im Zustand der Entzündung. Wer seine Kundigkeit in diesen Dingen bekunden will, der spricht von Thyreoiditis.

Freilich geht die Rechnung des Körpers nicht immer auf, zumal wenn er sich die Entzündung selbst einbrockt. Das entzündete Organ kommt dann nicht ungeschoren davon, wie bei der häufigsten Form der Schilddrüsenentzündung, die sich der Körper mit fehlgeleiteten Antikörpern selber antut: Dem Patienten bietet sie sich als chronisch, schmerzlos, zellzerstörend und funktionssabotierend dar, bis zuletzt die Schilddrüse funktionell darniederliegt und ihre Aufgaben von Hormontabletten gewahrt werden. Im Lehrbuch imponiert sie als Autoimmunkrankheit, benannt nach ihrem japanischen Erstbeschreiber als Hashimoto-Thyreoiditis.

Im Gegensatz zum Schwelbrand der chronischen Entzündung entzündet sich beim akuten Geschehen das Schilddrüsengewebe so plötzlich und heftig, dass es entflammt und in Brand gerät. Etwas gemäßigter geht es bei der subakuten Thyreoiditis zu: Die Flammen schlagen nicht ganz so hoch. Für beide Entzündungsformen gilt: damit es so weit kommt, sind massive entzündliche Reize vonnöten, die auf das Schilddrüsengewebe einwirken: Bakterien und Pilze im einen, Viren im anderen Fall. Die akute Schilddrüsenentzündung ist insgesamt selten – erst die AIDS-Welle hat sie nach oben gespült.

Die Hashimoto-Thyreoiditis verzichtet, wie gesagt, auf Schmerzbegleitung: Als chronische Entzündung greift sie zu anderen Ausdrucksmitteln. Die akuten und subakuten Formen hingegen wollen auch am Schmerz erkannt sein. Zudem spielen unter der Einwirkung der Entzündungsreize die betroffenen Hormonspeicherzellen verrückt und setzen ihre Vorräte frei: Die plötzliche Anflutung von Schilddrüsenhormonen simuliert eine Zeit lang die Überfunktion der Drüse. Danach geht es wieder ruhiger zu; nur ausnahmsweise verirrt sich die akute oder subakute

Entzündung in eine Unterfunktion, die zeitlebens nach Substitution verlangt. Für die chronische Hashimoto-Krankheit ist dies eher die Regel.

Während die chronische Schilddrüsenentzündung als Autoimmunkrankheit derzeit keine ursächliche Behandlung zulässt, wird bei den akuten Verläufen der Kausalkampf mit den verantwortlichen Übeltätern aufgenommen. Antibiotika springen ein, wo die Bemühungen des körpereigenen Abwehrsystems zu scheitern drohen. Die subakute Thyreoiditis entzieht sich wie die meisten Viruserkrankungen der ursächlichen Behandlung – doch bleibt der Entzug ohne Folgen.

Was sind Schilddrüsenentzündungen?

Wer unter der Einwirkung widriger Kräfte aus dem Gleichgewicht gerät und Gefahr läuft, einen Schaden zu erleiden, wird Gegenkräfte mobilisieren, um den Schaden abzuwenden und sein Gleichgewicht wiederzugewinnen – und sich nicht selten beim Versuch der Abwehr unter vollem Einsatz seiner Kräfte selber Schaden zufügen. Nichts anderes unterfängt ein Körperorgan, wenn es unter dem Angriff aggressiver Reize an den gereizten Stellen mit lokalen Reaktionen antwortet, deren Gesamtheit die Entzündung des Organs ausmacht.

Entzündung: akut und chronisch

Die Reaktionen, die in Wechselwirkung mit reizenden Störeinwirkungen ein Organ entzünden, gehen von dessen Gefäßen und Bindegewebe aus: Die Gefäße verengen sich kurzfristig, um sich dann weit zu öffnen, sodass die Blutströmung sich verlangsamt. Zugleich werden die Gefäßwände durchlässig für Blutflüssigkeit, die infolge der behäbigen Blutbewegung reichlich ins Gewebe ausfließt; Blutzellen wandern hinterher. Dieser Ausfluss aus den Gefäßen, der sich aus der Sicht des Gewebes als unerwünschter Einfluss darstellt, ist typisch für die akute Entzündung. Die vier klassischen Symptome: Errötung, Erwärmung, Schwellung und Schmerz, mit denen die akute Entzündung sich nach außen (aber auch nach innen) zu erkennen gibt, werden durch jene Vorgänge erklärt. Womöglich kommt dazu noch ein zeitweiliger Funktionsnachlass oder gar Funktionsausfall des entzündeten Organs.

Hält der entzündliche Aufruhr längere Zeit an, beginnen die ins Organgewebe ausgewanderten Zellen zusammen mit ortsständigen Zellen zu sprießen und zu wuchern und mehren dergestalt den Bindegewebsanteil, oft auf Kosten des funktionellen Gewebes. Man nennt es Proliferation und die ist typisch für die chronische Entzündung. Werden dabei organspezifische Strukturen durch unspezifisches Bindegewebe über Gebühr ersetzt, bleibt die Organfunktion davon nicht unberührt. Ist die kritische Schwelle einmal überschritten, sind die Funktionseinbußen nicht wieder gutzumachen.

Hashimoto-Thyreoiditis

Lange Zeit gab es kein Etikett, das man dem Krankheitsbild der Hashimoto-Thyreoiditis anheften konnte, bis 1912 der japanische Arzt und Pathologe Hakaru Hashimoto in solcherart erkrankten Schilddrüsen neben zerstörten Drüsenzellen unerwartete Ansammlungen weißer Blutkörperchen entdeckte (vom Stamme Lymph: Lymphozyten also, weiße Blutzellen aus dem Lymphgewebe, die für das Immunsystem tätig sind, entweder als Produzenten von Antikörpern oder als direkte Vollstrecker gegen feindliche oder vermeintlich feindliche Strukturen im Körper). Damit war die Krankheit als Entzündung qualifiziert und hatte ihre Schublade sicher. Zugleich hatte sie sich eine Doppelbenennung gesichert: Hashimoto-Thyreoiditis oder chronische lymphozytäre Thyreoiditis. In deren klassischer Form ist die Schilddrüse diffus vergrößert, weswegen sie auch »hypertroph« heißt. Bei der atrophischen Spielart hingegen wird Drüsengewebe zerstört: Organschwund droht, Hypothyreose folgt.

Kennzeichnung

Heute ist verbürgt, dass die Lymphozyten in den Zerstörungsprozess gegen Drüsengewebe ursächlich verstrickt sind: Sie stellen die Autoantikörper her, die als Zellkiller gegen die Schilddrüse in Aktion treten und deren Präsenz im Blut die Hashimoto-Thyreoiditis als Autoimmunkrankheit ausweist. Mutmaßlich zugrunde liegt ein kleiner Fehler in der Erbmasse, der große Wirkung zeitigt: Die Schilddrüsenzellen werden von der Immunabwehr aufgrund bestimmter Merkmale nicht mehr als körpereigen toleriert, sondern als körperfremd (und daher feindlich) zerstört. Demgemäß spricht man von einer Störung der Autoimmuntoleranz.

Als Autoimmunleiden rückt die Hashimoto-Thyreoiditis in die Nähe der Basedow'schen Krankheit. Nur in der Wirkung ihrer Autoantikörper unterscheiden sie sich: Bei dieser kurbeln die fehlorientierten Antikörper die Hormonproduktion an, bei jener zerstören sie die Produktionsstätten. Aber beide Krankheiten erwachsen aus der nämlichen genetischen Wurzel – und an dieser hängt die Hälfte der Familie und teilt sich den Erbdefekt). So kommt es, dass autoimmune Überfunktion und autoimmune Entzündung sich innerhalb von Familien häufen – und sich über Kreuz häufen. Mehr noch: bei ein und demselben Patienten können beide ineinander übergehen, so als ob sie austauschbar wären.

Autoimmunkrankheiten verstehen sich als etwas Besonderes – demgemäß bekunden sie Solidarität: Sie gesellen sich gerne anderen aus ihrer Gruppe zu und neigen zu gemeinsamer Inbesitznahme ihres Opfers. So rechnet die Hashimoto-Thyreoiditis illustre potenzielle Autoimmunpartner zu ihrem Kreise: beispielsweise die Vitiligo (s. S. 210), den Diabetes der jugendlichen Art, das klassische Rheumaleiden, den kreisrunden Haarausfall oder die grave Myasthenie, jene schwere Muskelkrankheit, die immer weiter fortschreitet, auch da, wo ihr Opfer zu schreiten längst nicht mehr imstande ist.

Die Hashimoto-Thyreoiditis treibt sich stärker um als bisher angenommen. In den USA trägt jede sechste Frau jenseits der 45 Autoantikörper vom Stamme der Tg-AK und TPO-AK (s. S. 73) mit sich herum und tut auf diese Weise immunologisch kund, dass »Hashimoto« von ihr Besitz ergriffen hat. Das kann nicht ohne Folgen bleiben: Zehn Prozent der Amerikanerinnen über 50 entwickeln – mit der Entwicklungshilfe nach Hashimoto – eine Funktionsstörung ihrer Schilddrüse. Die Versorgung mit Schilddrüsenhormonen wird dabei immer dürftiger, die Hypothyreose immer behandlungsbedürftiger. Hierzulande liegen die Zahlen niedriger (s. Tab. 1, S. 24): Es ist zu vermuten, dass der hiesige Jodmangel vor der Hashimoto-Entzündung (und auch vor der Basedow'schen Krankheit) einen gewissen Schutz bietet.

Beschwerden

Anfangs hält sich die Krankheit sehr zurück: Introvertiert von Charakter, schwelt sie im Stillen und gibt dem Bewusstsein keine Hinweise von ihrer Präsenz. Meldet sie sich dann schließlich nach mehreren Jahren als Symptom, wenn die Autoantikörper genügend Schilddrüsenzellen dahingerafft haben, bringt sie keine eigenen Zeichen zuwege, sondern macht Anleihen beim Symptomarsenal der Hypothyreose (s. S. 96). Meist wird die Krankheit erst auf diese Weise aufgespürt: bei der Fahndung nach den Ursachen der Hypothyreose, mit der sich der Patient dem Arzt stellt.

Mitunter tritt sie auch bei einer Untersuchung der Schilddrüse zutage, wenn lokale Beschwerden im Halsbereich oder ein Knoten im Hals den Patienten zum Arzt treiben. Denn gelegentlich bedrückt die Patienten lokal ein (meist nur leichtes) Druckgefühl. Schmerzen sind ausgesprochen selten – und wenn sie ihr Dasein bekunden, dann nur schwach und vage.

Die Weißfleckenkrankheit (Scheckhaut oder Vitiligo), selbst Ausdruck autoimmunen Geschehens, paart sich gerne mit Autoimmunkrankheiten, und am liebsten mit der Hashimoto-Thyreoiditis. Sie verkehrt bevorzugt in Kreisen, wo die Autoimmunisierung zur Familienanamnese gehört. Hinter dem Kreisverkehr stecken (Auto-)Antikörper, die es auf die pigmentbildenden Zellen der Haut (Melanozyten) abgesehen haben: Sie sorgen für eine großflächige Depigmentierung und ein entsprechend scheckiges Aussehen – eine Form von »Scheckbetrug«: Sie betrügen die Haut dergestalt um ihr Pigment. Wer solche »Spots« hat, muss auch den Schaden tragen, den das Sonnenlicht darauf anrichtet – wenn er sich nicht mit Lichtschutzsalben davor schützt. Im Übrigen verpflichtet das Paarungsverhalten der Vitiligo den Arzt, bei Patienten mit Pigmentscheckung Zustand und Funktion der Schilddrüse unter die Lupe zu nehmen.

Mit Haut und Haaren

Die Hashimoto-Schilddrüsenentzündung will sich ihres Opfers nicht nur mit Haut, sondern auch mit Haaren bemächtigen. So werden auch die Haare in Mitleidenschaft gezogen – und halten dem Zug nicht stand: Sie fallen ein in den Symptomchor der Krankheit – und dabei aus. Um nicht missverstanden zu werden: der Haarausfall ist ein Tribut an das Autoimmungeschehen und wird bereits entrichtet, bevor die Schilddrüse, von der Autoimmunentzündung erschöpft, in eine Hypothyreose fällt. Deren Haarsymptome (brüchig, struppig, stumpf und ausfallend) mögen sich samt dem übrigen krankhaften Anhang in der hypothyreoten Phase der Thyreoiditis auf die Autoimmunzeichen derselben aufpfropfen.

Körperliche Befunde

Lokale Befunde sind an Hashimoto-Entzündeten schwerlich zu erheben. Nur gelegentlich mag ein Empfindlicher unter ihnen eine leichte Druckempfindlichkeit an sich verspüren, doch wird dieses Verspür ihn kaum zum Arzt führen.

Meist stellt sich der Patient mit einer Schilddrüse vor, die über die Druckempfindlichkeit längst hinaus ist: Sie fühlt sich derb und fest an, während die Funktion weicht. In der Tat: Was den Kranken in diesem Stadium zum Arzt treibt, sind die Beschwerden der Hypothyreose. Die zerstörerischen Schilddrüsenantikörper haben den Widerstand des Gewebes gebrochen: Es verkümmert – und seine Funktion bekommt den großen Nachlass. Die Schilddrüse verspürt einen Schrumpfdrang und gibt ihm ungeniert nach. Was folgt, ist die Zeit der Atrophie. In diesem Endstadium tastet der Arzt eine Schilddrüse, die deutlich kleiner ist, als der Standard es verlangt (s. Tab. 2, S. 64). Die Verkümmerung des Organs von leichter Übergröße bis zu einem kümmerlichen Rest kann wenige Wochen bis Jahre dauern.

Diagnose

An der Erkennung von entzündetem Schilddrüsengewebe haben »Szinti« und »Ultra« von der Diagnose-Detektei den gewohnten Anteil: So verrät das Szintigramm, dass im Anfangsstadium der Entzündung oft noch verstärkt radioaktive Substanz im Drüsengewebe angehäuft wird. Die Schilddrüse behält die Fähigkeit, sich am Jod des Blutstroms zu bereichern, verhungert aber buchstäblich auf ihrem Reichtum: Das Jod gelangt gar nicht erst aufs Fließband und steht für die Hormonfertigung nicht zur Verfügung. Entsprechend gering fällt der Ertrag aus: Er unterschreitet die Grenze des Erträglichen. Das Sonogramm kann sich ein klares Bild von der Entzündung machen, denn entzündet ist das Schilddrüsengewebe nicht mehr imstande, den einfallenden Ultraschall auf die gewohnte Weise zu reflektieren: Die betroffenen Areale geben sich auf dem Echobild echoarm. Dafür geht es im Farb-Doppler-Sonogramm besonders farbig zu: als Ausdruck der entzündungstypischen Mehrdurchblutung des Drüsengewebes.

Im Blut gibt sich die Hashimoto-Thyreoiditis direkt zu erkennen: an den mikrosomalen und bisweilen auch an den Thyreoglobulin-Antikörpern (s. S. 73), die (zwar in der Schilddrüse stets vorhanden, aber im Blut nur) in 95 Prozent der Fälle nachweisbar sind. Damit empfiehlt sich die Präsenz des Autoimmunpaars TPO-AK und Tg-AK im Blut als hinreichende, nicht aber als notwendige Bedingung für das Verweilen der Hashimoto-Entzündung im Körper. Die Konzentrationen der Schilddrüsenhormone T_3 und T_4 und ihres Chefhormons TSH im Blut bezeigen im frühen Stadium der Krankheit eine intakte oder eine Überfunktion, späterhin dann eine Unterfunktion (mit erhöhter TSH-Konzentration).

Bestätigt sich die Diagnose der Hashimoto-Thyreoiditis, ließen sich die dazu verwandten Blut- und anderen Tests getrost auf die Blutsverwandten des Patienten ausweiten. Immerhin haben diese die besten Aussichten auf die gleiche Diagnose oder wenigstens auf die der Basedow'schen Krankheit: Besser die Diagnose frühzeitig aus dem Verborgenen ans Licht ziehen, als sie spät in Gestalt der manifesten Krankheit auf dem Tablett serviert zu bekommen.

Subakute Thyreoiditis

Die subakute Schilddrüsenentzündung ist keine langwierige und auch keine heiße Sache: Weder ergreift sie lebenslang Besitz von ihrem Opfer, noch verausgabt sie sich in einer kurzen und vehementen Entladung. Sie lässt sich mehr Zeit als die akute Entzündung, geht es langsamer an, weniger heftig und nimmt ihren Verlauf über Wochen oder Monate. So nennt man sie denn subakut; und weil sie der französische Arzt de Quervain als Erster beschrieben hat, ist sie mit seinem Namen bedacht: subakute Thyreoiditis de Quervain. Doch ist der Name weniger geläufig als »Hashimoto«: nicht seiner Aussprache wegen, sondern weil die Krankheit seltener ihre Aufwartung macht. Wo sie es tut, klingt sie meist an (ohne je Anklang zu finden), nachdem ein (Virus-)Infekt der oberen Luftwege abgeklungen ist. Genaueres lässt sich derzeit nicht sagen: Man nimmt an, dass die Viren von dort zur Schilddrüse vor- und in sie eindringen.

Befunde und Befinden

Ein Höflichkeitsbesuch ist die Aufwartung der subakuten Thyreoiditis freilich nicht. So lässt sie sich mit allgemeinem Krankheitsgefühl und Gliederweh anmelden, um sich sodann mit heftigen Schmerzen in der vorderen Halsregion vorzustellen: Die Schilddrüsenlappen üben sich im Anschwellen und das tut weh. Zweifellos hat die Krankheit auch ihre Ausstrahlung: Der Schmerz strahlt aus in den Kieferbereich, bis an die Ohren, ja bis hinter beide Ohren.

So suchen die meisten Patienten zunächst einen Hals-Nasen-Ohren-Arzt auf oder gehen zu ihrem Zahnarzt. Es liegen keine offiziellen Angaben darüber vor, wie oft es im zweiten Falle zu einer Zahnbehandlung kommt. Jedenfalls wird anfänglich (aber nicht nur von Anfängern) fast häufiger an einen erneuten Befall der oberen Luftwege gedacht als an eine Schilddrüsengeschichte, die sich Arzt und Patient meist erst später erzählen. Irreführen mag auch die stark beschleunigte Blutsenkung, die in der ersten Stunde Werte von über 100 Millimeter erreicht: Sie lässt an eine bösartige Krankheit denken, gleichwohl ein solch hoher Wert gerade auch an die subakute Thyreoiditis denken lassen sollte. Er ist eines ihrer Hauptkennzeichen.

Die Schilddrüse rückt dann spätestens ins Blickfeld, wenn sich Symptome einer Überfunktion einstellen (s. S. 134 ff.): Denn auch bei der subakuten Thyreoiditis geht kontinuierlich Schilddrüsengewebe unter, sodass kurzfristig zu viele Schilddrüsenhormone unberufen ihren Weg ins Blut nehmen. Ebenso gut können dem Patienten selbst oder seinem Arzt aber auch die Druckempfindlichkeit und das derbe Angefühl der Schilddrüse auffallen. Mit der Schilddrüsenentzündung de Quervain hat man für einige Wochen genug am Hals. Beiläufig: einmal entzündet, geht in der Regel genügend Drüsengewebe zugrunde, um eine Hyperthyreose auf den Plan zu rufen – aber nicht so viel, dass schließlich eine Hypothyreose daraus würde.

Erkennung

Ist der Weg erst einmal gewiesen, von den Symptomen oder vielleicht doch durch die typische hohe Blutsenkung, kommt die diagnostische Apparatemedizin zu Wort, um den Nachweis der Verdachtsdiagnose »subakute Thyreoiditis de Quervain« anzutreten.

Das Schilddrüsenecho des Ultraschalls, im Sonogramm ins Bild gebannt, verrät herdförmige Auflockerungen des Drüsengewebes: Entzündetes Gewebe hat den stillen Schallwellen nicht so viel entgegenzusetzen, es wirft nur ein schwaches Echo zurück, zumal sich in den betroffenen Arealen auch die stärker reflektierenden Schilddrüsenfollikel in Auflösung befinden. Die Jodaufnahmeprüfung (eine indirekte Prüfung mittels Szintigraphie und Technetium) kann die Schilddrüse nur mit Mühe bestehen: Im Szintigramm finden sich verstreute kalte Areale und insgesamt hat die Schilddrüse viel von ihrer normalen Technetium-Ausstrahlung verloren. Anders ausgedrückt: im Aufnehmen von Jod kann es die subakut entzündete Schilddrüse mit ihren gesunden Artgenossinnen nicht mehr aufnehmen.

Die Blutbeschau enthüllt in der Frühphase der subakuten Schilddrüsenentzündung oft erhöhte Hormonkonzentrationen, die aber in der Regel wieder an Höhe verlieren, bevor sich hyperthyreote Symptome einschleichen können. Autoantikörper gegen die Schilddrüse wie bei der Hashimoto-Thyreoiditis sind nur sehr selten aufzustöbern. Dafür senken sich die roten Blutzellen (Erythrozyten) des Blutes extrem schnell: Die Messung der Blutkörperchen-Senkungsgeschwindigkeit, kurz Blutsenkung, macht es deutlich. Statt der üblichen maximal 20 (bei Männern) oder 28 (bei Frauen) Millimeter misst die Sedimentsäule in der Kapillarröhre nach der ersten Stunde rund 100 Millimeter. Gewiss: solch beschleunigtes Daniedersinken gibt es auch bei Leber- und Nierenerkrankungen und vor allem bei Tumoren – aber in diesem Zusammenhang beweist sich daran die subakute Thyreoiditis.

Im diagnostischen Zweifelsfall löst der Griff zur Nadel alle Probleme: Bleibt die Diagnose trotz »Szinti«, »Ultra« und »Blube« (Blutbeschau) unklar, kommt die Feinnadel zum Einsatz (s. S. 86 ff.) und der Punkteur zum Zuge. Finden sich im Punktat die Riesenzellen, die für die subakute Thyreoiditis de Quervain typisch sind, gibt der Diagnostiker Ruh: Die Diagnose steht fest.

Akute Thyreoiditis

Die akute Schilddrüsenentzündung ist sehr selten. Als Entzünder und gewebliche Brandstifter fungieren Fungi (zu Deutsch: Pilze) oder agieren Bakterien. Allerdings ist eine Verbreitung der Krankheit zu befürchten: Sie hat neuerdings ihren Auftritt in AIDS-Dramen. Bei allgemeiner Immunschwäche sieht auch die Schilddrüsenabwehr schlecht aus.

Stets überrascht die akute Thyreoiditis ihre Opfer, bricht unversehens über sie herein – so unversehens eben, wie ihre Erreger die Schilddrüse erstürmen und einnehmen. Dabei bleibt diese nicht ungeschoren: Die Haut darüber ist gerötet, die Drüse selbst in einem Zustand ungebrochener Anspannung, die vordere Halsregion ungemein druckschmerzhaft. Wer hierbei schluckt, hustet, kaut oder einfach nur den Kopf bewegt, fühlt sich wie unter einer Schmerzkapuze, die Kopf, Nacken und Schultern umhüllt, während der Schultergürtel zu eng geschnallt ist. Die Halslymphknoten blähen sich unter der Thermik der Entzündung. Schilddrüsig entzündet, gerät der ganze Körper in Brand: Er fiebert sich heiß; der Schüttelfrost bringt Augenblicke der Kühlung – und doch keine Linderung.

Die Feinnadelpunktion treibt die diagnostischen Bemühungen auf die Spitze: Mit ihrer Hilfe lässt sich der Schlusspunkt unter die Diagnose setzen. Im Punktat sind die Erreger zu begutachten und zu identifizieren. Nur so können Antibiotika gezielt eingesetzt werden.

»Silent« Thyreoiditis

Die Thyreoiditis fällt nicht immer bequem in eine der drei Schubladen: akut-bakteriell, subakut-viral oder chronisch-autoimmun. Namentlich zwischen de Quervain und Hashimoto (den letzten beiden) finden sich Zwischenformen der Schilddrüsenentzündung, mit erhöhter Hormonkonzentration im Blut, verminderter Jodaufnahme der meist aufgeplusterten Schilddrüse und Gewebsveränderungen à la Hashimoto – aber nichts, was dem Drüsenorgan und seinem Inhaber wehtäte oder ihm unmissverständlich als krank ins Bewusstsein träte: Die Schilddrüse bleibt weitgehend stumm und behält ihre Entzündung für sich.

Zeichnet sich doch ein Beschwerdebild ab, dann das einer leichten Hyperthyreose. So wurde früher eine milde Variante der Basedow'schen Krankheit daraus gemacht. Indes wollte der szintigraphische Befund nicht dazu passen: Die im Bild eingefangene Strahlendichte verrät, dass solche Schilddrüsen nicht mehr (wie bei Basedow-Patienten), sondern weniger (oder fast gar kein) Jod aufnehmen. Dessen und auch zellulärer Entzündungszeichen gewahr, sah man in dem Krankheitsbild eine vierte Form von Thyreoiditis.

Seit zwanzig Jahren hat sie einen Namen: »silent« Thyreoiditis. »Silent«, weil sie häufig stumm verläuft, ohne viel Aufhebens für die Befindlichkeit der Patienten. Englisch »silent« statt Deutsch »stumm«, weil sie vor allem in den USA (und in Japan) anzutreffen ist, und zwar zumeist bei jungen Frauen nach der Schwangerschaft. In Deutschland hingegen ist weder im Wochenbett noch anderwärts viel von ihr zu sehen. Dort (also hier) beschränkt die »silent« Thyreoiditis ihr Vorkommen fast gänzlich auf die Lehrbücher – und auch darin fristet sie meist nur ein klägliches Dasein.

Behandlung der Schilddrüsenentzündungen

Die verschiedenen Entzündungsformen der Schilddrüse unterscheiden sich nicht nur in ihren Ursachen, sondern auch in ihrem Verlauf und in der Intensität des entzündlichen Geschehens. Sie lassen sich nicht über einen therapeutischen Kamm scheren.

Behandlung der Hashimoto-Thyreoiditis

Da das Autoimmungeschehen, als unmittelbare Ursache der Hashimoto-Thyreoiditis, gegen therapeutische Eingriffe derzeit noch immun ist – selbst Kortison vermag hier nichts auszurichten –, kann die Entwicklung zur Hypothyreose meist nicht gestoppt werden. Man muss sich damit bescheiden, deren Folgen zu beschneiden oder besser noch: durch Defizitausgleich gar nicht erst aufkommen zu lassen. Das Zauberwort heißt Substitution, wie schlechterdings bei jeder Hypothyreose, gleich welchen Ursprungs. Die Dosierung der Schilddrüsenhormontabletten wird dem wachsenden Defizit angepasst, bis in extremen Fällen zuletzt der gesamte Bedarf des Körpers von außen gedeckt wird – zeitlebens. Auch wer rückhaltlos auf die eingeschlagene Behandlung vertraut, darf auf regelmäßige Kontrollen der Schilddrüsenhormonlage nicht verzichten und ist gehalten, sie nach der üblichen Prozedur zu üben.

Mit der Substitutionstherapie in angemessener Dosierung macht sich der Hashimoto-Patient von seinen Schilddrüsenantikörpern unabhängig. Es braucht ihn nicht zu scheren, wenn diese sich viele Jahre hindurch ihre Fraktionsstärke in Schilddrüse und Blut bewahren – solange er, als chronisch Schilddrüsenentzündeter, nicht der Hypothyreose samt ihren Symptomen anheim fällt.

Tritt die chronische Thyreoiditis im Verbund mit einem Kropf auf, sei es als dessen Verursacher oder auf dessen Boden, ist zur Hormonsubstitution zu raten, bevor die Hypothyreose sich als Dritte im Bunde dazugesellt. Abzuraten ist hingegen von Jod – anders als beim unentzündeten Jodmangelkropf. Wer bei der Hashimoto-Entzündung Jodidtabletten einnimmt, läuft Gefahr, Öl auf die Flammen zu gießen.

Behandlung der subakuten Thyreoiditis

Da es Viren sind, die de Quervain zu einem Platz in den Annalen der Medizin verhalfen, ist ihnen mit Antibiotika nicht beizukommen. So belässt man es bei Bettruhe und lindert die (subakuten) Beschwerden mit fiebersenkenden und schmerzstillenden Medikamenten. Halten die Beschwerden unvermindert an oder fühlt sich der Patient allgemein beeinträchtigt, führt eine Kortisontherapie schlagartig (genauer: stoßartig, denn sie beginnt mit einer kräftigen Dosis, also einem Kortisonstoß) zur Besserung.

Ist der Patient wieder in Freiheit – nämlich in Beschwerdefreiheit –, wird die Behandlung mit Kortisontabletten acht bis zwölf Wochen lang weitergeführt, in zunehmend abnehmender Dosierung: um der Entzündung ein für alle Mal die Lust am Wiederaufflackern zu vergällen.

Man sollte nicht warten, bis der Bock zu weit in den Garten gekommen ist – so jedenfalls empfiehlt es der Volksmund. Dennoch: wenn die Beschwerden erträglich sind, darf abgewartet werden. Es ist damit zu rechnen, dass die Schilddrüsenfunktion nach wenigen Monaten völlig wieder hergestellt ist. »Ultra« und »Szinti« können es bestätigen: das Gewebe hat wieder seine normale Textur und seine Radioaktivierung verrät, dass die Jodaufnahme wieder sollgerecht vonstatten geht.

Heile mit Weile: Gemeinhin sind für die Heilung zwei bis drei Monate anzusetzen. Wer aber lässt sich schon gerne festlegen? Die Entzündung kann sich auch länger hinziehen, mitunter bis zu einem Jahr. Mit der Heilung ist das freilich so eine Sache! Statistische Zählung will es, dass in einem Bruchteil der Fälle die subakute Thyreoiditis durch Umwandlung von Drüsen- in Bindegewebe in eine Hypothyreose mündet. Damit die Statistik recht behält, zahlen einige wenige Patienten die Zeche für die vielen anderen, deren Schilddrüse unversehrt aus dem subakuten Entzündungsgeschehen hervorgeht: mit lebenslanger Hormonsubstitution.

Angesichts solcher Entwicklungen empfehlen sich jährliche Verlaufskontrollen, damit man stets weiß, wo man steht: Frühzeitiges Handeln erlaubt rechtzeitiges Behandeln. Nur wer die Übersicht behält, hat die Chance, nichts zu übersehen – und kann Funktionseinbußen oder gar -ausfälle vermeiden. Mehr noch: es wird ihm dann auch nicht entgehen, wenn die subakute Thyreoiditis sich erneut ankündigt – und vielleicht immer wieder ankündigt. In solchem (seltenen) Falle, wenn sie denn gar nicht freiwillig weichen will, muss man nachhelfen. Die Nachhilfe besteht in der chirurgischen Entfernung der kranken Schilddrüse.

Behandlung der übrigen Schilddrüsenentzündungen

Was schweigt, braucht nicht gestillt zu werden: Eine Behandlung der »silent« Thyreoiditis (s. Kasten, S. 215) ist gemeinhin nicht erforderlich. Selbst wo die stumme Entzündung doch zu ihrer Stimme findet, spricht sie, bei hyperthyreoter Stimmlage, in leisen Tönen – kaum dass man sie vernimmt und wenn, dann nicht lange. Zuletzt bleiben nur wenige Patienten, deren Schilddrüse sich nach einer stummen Entzündung in den Dauerruf einer Hypothyreose hineinsteigert – den man aber mit Schilddrüsenhormontabletten leicht zum Verstummen bringt.

Demgegenüber zielt die Behandlung der akuten Thyreoiditis auf die Wurzel des Übels – mit Antibiotika. Sie versprechen namentlich dann Erfolg, wenn die Übeltäter und Entzündungsstifter namentlich bekannt sind. Im Feinnadelpunktat sind diese (in ihrem unerwünschten Element: dem Eiter) zu finden und können anhand der verfügbaren Steckbriefe und Entzünderkarteien erkannt werden. Die Bildung des Eiters wird von den bakteriellen Erregern der Krankheit in Auseinandersetzung mit einer bestimmten Truppe aus der Armee der weißen Blutkörperchen ausgelöst und vorangetrieben. Mitunter sammelt sich der nicht immer gelbe (sondern manchmal blaue) eitrige Zellsud im Gewebe und kapselt sich ab: Abszess sagt der Fachmann und zieht den Chirurgen zu Rat – und zur Tat, durch die der Abszess sich entleert.

Schilddrüsenentzündungen in speziellen Umständen

Die Bedeutung der bislang dargestellten Schilddrüsenkrankheiten für die speziellen Situationen der Schwangerschaft und der Kindheit lässt es angebracht erscheinen, auch die Schilddrüsenentzündungen in diesem Sinne zu behandeln.

In der Schwangerschaft

Nicht von der Entzündung, vom Funktionszustand der Schilddrüse hängt es ab, ob die Schwangerschaft für das Kind ein (erhöhtes) Risiko ist. Zwei Voraussetzungen müssen erfüllt sein, damit die Gefahr einer angeborenen Fehlbildung steigt: Es muss ein Funktionstief der Schilddrüse vorherrschen und es darf kein therapeutischer Gegenzug erfolgen. Wird also die Funktion überwacht und bei Bedarf angemessen korrigiert, steht die Hashimoto-Thyreoiditis der Mutterschaft nicht im Wege. Funktionszustand wie auch Antikörpersituation können sich (wie bei der Basedow'schen Krankheit) für die Dauer der elementarsten aller Zweierbindungen sogar bessern. Nach Lösung dieser Bindung (also der Entbindung) fällt die Mutter dann wieder in die Schilddrüsen-hormonelle und -antikörperliche Ausgangslage zurück.

Für Mütter mit einer Hashimoto-Thyreoiditis, deren Schilddrüse den Funktionsstandard ohne Substitut halten kann, weil das chronisch entzündete Gewebe noch ausreichend Schilddrüsenhormone produziert, ist die Schwangerschaft in der Regel kein Problem. Allerdings bekommen diese Frauen leichter eine post-partum-Thyreoiditis (also eine nach der Niederkunft), die seltene Spielart einer akuten Autoimmun-Thyreoiditis (ähnlich oder womöglich gleich der »silent« Thyreoiditis, s. Kasten S. 215). Eine Behandlung erübrigt sich in den meisten Fällen.

Mitunter bringen die Schilddrüsenantikörper es fertig, sich in den kindlichen Kreislauf einzuschleichen, ein Grund zur Besorgnis besteht indes nicht. Der Zustand behebt sich von selbst: Die Antikörper bekommen keinen Nachschub mehr; sie werden vom kindlichen Immunsystem nicht nachproduziert.

Bei Kindern

Die chronische Hashimoto-Thyreoiditis macht sich nur selten an der Basis der Alterspyramide zu schaffen – und sichert dennoch, als häufigster Verursacher, den Bestand der erworbenen Schilddrüsenunterfunktionen unter Kindern.

Ohne Gefährdung der Schilddrüsenfunktion verlaufen dagegen die meist leichten subakuten Schilddrüsenentzündungen, die sich bei der Blutbeschau entpuppen: Ein bis zwei Wochen brauchen die Viren, um sich nach Infektion der oberen Luftwege bis zur Schilddrüse durchzuschlagen. Dort geben sie ihre vorübergehende Inbesitznahme an einer schmerzhaften Halsschwellung zu erkennen. Dazu mag Fieber kommen und ein Krankheitsgefühl, wodurch das Kind freiwillig zum Hüter seines Bettes wird. Im Grunde aber sind die ungebetenen Eindringlinge und Drüsenknacker harmlos. Mit einem Mittel, welches das Fieber in die Senke jagt oder vollends vertreibt, ist die Lage schon fast geklärt. Schwerere therapeutische Geschütze wie Kortison müssen nur selten aufgefahren werden. Die Ausheilung kommt von selber und sie kommt meist rasch und gründlich.

Schilddrüsenkrebs

Bösartige Schilddrüsentumoren geben sich nach außen an wenig mehr zu erkennen als an den Knoten, die sie in der Schilddrüse bilden. Gerade an Knoten aber mangelt es deutschen Schilddrüsen nicht: Die häufigen gutartigen von den seltenen bösartigen zu scheiden, ist Aufgabe des Schilddrüsenspezialisten. Die therapeutischen Konsequenzen der diagnostischen Scheidung lassen sich auf eine vertraute Formel bringen: Die Guten bleiben im Kröpfchen, die Bösen wandern – mithilfe des Chirurgen – ins Töpfchen!

Damit ist in der Mehrzahl der Fälle verhängnisvoller Schaden abgewendet, vorausgesetzt, an die Radikaloperation schließen sich eine Radiojodbehandlung und eine Substitutionstherapie mit Schilddrüsenhormontabletten an. Aber auch von den bösartigen Tumoren, die nicht mit Radiojod behandelt werden können, ist ein gut Teil heilbar. So ist der Schilddrüsenkrebs nicht nur ein seltener Gast im Körper, er entpuppt sich unter seinesgleichen auch als einer der ungefährlicheren. Die Überlebenszeiten sind für gewöhnlich lang: Nur wenige der Erkrankten versterben an ihrem Schilddrüsenkrebs.

Was ist Schilddrüsenkrebs?

Wachstum ist der elementarste Ausdruck des Lebens und zu jeder Zeit eine Voraussetzung für anhaltende körperliche Integrität – solange es sich wohl reguliert in vorbestimmten Bahnen bewegt und an die Organisationsprinzipien hält, die jedem Organismus zugrunde liegen. Sobald es nicht mehr im Dienste des Ganzen steht, sobald es aus dem Ruder läuft und sich verselbstständigt, mündet Wachstum in Krankheit – und wird zuletzt, im Falle bösartiger Tumoren, gar zu einem lebensfeindlichen Prinzip.

Was ist bösartiges Wachstum?

Bösartiges Wachstum bringt Tumoren hervor, die lebensgefährdend sind, wo man ihnen freien Lauf lässt. Demgemäß sind ihre Eigenschaften: Sie wachsen über sich hinaus – und achten dabei weder der eigenen

Begrenzung noch der Grenzen, die von anderen Körperstrukturen gesetzt werden. In hemmungslosem Wachstum wuchern sie ohne Rücksicht auf ihre anatomische Nachbarschaft in die Umgebung hinein: einzelne Zellhaufen, die in das anliegende Gewebe vordringen und es dergestalt infiltrieren. Infiltratives Wachstum ist das wesentlichste Kennzeichen bösartiger Tumoren – ihr Wesensmerkmal schlechthin. Dabei zerstören sie zwangsläufig alles, was sich ihnen in den Weg stellt: Sie sind destruktiv.

Doch skrupellose Ausdehnung und lokale Zerstörung sind dem Krebs nicht genug. Er schickt seine Zellen aus, um seinen verhängnisvollen Einfluss auch fernab seines Entstehungsortes geltend zu machen: »Schwärmet aus und mehret euch und macht euch den Körper untertan!« In der Tat: über die Lymphbahnen und auf dem Blutwege setzen sich Tumorzellen vom Primärtumor ab, setzen sich anderwärts im Körper fest, setzen sich dort gegen die lokalen Gewebe und deren Abwehr durch und setzen ihr unbeherrschtes und oft unbeherrschbares Wachstum als Metastase fort. Freilich: die Tumoren der bösen Art treiben es nicht alle gleich schlimm. Gerade in ihren kolonialen Bestrebungen unterscheiden sie sich beträchtlich: Manche setzen fast nie Fernmetastasen, andere metastasieren bereits, noch ehe sie selbst in Erscheinung treten.

Ein viertes Merkmal zeichnet bösartige Tumoren aus, ohne sie auszuzeichnen: die Neigung zum Rezidiv. Häufig begibt es sich nämlich, dass Tumoren, die nach (zunächst) erfolgreicher Behandlung allen Anzeichen nach verschwinden, sich nach einiger Zeit doch wieder zu Wort melden: Dieses Wiederauftreten – und nichts anderes bedeutet Rezidiv – wird eher heute als morgen erfolgen, wenn die Therapie unversehrtes Krebsgewebe im Körper zurücklässt (Frührezidiv). Oder eher morgen als heute, wenn »schlafende« Krebszellen, die irgendwo im Körper als »Schlummermetastasen« lange Zeit ein bedeutungsloses Dasein fristen, unter der Einwirkung bestimmter Reize oder bei Verschlechterung der Abwehrlage erwachen und zu wuchern beginnen (Spätrezidiv).

Karzinom und Sarkom

Ursprünglich benannte das Wort Karzinom eine krebsig-geschwürige Veränderung; erst später gewann es die Bedeutung Krebsgeschwulst. Heute werden alle Krebse als Karzinom bezeichnet, die von inneren oder äußeren Oberflächen (Epithel) oder von Drüsengewebe (Drüsenepithel) ausgehen. Ihnen werden die Sarkome gegenübergestellt: höchst bösartige Neubildungen nicht epithelialen Ursprungs, die in anderen Geweben entstehen, beispielsweise im Muskel- oder im Bindegewebe. Die Schilddrüsenkrebse, um die es in diesem Buche geht, sind durchweg Karzinome.

Arten von Schilddrüsenkrebs

Gewiss: jede Art von Schilddrüsenkrebs ist eine Bösart – aber die Schilddrüsenkarzinome sind beileibe nicht alle gleich bösartig. Die differenzierten Formen sind weit weniger gefährlich als die undifferenzierten. Ein Tumor eigener Prägung ist hingegen das medulläre Schilddrüsenkarzinom, das seiner Bezeichnung zuwider eigentlich gar nicht für eine bösartige Geschwulst der Schilddrüse gelten dürfte. Eine weitere Art von Schilddrüsenkrebs sind die Tochtergeschwülste von Tumoren anderer Organe: Ihnen dient die Schilddrüse lediglich als Kuckucksnest. Wieder andere Arten (insbesondere die Sarkome) sind so selten vertreten, dass sie kaum dem Fachmann geläufig sind. Nicht einmal in den Lehrbüchern sind sie zu finden: Ihr Vorkommen ist auf einschlägige Nachschlagewerke beschränkt.

Differenzierte Formen

Solitär oder an mehreren Stellen zugleich erwächst das differenzierte Schilddrüsenkarzinom in warzenartigen Strukturen oder in Gestalt hügeliger solider Gebilde: in erster Form papillär (von lateinisch: papilla = Warze), in zweiter Form follikulär (von lateinisch: follicula = Bläschen, aber auch Knötchen) geheißen. Follikuläres und papilläres Krebswachstum ergeben die häufigsten Formen differenzierter Schilddrüsentumoren. Sie gehören zu den langsamsten ihrer Zunft und auch mit Filialgründungen sind sie zurückhaltend: Kurz, sie geben sich relativ gutartig. Allerdings lassen sie sich zum Wachstum leicht animieren – durch das Schilddrüsensteuerhormon TSH. Differenziert, wie sie sind, stehen sie ihren Mutterzellen eben noch zu nahe – und sprechen daher auf deren vorgesetztes Hormon an. Gleichviel: aus denselben Gründen sprechen sie auch bereitwillig auf Behandlung an. Über die Hälfte der Patienten darf auf Heilung rechnen. Einen Anstieg des Steuerhormons aber gilt es möglichst zu vermeiden.

Indes mag selbst die Rechnung derer, die sich verrechnet haben, am Schluss noch aufgehen: Nicht selten altern die Patienten schneller, als der Krebs wächst, sodass dieser keine existenzielle Rolle mehr übernimmt. Dies zeigen noch deutlicher die Obduktionsbefunde von Menschen, deren Todesursache mit der Schilddrüse nichts zu tun hatte: Bei bis zu einem Fünftel von ihnen hauste unerkannt und verborgen ein Krebs in der Schilddrüse. Man spricht von okkulten Karzinomen.

Undifferenzierte Formen

Das undifferenzierte oder anaplastische Schilddrüsenkarzinom ist außerordentlich bösartig. Es zeichnet sich durch ausgesprochene Aggressivität, zugleich aber auch durch große Seltenheit aus. Seine Opfer stammen meist aus der Spitze der Alterspyramide. Der anaplastische Krebs verkürzt das letzte Stück ihres Lebenswegs noch weiter.

Unter Anaplasie verstehen die Zellforscher die Rückentwicklung von Zellen in einen undifferenzierteren Zustand: Der Bezug der Zellen zu dem Organ, in das sie eingebunden sind, also ihr Ganzheitsbezug, geht verloren; die Organfunktion ist ihnen gleichgültig. Losgelöst von allen Zusammenhängen, imponieren sie als große oder spindelige Zellen, denen vor allen Dingen eines abhanden gekommen ist: die Dienstleistungsbereitschaft der Drüsenzellen, von denen sie abstammen. Aus diesen Zellegoisten erwuchert der anaplastische Krebs – und er wuchert rasch.

Medulläres Schilddrüsenkarzinom (C-Zell-Karzinom)

In der Schilddrüse zu Hause und doch kein Krebs der Schilddrüse – das ist das medulläre (markig-weiche) Schilddrüsenkarzinom, das mit dem eigentlichen Schilddrüsengewebe so wenig zu tun hat wie die C-Zellen (s. S. 36), von denen es seinen (eher seltenen) Ausgang nimmt. So spricht man, präziser, auch von C-Zell-Karzinom. Dieses grenzt sich von den differenzierten Tumoren des Schilddrüsengewebes auch noch in anderer Hinsicht ab: Es ist gefährlicher und hat demgemäß eine ungünstigere Prognose. Freilich nur, wenn man die Möglichkeiten seiner Früherkennung nicht nutzt. Das C-Zell-Karzinom gibt nämlich früh Nachricht von seiner Heranbildung: Es produziert ebenso wie seine Mutterzellen Calcitonin, sodass dessen Blutkonzentration steigt. Nicht selten unterstreicht es seine Anmeldung mit dem unspezifischen Tumormarker CEA (s. S. 75). Man muss die Nachricht nur beizeiten entziffern.

Das C-Zell-Karzinom ist in etwa einem Viertel der Fälle ein Erbstück: Es legt dann Wert auf familiäre Bande und hält sich bevorzugt an Mitglieder desselben Klans. Außerdem erweist es sich als gesellig und macht gerne zusammen mit Tumoren des Nebennierenmarks oder der Nebenschilddrüsen sein Meisterstück. Die konzertierte Aktion hat einen Namen: multiple endokrine Neoplasie Typ 2 (MEN) oder, zu Deutsch, mehrfacher Drüsenkrebs der zweiten Art. Bei der ersten Art wäre das C-Zell-Karzinom nicht mit dabei. Das Gen, in dem diese Krebse und namentlich das C-Zell-Karzinom vorprogrammiert sind, hat seinen angestammten Platz auf dem zehnten Chromosom.

So weit das C-Zell-Karzinom in Familie macht, wird die Anlage dazu dominant vererbt. Es genügt also, einem Gen mit dieser Anlage in seinem Erbgang zu begegnen, um zu dieser Tumorkrankheit veranlagt zu werden: Man muss ein solches Gen also nicht unbedingt doppelt besitzen, wie bei »rezessiven« Erbgängen, wo ein einzelnes krankes Gen dem gesunden stets den Vortritt lässt (selber also »zurücktritt«). Die Dominanz des C-Zell-Karzinom-Gens bedeutet: Trägt ein Elternteil dieses Erbe in sich, stehen die Erbchancen für das Kind halbe-halbe – egal ob Junge oder Mädchen. Das Erbe in sich tragen heißt freilich nicht, dass man es auch antreten muss – doch wird letzlich keiner dabei gefragt.

Wem der C-Zell-Krebs in der Schilddrüse sitzt, der sollte angesichts solcher Zusammenhänge (im Verein mit seinem Arzt) der Blutsverwandtschaft im Alter zwischen vier und vierzig Jahren den Vorsorgetest nahe legen: Diese würde von einer Früherkennung, der Patient selbst von der Klarheit über den familiären Status seines Leidens den Nutzen haben. (Vor)sorgsam wird bei dem Test im Blut das Calcitonin bestimmt (s. S. 74). Allerdings kann dessen Konzentration trotz der Präsenz eines medullären Karzinoms im Normbereich liegen, weil die Krebszellen ihr Calcitonin oft noch zurückhalten. Man weiß sich indes zu helfen, gibt es doch ein Mittel, mit dem sich das Calcitonin auf einen Schlag aus den Krebszellen jagen lässt. Dieses Mittel (Pentagastrin) wird nach der ersten Calcitoninbestimmung eingesetzt, das Calcitonin aus den Krebszellen freigesetzt und der Arzt in die Lage versetzt, aus dem Calcitoninanstieg im Blut die Präsenz des C-Zell-Karzinoms zu erschließen.

Fürsorgliche Vorsorge

Seit kurzem kann man dem C-Zell-Karzinom vorsorglich sogar auf den Grund und an die Wurzel gehen: Man übt sich in angewandter Molekulargenetik (durch Mutationsnachweis am zehnten Chromosom), entzieht den Blutsverwandten Blut, das dann dazu verwandt wird, die Vererbung des C-Zell-Karzinom-Gens innerhalb der Familie zu untersuchen und festzustellen, wer aus der Sippschaft dieses Gen in seinem Erbgut trägt. Den so ermittelten Genträgern wird eine frühzeitige Entfernung der Schilddrüse nahe gelegt, um dem Krebs keine Chance zu geben: freilich für den Preis des Drüsenverlustes und den Aufpreis lebenslanger täglicher Einnahme von Schilddrüsenhormonen in Form von Tabletten. Wer ein Früherkenner sein will, muss im Übrigen auch ergänzende Untersuchungen der Nebenschilddrüsen und des Nebennierenmarks durchführen – und zuvor daran denken.

Andere bösartige Tumoren

Manchmal ist die Schilddrüse Nebenschauplatz böser Aktionen, die von den Krebsen anderer Organe oder Gewebe ausgehen. So kann sie im Rahmen eines Krebses des Lymphgewebes zur Leidtragenden werden – sie ist dann Träger eines Lymphoms. Oder ein Karzinom in der Niere, in den Bronchien oder in der Brust schickt seine Wucherzellen in die Blutbahn und gründet in der Schilddrüse eine Filiale (im wahrsten Sinne des Wortes: von »filia«, dem lateinischen Begriff für Tochter, Tochtergeschwülste also, oder medizindeutsch »Metastasen«), weil die dortige Abwehr des massiven Angriffs durch die organfremden Krebszellen nicht mehr Herr wird.

Zu klären, welche organfremde Krebsmacht hier von der Schilddrüse Besitz ergriffen hat, ist Aufgabe des Histologen, des Gewebeforschers, der dabei zu immunologischen Methoden greift: Man spricht von Immunhistochemie. Der feingewebliche (histologische) Befund leistet zweierlei: Der Arzt weiß nun, welche Therapie angemessen und welcher Krankheitsverlauf zu erwarten ist.

Schilddrüsenkrebs: Risikofaktoren und Bedingungen

Zur Sache zu kommen fällt mitunter schwer. Zur Ursache zu kommen, das scheint derzeit schier unmöglich – jedenfalls beim Krebs: Die Geschwulstforscher (Onkologen) können ein Lied davon singen. Man gibt sich schon zufrieden, wenn man Bedingungen angeben kann, unter denen der Schilddrüsenkrebs gehäuft auftritt, worunter sich also das Krebsrisiko deutlich erhöht.

Zweimal in diesem Jahrhundert haben außergewöhnliche Umstände für solche Bedingungen gesorgt: der Zweite Weltkrieg mit den Atombomben in Hiroshima und Nagasaki und die Kernkraftkatastrophe von Tschernobyl. Im Gefolge der atomaren Zwangsbestrahlung »erblühten« die Schilddrüsenkarzinome in ungewohnt vielen Hälsen.

Unter normalen Umständen ist indes nur auf zwei Bedingungen zu verweisen, die dem Schilddrüsenkrebs Schützenhilfe leisten: Wenn erstens die bekannte Mutation im zehnten Chromosom vorliegt, die einem Teil der C-Zell-Karzinome den Weg bereitet, und wenn zweitens in der Kindheit oder Jugend die Schilddrüse in eine therapeutische Röntgenbestrahlung gerät. Auf sieben von hundert dieser röntgenbestrahlten Patienten kommt im späteren Leben ein Schilddrüsenkrebs zu. Der Zusammenhang ist verbürgt. Inzwischen wurde dieses Therapieverfahren eingestellt; all jene aber, die ehedem (in den Vierzigerjahren) am Hals oder Kopf bestrahlt wurden, müssen ihre Schilddrüse regelmäßig auf Herz und Nieren prüfen lassen, um die bösartigen Machenschaften unerwünschter Gewebe möglichst früh zu erkennen – und zu unterbinden. Zeit ist die beste Entwicklungshilfe des Krebses: Man darf sie ihm nicht einräumen. Zum Vorsorgeprogramm gehört auch die Bestimmung der Kalziumkonzentration im Blut: Die Nebenschilddrüsen zählen ebenfalls zu den potenziellen Spätopfern externer Bestrahlung. Im niedrigen Kalzium- und Parathormonspiegel wird ihre Funktionsstörung offenbar.

Verdacht auf Schilddrüsenkrebs

Schilddrüsenkrebse sind eingeschränkt in der Wahl ihrer Ausdrucksmittel: In den frühen Stadien ihrer Entwicklung bleibt ihnen in der Regel nur der Schilddrüsenknoten, um sich nach außen zur Geltung zu bringen. Befindensstörungen und weitere Körperbefunde melden sich erst zu Wort, wenn der so Angesprochene einen Großteil seiner Heilungshoffnungen dahinfahren lassen muss, weil der auf Fortschritt bedachte Krebs diesen schon zu weit vorangetrieben hat.

Mit den Krebsknoten allerdings hat es hierzulande seine eigene Bewandtnis: Sie gehen unter in der Masse der Kropfknoten, die als Folge der

Jodmangelsituation und fehlenden Kropfprophylaxe das Markenzeichen deutscher Schilddrüsen darstellen. Immerhin haben nicht wenige der etwa 35 Millionen Kropfträger Knoten in ihrer Schilddrüse. Die Knoten der bösen Art als Wölfe im Schafspelz unter den vielen guten herauszufinden, ist nicht immer leicht und nachgerade in Deutschland ein Problem: Man muss sich gut mit Wölfen und Lämmern auskennen.

Grundsätzlich verpflichtet die Präsenz von Knoten in der Schilddrüse den Arzt zu einer Abklärung: Bei jedem Kropfknoten und Knotenkropf ist an einen bösartigen Tumor zu denken. Wird die Empfehlung befolgt, müssten in Jodmangelgebieten angesichts der unzähligen Knoten in den überzähligen Kröpfen die Köpfe der Ärzte rauchen (ob des vielen Daran-Denkens): Die nämlichen Bedingungen erschweren die Abgrenzung der krebsigen von den harmlosen Knoten. Was daraus folgt, ist ein weiterer Lanzenbruch: Mittlerweile wurden für die Kropfprophylaxe durch Jod so viele Lanzen gebrochen, dass die Waffenschmiede (oder Schrotthändler) eigentlich einen wirtschaftlichen Aufschwung erleben müssten. Jedenfalls besticht das Argument doppelt: Weniger Knotenkröpfe verringern die Zahl der Schilddrüsenkrebse und damit das Tumorrisiko und zugleich erleichtern sie die (Früh-)Erkennung derer, die dann noch übrig sind.

Beiläufig

Als Nebenbeitrag zur Knotenlehre sei hier noch einmal deutlich gemacht, was und was nicht unter einem Knoten in der Schilddrüse zu verstehen ist: Der Schilddrüsenknoten ist genau besehen nicht das Ergebnis einer Verknüpfung, Verschlingung, Verknotung oder einfacher Schürzung zweier loser Enden, sondern eine aus der Norm fallende Änderung der Drüsengewebestruktur, die je nach Qualität und diagnostischer Darstellung als Verdichtung oder als Lichtung augenfällig wird.

Die Krebsmöglichkeit, welche Schilddrüsenknoten grundsätzlich in sich bergen, wird zum Krebsverdacht, wenn sich ein Knoten im Szintigramm als funktionslos erweist: Man spricht dann von einen kalten Knoten. Die Knotenkälte bringt den Arzt leicht ins Schwitzen: Er muss die richtige therapeutische Entscheidung treffen. Operieren oder nicht – das ist hier die Frage.

Vorgehen bei krebsverdächtigen Knoten

Damit der Arzt bei der zuletzt fälligen therapeutischen Entscheidung für oder gegen eine Operation nicht daneben trifft, kommt insbesondere bei isoliert vorliegenden und über einen Zentimeter durchmessenden kalten Knoten die Feinnadel punktierend zum Zug – denn nur so ist die Ansaugung (Aspiration) von Zellen aus dem Gewebeverbund möglich. Die Feinnadelpunktion erfolgt unter Ultraschallkontrolle. Kalte Knoten hinterlassen häufig kein starkes Echo, demgemäß spricht man dann von echoarmen Knoten.

Erscheinen die mit der Feinnadel angesaugten Zellen dem kundigen Zellkundler (Zytologen) unauffällig, wird in Abständen von sechs bis zwölf Monaten das Knotenwachstum (sonographisch) beobachtet. Machen sich die Zellen jedoch krebsverdächtig, ist dem Patienten mit einer chirurgischen Klärung am besten gedient. Desgleichen, wenn der Zytologe kein eindeutiges Urteil und daher auch keine Unbedenklichkeitserklärung abzugeben vermag. Ferner kann eine Operation trotz unauffälligen Zellbefunds angezeigt sein, wenn der fragliche Knoten auf den Ultraschall kein Echo gibt und das klinische Bild Merkmale von Bösartigkeit aufweist: ein Wachstum mit unscharfer Randbegrenzung, eine derbe Festigkeit des Knotengewebes und obendrein womöglich noch suspekte Halslymphknoten.

Bei Knoten, die unter einem Zentimeter bleiben, keine Anstalten zum Wachsen machen und sich echowillig zeigen, können sich Arzt und Patient mit einer Verlaufskontrolle zufrieden geben. Aber auch hier kann zugunsten einer Operation entschieden werden: wenn sich nämlich der Patient damit nicht zufrieden gibt, weil er, von Krebsängsten gepeinigt, von den Knoten in seiner Schilddrüse um den Schlaf gebracht wird.

Behandlung des Schilddrüsenkrebses

Am Anfang der Schilddrüsenkrebsbehandlung steht immer die Operation. Die ergänzende Behandlung ist von Krebs zu Krebs unterschiedlich: Sie hängt vom Gewebebefund ab und vom Jodstoffwechsel der Krebszellen. Infrage kommen Radiojodtherapie, Bestrahlung von außen, Hormonzufuhr und – höchst selten – der Einsatz von Krebszellhemmern (Zytostatika). Wie bei anderen bösartigen Tumoren, muss sich der Erfolg der Behandlung in der Nachsorge bestätigen.

Die Palette der Therapiemaßnahmen macht deutlich, wie viele Spezialisten im Behandlungsakt des Krebsdramas ihren Auftritt haben. Sie müssen dafür sorgen, dass der Hauptdarsteller des Stücks die Bühne geheilt verlässt. Nur im Team lässt sich das Schilddrüsenkarzinom therapeutisch bezwingen. Hier sind der Hausarzt, der Chirurg, der Strahlentherapeut und der Onkologe (Geschwulstexperte) gleichermaßen gefordert. Der Schilddrüsenspezialist ist derjenige, der sie als Koordinator alle unter einen Hut bringt und darauf achtet, dass die Forderungen erfüllt werden; bei ihm laufen alle Fäden zusammen – selbst die, welche der Chirurg knüpft.

Behandlungsmethoden

Mit der Operation allein ist es nicht getan, will man die Heilungschancen optimieren. Man hat keine Gewähr, dass der Krebs den Körper auch wirklich zusammen mit der Schilddrüse verlässt. So wird die Operation durch weitere Behandlungen ergänzt.

Chirurgische Entfernung der Schilddrüse

Die totale Entfernung der Schilddrüse ist fraglos die Methode der Wahl bei der Behandlung des Schilddrüsenkrebses: Bevor die Schilddrüse den Patienten umbringt, bringt der Chirurg den Patienten um die Schilddrüse. In Zweifelsfällen wird die Diagnose anhand von Gewebeproben während der Operation gestellt und das weitere Vorgehen darauf abgestimmt. Bestätigt sich die Krebsdiagnose, betätigt sich der Chirurg als Radikaloperateur und befreit den Patienten von seiner verkrebsten Schilddrüse. Anders als beim Kropf und bei der Hyperthyreose wird er versuchen, auch noch die kleinsten Schilddrüsenreste zu erhaschen, um nur ja kein Drüsengewebe im Körper zu belassen. Mehr noch: er wird je nach Bedarf, um mit dem Krebs vollends aufzuräumen, die entsprechenden Halslymphknoten mit ausräumen.

Radiojodtherapie

Nach der Totaloperation erwartet den Patienten die lebenslange Substitutionsbehandlung mit Schilddrüsenhormonen. Bevor es so weit ist und die Ersatzhandlung zur Ausführung kommt, wird in den ersten vier bis sechs Wochen nach dem Eingriff – sobald das TSH im Blut seinen Anstieg signalisiert – reichlich in einer Kapsel verpacktes Radiojod in den Körper gebracht. Im Gegensatz zur niedrig dosierten inneren Bestrahlung bei anderen Schilddrüsenleiden (s. S. 138 ff.) setzt die hoch dosierte Radiojodkrebstherapie stets einen mehrtägigen Aufenthalt auf einer nuklearmedizinischen Therapiestation voraus.

Hinter der massiven Radiojodierung steckt eine dreifache Absicht: Man will mit der inneren Bestrahlung eventuell verbliebenem (kranken oder auch gesunden) Restgewebe den Rest geben und zugleich all den verstreuten Krebstochterzellen den Garaus machen, die sich die Jodsucht als Funktionsrelikt erhalten haben und dem Zellkiller Radiojod Einlass in ihr Innerstes gewähren. Darüber hinaus erfüllt die therapeutische Maßnahme auch einen diagnostischen Zweck: Etwa fünf Tage nach der Radioaktivierung mit Jod wird ein Szintigramm des ganzen Körpers aufgezeichnet. Achtzig Prozent der Fernmetastasen aus dem differenzierten Lager lassen sich auf diese Weise orten – all jene eben, die Radiojod in sich aufnehmen.

Ein echtes leibliches Risiko bringen die hohen Radiojoddosen nicht mit sich. Allerdings kommen gelegentlich Geschmacksstörungen vor, die sich aber bald wieder legen. Zu beachten ist ferner, dass auch die Speicheldrüsen Radiojod aufnehmen. Infolgedessen sind die Patienten gehalten, in den ersten Tagen der Radiojodeinwirkung ihrem Speichelfluss mittels Kaugummi oder saurer Bonbons oder Zitronensaft auf die Sprünge zu helfen. So wird das Radiojod aus den Drüsen herausgespeichelt und kann dort keinen Schaden mehr anrichten: Einer späteren Austrocknung der Mundschleimhäute durch verminderte Speichelbildung ist vorgebeugt.

Erneute Radiojodtherapie

Wird nach dem Erstschlag mit radioaktivem Jod das Ganzkörperszintigramm oder – empfindlicher und genauer noch – die Positronen-Emissionstomographie (PET) mit Jod-124 zum Verräter an im Körper verbliebenem krebsigen oder gesunden Schilddrüsengewebe, schließt sich spätestens (um den Anschluss nicht zu verlieren) ein halbes Jahr danach eine zweite Radiojodtherapie an. Zu diesem Zweck muss zunächst wieder das TSH im Blut hoch konzentriert werden, weil das zur Vernichtung bestimmte gesunde Rest- oder kranke Tochtergewebe sich unter der TSH-Stimulation mehr von seinen Vernichtern (Jod-131) ins Haus holt. Deshalb wechselt man vier Wochen vor dem Radiojodzweitschlag zunächst von dem langlebigen Levothyroxin (Halbwertszeit: acht Tage) auf ein kurzlebiges Trijodthyronin-Präparat (Halbwertszeit: 19 Stunden), um zehn Tage vor dem therapeutischen Ereignis dann ganz von der Hormonsubstitution zu lassen, woraufhin das TSH in den Adern prompt ansteigt.

Es versteht sich, dass die Hartnäckigkeit einzelner (guter oder böser) Gewebeteile, von denen die Ganzkörperszintigraphie oder PET Zeugnis ablegt, nicht mit Akzeptanz belohnt werden kann. Man darf weder den Krebszellen Gelegenheit zur Ausbreitung noch den gesunden Drüsenzellen Gelegenheit zur Entartung geben. Die Radiojodtherapie wird also so lange wiederholt, bis sich im Körper keine Zellen mehr finden, die radioaktives Jod aufzunehmen vermögen.

Hierbei leistet die neue Methode der Positronen-Emissionstomographie mit Jod-124 (s. S. 90) gute Dienste: nicht nur als Drüsenrest- und Metastasenfahnder, sondern auch als Dosisermittler für fällige Wiederholungsbehandlungen mit Jod-131. Darüber hinaus dienen PET-Aufnahmen, die in regelmäßigen Abständen während der drei- bis fünftägigen internen Strahlentherapie gewonnen (genauer: vom Computer rekonstruiert) werden, zur Kontrolle des Therapieerfolgs.

Externe Strahlentherapie

Bleibt die Radiojodtherapie außen vor, weil das Krebsgewebe sich wegen mangelnder Differenziertheit nicht mehr darauf versteht, Jod zu speichern, wird in seltenen Fällen von außen bestrahlt. Das gilt vor allem da, wo der Tumor zu weit fortgeschritten ist, als dass der Chirurg ihn mit gebührlichem Sicherheitsabstand aus dem gesunden Gewebe herausschälen könnte. Durch die Bestrahlung werden nicht nur die Lymphknotenmetastasen verödet, sondern auch die Lymphbahnen am Hals, sodass die weitere Ausbreitung von Krebszellen blockiert ist.

Die äußere Bestrahlung der Schilddrüse hat ihren Preis. Rachenraum, Kehlkopf und Speiseröhre werden mit bestrahlt – und müssen den Preis bezahlen: Die Stimme erheisert sich, das Schlucken beschwert sich. Nur wenn der Nutzen der Behandlung die Nebenwirkungen aufwiegt, wird man diese in Kauf nehmen. Die Krebstherapie mit Hochvolt-Bestrahlung von außen wird gemeinhin nur durchgeführt, wenn der bösartige Tumor weit fortgeschritten ist und neben dem Leib auch das Leben bedroht.

Chemotherapie

Eher selten und nur bei weit fortgeschrittenen differenzierten Karzinomformen übernimmt die Chemotherapie eine Rolle im Behandlungsgeschehen um den Schilddrüsenkrebs. Keine heilende, lediglich eine lindernde Wirkung ist zu erwarten. Damit wenigstens diese Erwartung sich erfüllt, werden die Zytostatika, die das Wachstum der Krebszellen hemmen sollen, im Verein mit der externen Bestrahlung eingesetzt. Patienten mit einem sehr seltenen undifferenzierten Schilddrüsenkarzinom wird selbst die lindernde Wirkung der Zytostatika mitunter vorenthalten: Nur jeder Fünfte spricht überhaupt auf die Behandlung an.

Hormontherapie

Die Substitution mit Schilddrüsenhormontabletten, die sich angesichts einer abhanden gekommenen Schilddrüse zwangsläufig an die Krebstherapie mit Radiojod anschließt, erfordert eine höhere Dosierung, als sie nach Entfernung einer unverkrebsten Schilddrüse üblich ist. Es gilt, das Steuerhormon TSH, das nach der Operation im Blut deutlich ansteigt, so zu unterdrücken, dass kein Wachstumsreiz mehr auf verbliebene gesunde oder kranke Schilddrüsenzellen ausgeübt wird. Demgemäß wird der Schilddrüsenhormonmangel mit Tagesdosen von 150 bis 200 Mikrogramm Levothyroxin ausgeglichen. Der Ausgleich treibt den T_4-Wert an die obere Normgrenze und den Patienten an den Rand einer Hyperthyreose. Doch das wird in Kauf genommen.

Welche Behandlung bei welchem Krebs?

Mit welchen Waffen aus dem therapeutischen Arsenal der Schilddrüsenkrebs zu bekämpfen ist, hängt von seiner Art und von seiner Ausdehnung ab. Für alle Arten und Spielarten des Schilddrüsenkrebses bildet die Operation das therapeutische Fundament. Aber selbst hierbei gibt es schon Abweichungen, je nach Differenzierungsgrad und Größe des Tumors.

Differenzierter Schilddrüsenkrebs

Das papilläre und das follikuläre Schilddrüsenkarzinom verlangen eine Totaloperation. Ein Teil der Lymphknoten im Halsbereich muss mit dran glauben. Ist der Befall gesichert, müssen die Lymphknoten der befallenen Seite ausgeräumt werden. Einzige Ausnahme von der Regel sind papilläre Schilddrüsenkarzinome mit einem Durchmesser von weniger als eineinhalb Zentimetern. Stößt der Chirurg bei einer Kropfoperation zufällig auf solch ein Mikrokarzinom, mag es ausreichen, wenn er den befallenen Schilddrüsenlappen entfernt: Die Prognose ist günstig.

Kleine follikuläre Karzinome müssen dagegen in jedem Fall radikal entfernt werden: Sie sind gefährlicher als ihre papillären Brüder, denn ihre Ableger schiffen sich frühzeitig in die Blutbahn ein und schwärmen von da in den Körper aus, um sich weitere Organe zur Besiedelung zu erschließen. Der Einschiffung und Ausschwärmung muss man zuvorkommen: also weg mit der ganzen Schilddrüse!

Die differenzierten Schilddrüsenkrebse erfüllen die Kriterien für die Radiojodtherapie. Ihre Zellen stehen den normalen, gesunden Zellen noch nahe genug, um deren Vorliebe für Jod und damit auch für Radiojod zu teilen. Dieser Rest von Normalität wird dem differenzierten Krebsgewebe zum Verhängnis; für den Patienten erhöhen sich die Aussichten, das Therapieziel zu erreichen.

Zur äußeren Bestrahlung nimmt man Zuflucht, wenn differenzierte Karzinome bereits so weit fortgeschritten sind, dass sie die Schilddrüsenkapsel gesprengt haben. In diesem Stadium wandelt sich das Therapieziel: Nicht auf Heilung mehr, nur auf Linderung noch ist man aus – und auf Verzögerung –, man will das Schlimmste möglichst lange hinauszögern. Die Chemotherapie, in Gestalt von Zytostatika, steht im Dienste des nämlichen therapeutischen Ziels. Durch Kombination mit der äußeren Bestrahlung will man der Verzögerungstaktik Nachdruck verleihen.

Undifferenzierter Schilddrüsenkrebs

Bei den sehr seltenen anaplastischen Tumoren der Schilddrüse wäre die radikale Entfernung des Tumorgewebes höchst angebracht: Leider ist sie zum Zeitpunkt der Diagnose häufig schon nicht mehr möglich.

Die innere Bestrahlung mit radioaktivem Jod kommt beim anaplastischen Karzinom nicht infrage. Seine Zellen haben mit den ursprünglichen Drüsenzellen nichts mehr gemein: Jod bedeutet ihnen nichts. So bleibt nur die externe Bestrahlung, aber auch die kann nur noch lindernd wirken. Immerhin lässt sich damit unmittelbar nach der Operation die Zerstörungswut der verbliebenen Zellen etwas eindämmen, sodass sich die verbleibende Frist für die Patienten verlängert. Vor der Bestrahlung noch kann zum Ausgleich der Schilddrüsenunterfunktion die Substitution mit Schilddrüsenhormontabletten begonnen werden.

Auch beim undifferenzierten Schilddrüsenkarzinom ist der chemotherapeutische Versuch mit Zytostatika gerechtfertigt – um sein aggressives Wachstum wenigstens ein wenig einzudämmen.

Medulläres Schilddrüsenkarzinom

Beim C-Zell-Karzinom bleibt nicht vieles mehr zu tun nach der Radikaloperation der Schilddrüse und der beidseitigen Ausräumung der Halslymphknoten, die sich wegen des zweiseitigen Tumorwachstums zumindest bei der familiären Spielart empfehlen. Da schon den C-Zellen das Interesse am Jodstoffwechsel abgeht, kann bei den C-Krebszellen erst recht keine Rede davon sein: Die Radiojodtherapie fällt somit von vornherein weg. Aber auch die äußere Strahlentherapie erweist sich gemeinhin als fruchtlos: Die entarteten C-Zellen lassen sich selbst in der höchsten vertretbaren Dosierung von den Strahlen nicht beirren.

Metastasen in der Schilddrüse

Auch wenn der Krebs ursprünglich anderwärts im Körper aufwucherte: Hat er als Metastase erst einmal die Schilddrüse in Beschlag genommen, muss diese den Schlamassel mit ausbaden. Wie bei anderen Schilddrüsenkrebsen wird das Drüsenorgan in der Regel totaloperiert, um den Krebsableger verbindlich abzulegen. Auch die bösartigen Schilddrüsenlymphome können zumeist für Metastasen gelten, welche die Schilddrüse in den Sog einer Tumorkrankheit des Lymphorgansystems hineinreißen. Hierbei werden die Metastasen jedoch zunächst wie der Muttertumor mit Bestrahlung von außen und einer bewährten Kombination von Zytostatika behandelt. Spricht der systemische Krebs auf die Behandlung an, ist auch die Schilddrüse ihren Unterdrücker los.

Nachsorge

Nachsorge bedeutet nicht nur, dass einem die Sorge um den Patienten lange nachgeht: Vielmehr braucht der Krebspatient nach der Primärbehandlung eine spezielle Betreuung, die auf seine Tumorkrankheit zugeschnitten ist. Hier ist Teamarbeit angesagt: In der Obhut einer erfahrenen Betreuergruppe ist der Schilddrüsenkrebskranke, nach den Belastungen der Operation und einer inneren oder äußeren Strahlentherapie, am besten aufgehoben. Zu den Zielen der Nachsorge und den Aufgaben der Nachbetreuer zählt auch die Fahndung nach Tumorrezidiven und – falls man fündig wird – deren unverzügliche Ahndung mit therapeutischen Gegenmaßnahmen.

Überlebenschancen

Die Eigenschaft der Bösart kommt in unterschiedlichen Abstufungen. Die differenzierten Schilddrüsenkarzinome in ihrer papillären, follikulären oder gemischten Form meinen es mit ihren Wirten noch relativ gut. Im Gegensatz zu anderen bösartigen Tumoren erzwingen sie in den ersten fünf Jahren nach der Behandlung nur höchst selten den Rückfall der Patienten.

Je nach Ausgangsbefund ergibt sich eine Zehnjahres-Überlebensrate zwischen 85 und 90 Prozent für das papilläre Karzinom. Beim follikulären Karzinom sind es 60 bis 70 Prozent.

Das undifferenzierte, anaplastische Schilddrüsenkarzinom hat es mit seinem Wachstum dagegen so eilig, dass Arzt und Patient das Nachsehen haben: Zum Zeitpunkt seiner Entdeckung ist es in der Regel schon so weit fortgeschritten, dass es dem Arzt keine reelle Behandlungschance und dem Patienten keine Überlebenschance mehr einräumt – in Zahlen: null bis neun Prozent. Verglichen damit bietet das C-Zell-Karzinom geradezu günstige Aussichten: Die Zehnjahres-Überlebensrate liegt immerhin bei 50 bis 70 Prozent.

Verlaufskontrolle

Hauptanliegen der Nachsorge sind die regelmäßigen Verlaufskontrollen. Die Halsregion steht im Mittelpunkt der körperlichen Untersuchung und im Blickpunkt der Untersucher. Die Sonographie kommt einmal mehr erkennungsdienstlich zum Zuge. Röntgenaufnahmen des Brustkorbs und Röntgen- oder Kernspintomogramme (s. S. 88 f.) der Hals- und Brustregion erfüllen ihren Zweck bei der Fahndung nach lokalen und Fernmetastasen. Die Rezidivsuche mithilfe der Szintigraphie verlangt eine vorhergehende (und vorübergehende) Aussetzung der Schilddrüsenhormonersetzung.

Zur nachsorglichen Verlaufskontrolle gehört auch die Bestimmung des Thyreoglobulins im Blut: Dieses Schilddrüsen-typische Eiweiß (s. S. 74 f.) wird nicht nur von den gesunden, sondern auch von den differenzierten krebsigen Schilddrüsenzellen produziert. Nach erfolgreicher Therapie ist keinerlei Thyreoglobulin im Blut mehr nachweisbar. Wenn doch, sind Schilddrüsenzellen im Körper verblieben – zum Guten oder zum Bösen. Oder es ist bereits wieder neues Drüsengewebe am Wuchern. Der Thyreoglobulintest ist einfach: Im Gegensatz zur Szintigraphie (mit Radiojod) kann er auch unter Hormonsubstitution angewendet werden.

Weniger zuverlässig als dieser Test ist die Ganzkörperszintigraphie. Metastasen, die sich nach der Primärtherapie bei der Besiedelung ferner Körpergegenden Zeit lassen, erreichen oft nicht den Entwicklungsstand und damit den Differenziertheitsgrad des Mutterkrebses: Sie können kein Radiojod mehr speichern und entziehen sich dem szintigraphischen Nachweis. Im Übrigen wird die Ganzkörperszintigraphie heute in besonderen Situationen statt mit radioaktivem Jod mit radioaktivem

Thallium vorbereitet: Dann erübrigt es sich, die Hormonsubstitution zu unterbrechen.

Was Thyreoglobulin für die differenzierten Schilddrüsentumoren, ist Calcitonin für das C-Zell-Karzinom. So steht auf dem Nachsorgeprogramm die regelmäßige Bestimmung des Calcitonins. Steigt dieses erneut an, weiß der Arzt, wonach er suchen muss. Sobald er das verantwortliche Tumorgewebe entdeckt, wird er es dem Chirurgen nahe bringen – sodass dieser mit einem zweiten Eingriff haltgebietend in das Rezidivgeschehen eingreifen kann.

Substitution

Die Schilddrüsenhormonsubstitution nach der Primärtherapie eines Schilddrüsenkarzinoms deckt sich im Prinzip, aber nicht im Detail mit jener, die den hypothyreoten Patienten Tag für Tag begleitet. Dem Krebspatienten fehlt die Feinregulation einer bedarfsgerechten Versorgung mit Schilddrüsenhormonen, die dem chronisch »Unterfunktionellen« infolge verbliebenen funktionstüchtigen Schilddrüsenrestgewebes in der Regel zu eigen ist. Insgesamt wird die nachsorgliche Substitution mit Hormontabletten den Krebspatienten an den Rand einer Hyperthyreose bringen: Man will sichergehen und TSH-initiierte Wachstumsreize erst gar nicht aufkommen lassen, die in vereinzelt zurückgebliebenen artigen oder unartigen (entarteten) Schilddrüsenzellen unerwünschte Wucherneigungen entfachen könnten.

Allgemeine Empfehlungen

Vor der Radiojodbehandlung ist Zurückhaltung bei der Zufuhr von zusätzlichem Jod oder von Jodzusätzen geboten: Darauf müssen die Patienten selber achten. Das radioaktive Jod steht von seiner Menge her gegen das nicht radioaktive Jod auf verlorenem Posten. Dieses sättigt die Zellen ab, sodass die radioaktive Fraktion nicht zum Zuge und etwaiges Schilddrüsengewebe nicht zur Strahlung kommt.

Schilddrüsenkrebs in speziellen Umständen

Krebskranke Kinder sind keine krebskranken kleinen Erwachsenen. Die Fortschritte in der Tumortherapie machen sich vor allem an ihnen bezahlt: Die Behandlung des Krebses zielt heute bei Kindern grundsätzlich auf Heilung ab – und ihre Aussichten sind deutlich besser als die der erwachsenen Krebspatienten. Aber nicht nur bei Kindern, auch bei alten Menschen zeigt der Krebs ein eigenes Gesicht.

Bei Kindern

Die Knoten, die sich in kindlichen Schilddrüsen durchaus finden, sind gemeinhin harmlos: Kolloidknoten, die durch Stauung von Kolloid und Verschmelzung von Schilddrüsenfollikeln entstehen und sich den tastenden Fingern des Arztes als weich darstellen. Kindliche Krebsknoten hingegen sind außerordentlich selten und leisten bei Tastversuchen stärkeren Widerstand. Wer vermöchte aber, selbst bei gutem Knotengespür, schon – und obendrein verbindlich – zu sagen, was Kolloid, was Krebs ist? Um das Häufigere hier vom Seltenen abzugrenzen, wird man auf die schmerzlosen und unschädlichen Untersuchungen mit »Szinti« und »Ultra« nicht verzichten. Auch die Feinnadelpunktion ist den Kindern zuzumuten – falls diagnostische Zweifel bestehen (s. S. 85).

Die Operation bringt den meisten Kindern vollständige Heilung. Doch wie bei ihren erwachsenen Opfern geben sich die Schilddrüsenkrebse der differenzierten Art erst nach zusätzlicher Radiojodbehandlung geschlagen. Danach sind die Kinder zeitlebens tablettenabhängig: Schließlich brauchen sie – und sie ganz besonders – die Schilddrüsenhormone: um ihr eigenes Wachstum voranzutreiben und das Wachstum von zurückgebliebenen Schilddrüsenzellen hintanzuhalten. Und von da an werden sie zeitlebens observiert – in regelmäßigen Nachuntersuchungen, die nur auf das eine abzielen: nämlich die Wiederkunft des Krebses beizeiten zu erkennen, damit er möglichst früh behandelt werden kann.

C-Zell-Karzinome in der Blutsverwandtschaft sind nicht nur ein hinreichender, sondern auch ein notwendiger Grund, um bei einem Kind die molekulargenetische Fahndung nach einer Mutation auf dem zehnten Chromosom zu veranlassen (s. S. 76), auch wenn sich seine Schilddrüse völlig unverdächtig ausnimmt. Kinder, die das Erbe eines C-Zell-Karzinoms tatsächlich antreten, haben die besten Aussichten auf Heilung, wenn die Krankheit frühzeitig, das heißt noch vor der eigentlichen Entstehung, erkannt und das Krebsorgan in spe in einer Operation vollständig entfernt wird.

Im Alter

Das Alter kennzeichnet den Lebensabschnitt, in dem die körperliche Entwicklung partiell zum Erliegen kommt oder sich sogar umkehrt: Involution nennts der Fachmann und meint damit die Rückbildung einzelner Organe von Alters wegen. Manche sehen darin den Ansatz einer altersbedingten Entdifferenzierung – und so halten es womöglich auch die Schilddrüsenkrebse. Jedenfalls kommt es nicht von ungefähr, dass bei alten Menschen das undifferenzierte bösartige Schilddrüsenkarzinom in seinen verschiedenen Spielarten häufiger auftaucht als die differenzierten (follikulären, papillären und daraus gemischten) Schilddrüsentumoren. Infolgedessen fallen auch die Überlebensraten deutlich ungünstiger aus als bei jüngeren Patienten mit Schilddrüsenkrebs.

Das therapeutische Vorgehen beim Schilddrüsenkrebs alter Menschen folgt der üblichen Strategie: die kranke Schilddrüse möglichst vollständig ausrangieren und mit innerer oder äußerer Bestrahlung nachbehandeln. Freilich kann die altersbedingte Hinfälligkeit mancher Patienten den radikalen Bestrebungen des Chirurgen einen Riegel vorschieben.

Schlussbemerkungen: Jod tut Not

Die Zweiteilung menschlicher Leiden in schicksalhafte und vermeidbare, je nach Erkenntnisfortschritt, geht beim gegenwärtigen Stand der medizinischen Ursachenforschung für das Untergebiet der Schilddrüsenkrankheiten ein ungewohntes Verhältnis ein: Der vermeidbare Anteil überwiegt bei weitem. Gewiss: die Basedow'sche Krankheit, die Schilddrüsenentzündungen und die bösartigen Tumoren der Schilddrüse müssen derzeit noch als Fügung hingenommen werden, worin die Betroffenen sich zu fügen haben. Aber gerade die häufigsten Schilddrüsenkrankheiten, nämlich der Kropf und die autonomiebedingte Hyperthyreose samt dem Folgezustand der Hypothyreose nach therapeutischem Verlust der Schilddrüse, sind grundsätzlich vermeidbar – mit einfachsten Mitteln und minimalem Aufwand.

Es wurde in diesem Buch oft genug der Finger darauf gelegt: Der gemeinsame Nenner dieser (heute vorwiegend deutschen) Krankheiten und Folgezustände ist die chronische Jodunterversorgung des Körpers. Das defizitäre Ungleichgewicht aber bleibt so lange stabil, wie der Jodmangel in unserer Nahrung unausgeglichen ist. Setzt man den täglichen Jodbedarf (Säuglinge 50 bis 80, Schulkinder 140 bis 200 und Erwachsene rund 200 Mikrogramm am Tag) gegen die Jodmengen, die hierzulande mit der Nahrung aufgenommen werden, ergibt sich selbst unter günstigsten Bedingungen (mit Seefisch auf dem wöchentlichen Speiseplan) ein Defizit von mehr als 50 Prozent. Durch individuelle Verwendung von jodiertem Speisesalz allein lässt sich die »Joddurft« nicht decken. Da müsste man schon zusätzlich mit Jodsalz hergestellte Lebensmittel beziehen – kommen doch 80 Prozent der täglichen Salzzufuhr über solche Bezüge zustande.

Den Bezug vermochten die wenigsten herzustellen – und die Nachfrage bestimmt das Angebot. Noch wird nur ein geringer Teil der Back- und Fleischwaren oder fertig gepackten Lebensmittel mit Jodsalz zubereitet. Bäcker, Fleischer und andere Lebensmittler mussten lange Zeit fürchten, auf ihrer jodgesalzenen Ware sitzen zu bleiben. Die war nämlich entsprechend zu deklarieren – wobei die Jodetikettierung den zumeist unaufgeklärten Verbrauchern offensichtlich weniger als Gütesiegel imponierte, denn als Hinweis auf unerwünschte »Speisechemie« oder unbegehrliche »Schonkost« den Appetit verdarb.

Allein der generelle Einsatz von jodiertem Speisesalz in allen Sparten der Lebensmittelindustrie verspricht eine kollektive Lösung des Jodversorgungsproblems – hier bedarf es aber einer gesetzlichen Regelung. Dazu konnten sich die Politiker lange Zeit (aus Bequemlichkeit oder aus Scheu vor Unbequemlichkeit) nicht bequemen. Inzwischen hat sich das Blatt gewendet: Vielleicht wollte man den Bundespräsidenten nicht Lügen strafen, nachdem er auf dem Weltkindergipfel 1990 in New York mit seiner Unterschrift verbrieft hatte, dass Deutschland zur Beseitigung des Jodmangels in der Welt bis zum Jahr 2000 das Seine beitragen werde.

Jedenfalls ist nach ihrer Verabschiedung durch den Gesetzgeber im Herbst 1993 eine Verordnung zur Änderung der Vorschriften über jodiertes Speisesalz in Kraft: Man darf darauf hoffen, dass, derart gestärkt, die verordneten Änderungen bald ins Gewicht fallen. Fallen sollten dabei insbesondere die Vorbehalte (von Lebensmittlern und Verbrauchern) gegen jodiertes Speisesalz: entfallen doch nunmehr die gesonderten Kennzeichnungen (oder Brandmarkungen!) Jodsalz-haltiger Waren.

Entscheidender noch als die Verordnung selbst dürfte das daran gekoppelte Bemühen des Gesetzgebers sein, den Lebensmittlern die Verwendung von Jodsalz und den Verbrauchern den Verbrauch von jodgesalzenen Lebensmitteln – gewissermaßen amtlich – nahe zu legen. Die künstlichen Quellen natürlichen Jods gilt es also in doppeltem Sinne zu nutzen. Immerhin hat man erkannt, dass dies ohne Nachhilfe und Aufklärung kaum durchzusetzen ist – wie immer, wenn das Freiwilligkeitsprinzip Vorrang erhält vor dem Überstülpungsprinzip. Im ersten Fall muss der erwünschte Zustand durch eigene Entscheidung (und entsprechendes Handeln) herbeigeführt werden. Im zweiten Fall werden die Bedingungen durch Obrigkeitsbeschluss geändert und der Folgezustand stellt sich ein, gleichviel ob die Betroffenen Bescheid wissen oder nicht. Solange der Bürger selbst das Heft in die Hand nehmen soll, muss dafür geworben werden: Ohne überzeugende Aufklärung geht nichts. Freilich: wenn die Jodsalzung der Lebensmittel erst einmal zur Regel wird, ist die Kropfprophylaxe auch ohne Aufklärung gewährleistet – was aber nicht heißen soll, dass auf diese verzichtet werden darf.

So ist für das Sachgebiet der Schilddrüsenkrankheiten das Zeitalter der Aufklärung angebrochen. Der Jodmangel wird von Amts wegen zum Gesundheitsrisiko erklärt. Die Bundesgesundheitsbehörde bekennt sich auf der ganzen Linie zum Jodsalz, trifft Vorkehrungen zur Bekehrung der Verbraucher, appelliert an die Lebensmittelindustrie und wendet sich an die Innungen der Bäcker und Fleischer, damit diese, sozusagen organisiert, der Bedeutung des Jodsalzes innewerden. Angesichts solch aufklärerischer Anstrengungen ist zu hoffen, dass sich die kleine Schar der Jodsalzer und Jodsalzbefürworter unter den Lebensmittlern (Ende 1993 mit fünf Prozent veranschlagt) rasch vermehrt. Denn damit rückt das Fernziel der kollektiven Kropfprophylaxe näher.

Bis dahin ist es jedem Einzelnen überlassen, Vorsorge zu treffen – bevor ihn die Sorgen treffen, welche Schilddrüsenkrankheiten aus Jodmangel (wie auch andere chronische Krankheiten) mit sich bringen. Da das Brauchtum des Jodelns, das in den alpinen und für ihre Kropfneigung notorischen Ländern von Eingeweihten rituell gepflegt wird, den Nachweis seiner therapeutischen oder vorbeugenden Wirkung schuldig geblieben ist, bleibt dem Vorbeuger (Vorsorger) nur die mühselige Suche nach jodgesalzenen Lebensmitteln ohne Gewähr der Bedarfsdeckung – oder der sichere, weitaus bequemere Griff zur Jodidtablette.

Jod gehört neben den Vitaminen und anderen Mineralien (Spurenelementen) wie Kalzium oder Magnesium zu den Stoffen, die der Körper notgedrungen mit dem Essen zu sich nimmt. Man spricht daher von essenziellen Nährstoffen. Die Jodidtablette enthält den essenziellen Nährstoff Jod in komprimierter Form, ist also kein Medikament, sondern fällt in die Gruppe der tablettierten Nährstoffe. Naturgemäß könnte sie im Restaurant angeboten werden; vorläufig bedarf der Erwerbswillige für ihre Beschaffung aber noch einer Apotheke. Auf ein Rezept ist er indes nicht angewiesen – eines der üblichen Zahlungsmittel genügt.

Seltsamerweise bleibt Jod von dem Trend ausgespart, in dem die Vitamine und Spurenelemente nicht erst seit gestern liegen. Nur mühsam findet es den Weg in das Bewusstsein der Verbraucher. Man kann sich wohl noch keinen rechten Begriff davon machen: Hieße Jod stattdessen Vitamin J – es hätte wohl kaum unbegründete Widerstände zu erwarten gehabt. Es wäre in allen Multivitaminpräparaten vertreten und die deutschen Schilddrüsen hätten kein Jodproblem.

Vorbeugen mit Jod schützt davor, kropfüber in eine Schilddrüsenkrankheit zu fallen. Ein solcher Fall droht allen »Unbeugsamen« – und namentlich denen, die einer Kropffamilie angehören. Tatsächlich sind diejenigen unter ihnen mit einem größeren Risiko belastet, in deren direkter Verwandtschaft sich bereits Kröpfe breit gemacht haben. Chronisch Jodunterversorgte werden zum Kropf veranlagt, wenn sie die Veranlagung dazu in ihrem Erbgut mitbringen. Wie die Kropfhäufigkeit in unseren Landen bescheinigt, ist solche Begabung nicht gerade selten.

Es steht in der Regel jedem frei, der Kropfgefahr durch eine Prophylaxe mit Jod entgegenzuwirken oder es sein zu lassen. Für die Risikogruppe der Schwangeren ist auch diese Regel außer Kraft: Hier wird die Vorbeugung mit Jodidtabletten (Tagesdosis von 200 Mikrogramm) fast zur Verpflichtung gegenüber dem Ungeborenen. Denn erstens ist der Jodbedarf in der Schwangerschaft erhöht, und zweitens hängt von dessen Deckung Wohl und Gedeih des Kindes ab, das für sich selbst nicht entscheiden kann. Bei Kleinkindern und Schulkindern ist der Ausgleich des Joddefizits gleichfalls ein präventivmedizinischer Imperativ. Immerhin beginnt bei der Hälfte aller kropfgeplagten Schilddrüsen die Kropfentwicklung in jungen Trägerjahren.

Kommt die Kropfprophylaxe mit Jod erst einmal kollektiv zur Geltung und gelingt es, das Bewusstsein von Ärzten und Patienten so zu schärfen, dass auch die Möglichkeiten der Früherkennung und Frühbehandlung konsequent ausgeschöpt werden, hat die Schilddrüse als Problemorgan und kostspieliger Krankheitshort für die Gesellschaft ausgespielt. Was dann noch an Schilddrüsenkrankheiten bleibt, ist individuell zu bewerten und bemisst sich an den Schicksalen, die sich dahinter verbergen.

Die Gesundheitsämter, die Krankenkassen, die Ärzte und die Medien haben hier Vorarbeit zu leisten. Der mitbestimmende Patient aber ist doppelt gefordert, wenn die individuelle Vorbeugung und die Früherkennung (von Schilddrüsenkrankheiten) gelingen sollen: Er muss sich aufklärungsbereit halten und er muss seine eingefahrene Rolle (gegenüber dem Arzt) ändern: Aus dem Patienten (Erdulder) wird der Agent (Macher) in eigener Sache. Es versteht sich, dass dabei auch der Arzt einen Rollenwandel durchmacht: Er wird zum Partner des Patienten. Nur macht er sich dessen Sache zu Eigen: Also machen beide gemeinsame Sache – und sind einander partnerschaftlich verpflichtet.

Dieses Buch begreift den Patienten als Partner und Mitarbeiter des Arztes und die (Schilddrüsen-)Krankheit, die ihn Rat suchen lässt, als beider gemeinsames Anliegen. Wenn es dazu beiträgt, dass der Patient solchem Selbstverständnis ein Stück näher kommt, dient es seinem Zwecke gut. Wenn das Buch aber darüber hinaus den schilddrüsenunauffälligen Leser dazu bewegen kann, seine Schilddrüsengesundheit infrage zu stellen und vorsorglich in den wachsenden Chor der Jodbewussten mit einzustimmen, bewegt es in der Tat etwas und findet darin seinen Sinn. Des Buches Sinn und Zweck wären dann erfüllt.

Anhang

Die gängigsten Schilddrüsen-Medikamente

1. Jod	Jodetten, Jodetten depot Jodid, Jodid ratiopharm, Jodid Verla Kaliumiodid BC 200, Kalium jodatum 0,1 g Mono-Jod Strumedical 400 Henning Strumex
2. Schilddrüsenhormone	a: Levothyroxin (T_4): Berlthyrox, Eferox, Euthyrox, L-Thyroxin-Henning (Tabletten und Injekt.), Thevier b: Trijodthyronin (T_3): Thybon 20/100 Henning, Thyrotardin-injekt., Trijodthyronin BC c: T_4 und T_3 in Kombination: Novothyral, Prothyrid, Thyreotom – Thyreotom forte, Thyroxin-T_3 Henning
3. T_4 und Jod in Kombination	Jodthyrox, Thyreocomb N, Thyronajod
4. Thyreostatika	Carbimazol Henning Favistan (Tabletten und Inject.) Irenat-Tropfen Methizol Neo-Thyreostat Propycil 50 Thiamazol Henning (Tabletten und Inject.) Thyreostat II, Thyrozol

Adressen, die weiterhelfen

Arbeitskreis Jodmangel
Postfach 1541
64505 Groß-Gerau
Tel. 0 61 52-4 00 21

Forum Schilddrüse e. V.
Heimhuderstraße 70
20148 Hamburg
Tel. 0 40-41 70 95

Schilddrüseninformationsdienst SDID
Bolongarostraße 82
65929 Frankfurt
Tel. 0 69-31 40 53 24 (Dienstag und Freitag: 13 – 16 Uhr)

Schilddrüsenliga Deutschland e. V.
Geschäftsstelle
c/o Evangelisches Krankenhaus
Waldstraße 73
53177 Bonn
Tel. 02 28-3 86 90 60
Internet: www.schilddruesenliga.de

Glossar

Abszess
Eitrige – von einer Kapsel umgebene – Entzündung.

Adenom
Gutartiger Knoten in einer Drüse.

AK
Antikörper.

Aktiver Transport
Im Gegensatz zu passivem Durchlass wird beim Durchtritt eines Stoffes/Partikels/einer Substanz von einem Körperraum zum anderen (z. B. vom Blutgefäß in eine Zelle) ein spezieller Mechanismus aktiv.

Akut
Plötzlich einsetzend, nicht lange anhaltend.

Aminosäure
Eiweißbaustein.

Anästhesie/Anästhesist
Fachgebiet/Facharzt für Narkoseverfahren.

Anaplastisches Schilddrüsenkarzinom
Seltene und sehr bösartige Form des Schilddrüsenkrebses.

Anamnese
Krankheitsvorgeschichte.

Antikörper
Vom Immunsystem hergestellter Abwehrstoff.

Atrophie
Schwund, Schrumpfung.

Auskultation
Abhören eines Organs (z. B. Herz oder Lunge) mit dem Stethoskop.

Autonomes Adenom
Frühere Bezeichnung für unifokale Autonomie.

Autonomie
Selbstständig, unabhängig. Bezeichnet Überfunktionsform, die unabhängig von der TSH-Steuerung ist.

Autoantikörper
Vom Immunsystem gebildeter Antikörper, der körpereigenes Gewebe oder Bestandteile von Zellen angreift.

Autoimmunerkrankung
Krankheit, die von Autoantikörpern ausgelöst wird.

Basedow, Karl Adolf von, 1799 – 1854
Arzt, der als erster im deutschsprachigen Raum die Überfunktion der Schilddrüse und Augensymptome beschrieben hat (Kropf, schneller Pulsschlag, Hervortreten der Augen).

Basedow'sche Krankheit/Immunhyperthyreose
Art der Überfunktion (Autoimmunerkrankung) der Schilddrüse, häufig kombiniert mit Hervortreten der Augen.

Bq (MBq)
Bequerel (Mega Bequerel). Maßeinheit für radioaktiven Zerfall.

Benigne
Gutartig.

Blutsenkung
Beim Stehenlassen einer Blutprobe sinken die festen Bestandteile – rote und weiße Blutkörperchen, Blutplättchen – durch die Schwerkraft nach unten. Eine erhöhte Geschwindigkeit deutet auf eine Entzündung im Körper hin.

Calcitonin (Ct)
Hormon für Kalziumstoffwechsel. Dient in der Diagnostik als Tumormarker: erhöht bei medullärem Schilddrüsenkarzinom (C-Zell-Karzinom) oder bei Rezidiv oder Metastasen nach Operation des C-Zellkrebses.

Carbimazol
Schilddrüsenblocker. Wird zur Behandlung der Überfunktion eingesetzt

Chromosom
Speicherplatz für Erbanlagen.

Chronisch
Lang andauernd, dauerhaft.

C-Zellen
Zellen innerhalb der Schilddrüse, die Calcitonin produzieren.

C-Zell-Karzinom
Identisch mit Medullärem Karzinom. Krebs, der von C-Zellen ausgeht.

De-Quervain-Thyreoiditis (= subakute Thyreoiditis)
Von Viren hervorgerufene schmerzhafte Entzündung der Schilddrüse. Beginnt akut, hält aber länger an.

Diffus
Gesamtes Organ betreffend.

Doppler-Sonographie
Spezielles Ultraschallverfahren, mit dem der Blutfluss in einem Organ oder allgemein in den Blutgefäßen sichtbar gemacht werden kann.

Dominanter Erbgang/Rezessiver Erbgang
Ein Gen für ein bestimmtes Merkmal wird von einem Elternteil auf die Nachkommen vererbt und ist dort aktiv – auch wenn das Parallel-Gen nicht für das gleiche Merkmal steht / Rezessiv: das Parallel-Gen vom anderen Elternteil muss für das gleiche Merkmal stehen, damit dieses zutage tritt.

Embryonalentwicklung
Phase der Entwicklung eines Lebewesens nach Einnistung des befruchteten Eis in die Gebärmutter, dauert beim Menschen bis zur 14. Woche. Am Ende der Embryonalentwicklung haben sich alle Organe gebildet, der Embryo ist ca. 12 cm lang.

Endokrin
In den Blutkreislauf Hormon abgebend.

Endokrinologie/Endokrinologe
Fachgebiet/Arzt innerhalb der Medizin, das/der sich mit Krankheiten innerer Drüsen befasst.

Endokrine Drüsen
Hormonproduzierende Gewebe, geben ihr Produkt (Hormon) über das Blut an den Organismus (nach innen – endokrin) ab. Endokrine Drüsen sind: Schilddrüse, Nebenschilddrüse, Eierstöcke, Hoden, Nebenniere, Hypophyse.

Endokrine Ophthalmopathie
Vom Immunsystem ausgehende Entzündung des Inhalts der Augenhöhle. Beteiligung der Augenmuskeln, kommt häufig zusammen mit der Basedow'schen Erkrankung vor.

Enzym
Eiweißstruktur, die Stoffwechselvorgänge initiiert und beschleunigt.

Epidemiologie (Epidemiologe)
Gebiet (Spezialist) innerhalb der Medizin zur Erfassung der Häufigkeit von bestimmten Krankheiten und deren Ursachen.

Epithel
Einschichtiges oder mehrschichtiges Deckgewebe, Schutz und Stoffwechselorgan, bekleidet die äußere Körperoberfläche und Hohlorgane und Körperhöhlen (Haut und Schleimhäute).

Epithelkörperchen
Nebenschilddrüsen. Produzieren Parathormon und regulieren den Kalziumstoffwechsel.

Euthyreot
Zustand, in dem die Schilddrüsenfunktion normal ist.

Exophthalmus
Hervortreten der Augen.

Fokal
Bestimmte, umschriebene Stelle(n) betreffend.

Follikel
Speicher für Schilddrüsenhormone (Bläschen, das von Schilddrüsenzellen umgeben ist).

Follikuläres Karzinom
Knotenbildender Krebs der Schilddrüse. Zweithäufigste Form des Schilddrüsenkrebses, gute Prognose.

fT_3
Freie, nicht eiweißgebundene Form des Trijodthyronins im Serum.

fT_4
Freie, nicht eiweißgebundene Form des Thyroxins im Serum.

Gammakamera
Nuklearmedizinisches Messgerät. Erstellt Szintigramme der Schilddrüse.

Gen
Erbanlage (auf den Chromosomen).

Globusgefühl
Fremdkörpergefühl im Hals mit Schluckbeschwerden, entsteht u. a. bei Struma.

Halbwert(s)zeit
Zeit, in der eine radioaktive Substanz zur Hälfte zerfallen ist. z. B. bei Tc-99m: 6 Stunden, bei Jod-131: 8 Tage.

Hashimoto-Thyreoiditis
Nach Erstbeschreiber benannte Autoimmunerkrankung der Schilddrüse. Führt häufig zu deren Unterfunktion.

HCG (= humanes Choriongonadotropin)
Schwangerschaftshormon. Kann zu Beginn der Schwangerschaft die Schilddrüse stimulieren (wie TSH) und zu leichter Überfunktion führen.

Heißer Knoten/ Autonomes Adenom/ Unifokale Autonomie
Überaktiver, gutartiger Knoten, der zur Überfunktion führen kann. Im Szintigramm durch »heiße« Farben (gelb, rot) dargestellt.

Histologie (Histologe)
Fachgebiet (Spezialist) innerhalb der Medizin, welches/r den Aufbau und die Zusammensetzung von Gewebe (z. B. Gewebeproben, Tumoren) untersucht.

Hodgkin'sche Krankheit
Nach dem Erstbeschreiber benannte Form von Lymphdrüsenkrebs.

Hormon
Botenstoff, der von einer inneren Drüse produziert wird (Beispiele: Schilddrüsenhormon, Sexualhormon, Kortison) und Informationen an Zellen oder Organe vermittelt.

Human
Menschlich, vom Menschen stammend.

Hyperplasie/Hypertrophie
Größenzunahme durch Vermehrung der Organzellen (z. B. der Thyreozyten)/ Größenzunahme durch Vergrößerung der Zellen bei gleich bleibender Zellzahl.

Hypothalamus
Region im Zwischenhirn, in der so genannte Freisetzungshormone (= releasing hormone) gebildet werden, u. a. das TRH (= thyrotropin releasing hormone), welches das TSH in der Hypophyse freisetzt.

Hypophyse/ Hirnanhangdrüse
Zum Gehirn gehörende Drüse, in der verschiedene Steuerhormone für Körperdrüsen (u. a. die Schilddrüse) gebildet werden. Im Fall der Schilddrüse: TSH (= Thyreoidea [= Schilddrüse] stimulierendes Hormon).

Iatros/Iatrogen
Griechische Bezeichnung für Arzt, z. B. Psychiater = Seelenarzt/vom Arzt bewirkt oder verursacht.

Immunglobuline
Antikörper der spezifischen Immunabwehr, Eiweiß. Als Teil des Immunsystems gegen körperfremde Gewebsbestandteile (Antigene) gerichtet.

Immunzellen
Zelluläre Bestandteile des Immunsystems, im Dienste der Abwehr.

Indikation/indiziert
Medizinisch begründete Maßnahme (z. B. Indikation zur Operation bei Krebsnachweis).

Indikator
»Spürsubstanz«, die durch besondere Eigenschaften bestimmte Organfunktionen anzeigt (z. B. radioaktive Isotope des Jods).

Infiltratives Wachstum
Gewebe, das in anderes Gewebe »eindringend« wächst, Merkmal bösartiger Tumoren.

Inspektion
Betrachtung.

Involution
Altersbedingter Rückbildungsprozess eines Organs.

Isotop
Element, das gleiche Eigenschaften hat wie stabiles Element, aber durch Aussendung radioaktiver Teile zerfällt oder in anderes Element umgewandelt wird (»stabiles« Jod: Jod-127. Isotope: Jod-123, Jod-125, Jod-131).

(I)U/(I)E
(Internationale) Unit/Einheit.

Jod
Spurenelement. Baustein für Schilddrüsenhormon.

Jod-123, Jod-124, Jod-131
Isotope des Jods, die unter Aussendung radioaktiver Strahlen zerfallen. Werden in der nuklearmedizinischen Diagnostik und Therapie verwendet.

Kalter Knoten
Funktionsgeminderter oder funktionsloser Knoten in der Schilddrüse (nimmt weniger oder kein Jod mehr auf). Im Szintigramm durch »kalte«

Farben (Blau, Violett) dargestellt. Kann bösartig sein (5 – 8 %).

Karzinom
Bösartige Geschwulst (= Krebs), von Epithelzellen ausgehend.

Kautelen
Vorsichtsmaßregeln.

Keloid
»Wulstbildung« bei Narbenheilung, Bindegewebswucherung während der Narbenbildung.

Kolloid
Substanz im Follikel, dient als Speichermedium für Schilddrüsenhormon.

Koronargefäße
Herzkranzgefäße; sie versorgen den Herzmuskel (Myokard) mit Blut. Bei »Verkalkung« (Koronarsklerose) Unterversorgung: koronare Herzkrankheit (KHK), mit anfallsartigen Schmerzen (Angina pectoris = Enge der Brust) und im Extremfall Herzinfarkt (Myokardinfarkt).

Kortison
Hormon der Nebennierenrinde; wird zur Behandlung von Entzündungen und Allergien eingesetzt.

Kreatinin
Harnpflichtiges Stoffwechselprodukt; wird konstant über die Nieren ausgeschieden (1 – 1,5 g/Tag), daher wird z. B. die Jodausscheidung darauf bezogen, sodass sich auch bei Nierenfunktionsstörung verlässliche Messwerte ergeben.

Kretinismus
Kleinwuchs und schwerste geistige Behinderung – verursacht durch eine von Geburt an bestehende Schilddrüsenunterfunktion bei extremem Jodmangel während der Schwangerschaft. Kommt in Europa nicht mehr vor.

Kropf/Struma
Vergrößerung der Schilddrüse. Entsteht meist durch Jodmangel.

Kropfprophylaxe
Verhinderung der Entstehung eines Kropfes durch Vorbeugung (ausreichende Jodversorgung).

Levothyroxin/L-T4
Synthetisches Schilddrüsenhormon in Tablettenform.

Lymphgefäße/Lymphknoten
Transportwege für Gewebeflüssigkeit/»Filterstationen« an Lymphabflusswegen (z. B. Achselhöhlen, Kieferwinkel, Leistenregion).

Lymphom
Lymphknotenvergrößerung; gutartig bei Entzündungen, bösartig z. B. bei Leukämie (Krebs der weißen Blutzellen), Hodgkin'scher Krankheit.

Maligne
Bösartig.

Medulläres Schilddrüsenkarzinom/ C-Zell-Karzinom
Krebsform, die von C-Zellen ausgeht, häufig mit erhöhtem Calcitonin, speichert kein Jod.

Melanozyten
In der Haut angesiedelte Zellen, die bei UV-Licht Melanin (dunkles Pigment) produzieren und in die Haut abgeben (»Bräunung« der Haut als Schutz vor Sonneneinstrahlung und Verbrennung).

Metastase
Absiedlung (Tochtergeschwulst) eines bösartigen Tumors an anderer Stelle

Mikro(-gramm, -liter, -mol)
Millionstel (Gramm) (Liter) (mol).

Milli(-liter, -gramm, -mol)
Tausendstel (Liter) (Gramm) (mol).

Molekulargenetik
Vererbungslehre auf molekularer Ebene: Lehre von der Erbinformation und Fehlern im Erbgut (Mutationen).

Monotherapie/Kombinationstherapie
Therapie mit einem Wirkstoff (z. B. thyreostatische Therapie bei Überfunktion)/ Therapie mit zwei oder mehr Wirkstoffen (z. B. Kombination aus Thyreostatikum und Schilddrüsenhormon).

Morphologie
Lehre von Form und Struktur des Körpers und seiner Organe.

Multiple endokrine Neoplasie
In mehreren »inneren« Drüsen auftretende Neubildungen (z. T. bösartig); ausgelöst durch Mutation im zehnten Chromosom, erblich, kommt vor zusammen mit erblich bedingtem medullärem Schilddrüsenkarzinom.

Mutation
Abweichung vom ursprünglichen Bauplan der Erbinformation. Kann Krankheiten verursachen (z. B. familiäre Form des medullären Schilddrüsenkarzinoms).

Myasthenie
Krankhafte Muskelschwäche oder -ermüdbarkeit; als Myasthenia gravis gefährliche Autoimmunkrankheit der Skelettmuskulatur, bei der Autoantikörper die Reizübertragung vom Nerv zum Muskel sabotieren.

Myxödem
Rötung, Verhärtung und Schwellung der Haut im Schienbeinbereich – kommt vor bei Basedow'scher Erkrankung (selten).

Nano(-gramm, -liter, -mol)
Milliardstel (Gramm) (Liter) (mol).

Nervus recurrens
Stimmbandnerv. Verläuft hinter der Schilddrüse, ist daher bei der Schilddrüsenoperation gefährdet.

Obduktion
(= Autopsie) Untersuchung eines Verstorbenen. Leicheneröffnung zur Feststellung der Todesursache.

Ödem
Schwellung durch Ansammlung wässriger Flüssigkeit im Gewebe.

Östrogen
Weibliches Sexualhormon aus den Eierstöcken, dessen Konzentration im Blut von der Zyklusphase abhängt.

Okkultes Karzinom
Vorher nicht bekanntes und unentdecktes Karzinom, wird erst (zufällig) bei Operation oder Obduktion gefunden.

Oligophrenie
Angeborener oder früh erworbener Intelligenzmangel.

Onkologie/Onkologe
Fachgebiet (Spezialist) innerhalb der Medizin, welches/r sich mit bösartigen Erkrankungen befasst.

Osteoporose
Knochenentkalkung, Verlust von Knochenmasse.

Palpation
Abtasten.

Papilläres Schilddrüsenkarzinom
Häufigste Form des Schilddrüsenkrebses, gute Prognose, daher meist heilbar.

Pathologie/Pathologe
Fachgebiet (Spezialist) innerhalb der Medizin; untersucht Organe und Gewebeteile auf krankhafte Beschaffenheit (z. B. Operationspräparate, Biopsien).

PET
Positronen-Emissionstomographie; nuklearmedizinisches Schnittbildverfahren mit sehr hoher räumlicher Auflösung; bei Tumorerkrankungen und auch in Herz- und Hirndiagnostik eingesetzt.

Piko(-gramm, -liter, -mol)
(s. Milli, Nano). Billionstel (Liter) (Gramm) (mol).

Physiologie
Wissenschaft von den normalen Körperprozessen.

Positronen
Bestandteil des Atoms in der Atomhülle, positiv geladenes Elektron, verbindet sich im Gewebe mit Elektronen und führt unter Materievernichtung zur Aussendung einer Strahlung, die von außen aufgezeichnet werden kann. Wird bei der PET-Methode eingesetzt.

Post partum
Postpartal: nach der Entbindung.

Prätibial/Tibia
Vor dem Schienbeinknochen/ Schienbeinknochen.

Prävalenz
Häufigkeit aller Fälle einer bestimmten Krankheit in einer Population zum Zeitpunkt der Untersuchung oder auf Zeitraum bezogen (z. B. Anzahl Erkrankungen pro Jahr).

Prävention/Präventivmedizin
Vorbeugung einer Krankheit, eines Mangels/Fachgebiet der Medizin, welches sich mit Möglichkeiten der Krankheitsverhütung befasst.

Proliferation
Vermehrung von Gewebe (häufig bei Entzündung, Wundheilung, Regeneration).

Prognose
Vorhersage des Verlaufs einer Krankheit (z. B. Krebs).

Prophylaxe
Vorbeugung, z. B. Kropfprophylaxe durch Einnahme von Jodtabletten.

Punktion
Mit Nadel durchgeführtes gezieltes »Einstechen« in bestimmte – zumeist bösartigkeitsverdächtige – Areale, z. B. Knoten. Ziel: Entnahme von Zellen/Gewebsstückchen zur histologischen Untersuchung.

Radiojod/Jod-131
Isotop des Jods, wird zur nuklearmedizinischen Therapie gut- und bösartiger Schilddrüsenkrankheiten verwendet.

Radiojodtest
Test vor Durchführung einer Radiojodtherapie zur Berechnung der nötigen Therapieaktivität.

Radiojodtherapie
Mit Jod-131 durchgeführte Therapie. Wird eingesetzt zur Kropfverkleinerung, Ausschaltung der Überfunktion (Autonomie, Basedow-Überfunktion) und zur Nachbehandlung nach operiertem Schilddrüsenkrebs (außer C-Zell-Krebs).

Resistenz
Widerstandsfähigkeit des Organismus, einzelner Organe, des Immunsystems gegen schädigende äußere Einflüsse, z. B. Erreger (Viren, Bakterien), Gifte, Chemikalien etc.

Resektion
Teilentfernung eines Organs durch Operation.

Rezeptor
Region an oder innerhalb einer Zelle, die als »Empfangsstelle« für Botenstoffe oder Eiweißkörper funktioniert (z. B. Hormonrezeptor, TSH-Rezeptor). Ohne Rezeptor kann die Wirkung von Hormonen an die Zellen nicht vermittelt werden.

Rezidiv
Rückfall, erneutes Auftreten einer Krankheit, z. B. Wiederauftreten einer Basedow-Überfunktion.

Rezidivstruma
Erneute Struma nach vorangegangener Beseitigung (Medikamente, Operation, Radiojodtherapie).

Sarkom
Bösartige Geschwulst, geht von Gewebezellen aus (z. B. Muskel-, Stützgewebe), metastasiert auf dem Blutweg, meist sehr aggressiv.

Serum
Blutflüssigkeit, Blut ohne Blutzellen und ohne den Gerinnungsfaktor Fibrinogen.

Schildknorpel
Bestandteil des Kehlkopfs (größter Knorpel des Kehlkopfs, »Adamsapfel«), davor und seitlich davon sitzt die Schilddrüse, die davon ihren Namen hat.

Spurenelement
Element (wie Jod, Selen oder Fluor), welches für die Funktion bestimmter Organe wichtig ist und nur in sehr geringen Mengen (»Spuren«) benötigt wird.

Sonographie
Ultraschalluntersuchung.

Stethoskop
Instrument zur Auskultation, zum Abhören schallerzeugender Organe (Herz, Lunge).

Struma/Kropf
Nicht bösartige Vergrößerung der Schilddrüse. Häufigste Ursache: Anpassung an Jodmangel.

Szintigraphie
Methode zur Darstellung der Funktion mit Hilfe eines radioaktiven Stoffes. Zur Szintigraphie der Schilddrüse wird fast ausnahmslos Technetium-99m (Tc-99m) verwendet.

Substitutionstherapie
Ersatz eines vom Körper nicht mehr produzierten lebenswichtigen Hormons (z. B. Insulin, Schilddrüsenhormon) durch Zufuhr des künstlich hergestellten Hormons von außen.

Suppression
»Unterdrückung«. Begriff wird verwendet bei Durchführung eines Tests zur Unterdrückung der Jodaufnahme in die Schilddrüse durch Schilddrüsenhormon in hoher Dosierung.

Tachykardie/Bradykardie
Schneller/langsamer Herzschlag.

TBG (= Thyroxin bindendes Globulin)
Trägereiweiß für Schilddrüsenhormon im Blut.

T_3
Trijodthyronin.

T_4
Tetrajodthyronin (= Thyroxin).

Tc-99m
Technetium-99m. Schwach radioaktive Substanz, wird zur Szintigraphie der Schilddrüse verwendet.

Tg-AK
Autoantikörper, gerichtet gegen Thyreoglobulin, erhöht bei Hashimoto-Thyreoiditis.

Thiamazol
Schilddrüsenblocker, wird bei der Behandlung der Überfunktion eingesetzt.

Thyreoglobulin (Tg)
Speichereiweiß für Schilddrüsenhormon im Kolloid der Schilddrüsenzelle. Dient in der Diagnostik als Tumormarker nach Krebsoperation. Nach Entfernung der Schilddrüse im Serum nicht mehr nachweisbar. Wenn doch: Hinweis auf Rezidiv/Metastasen.

Thyreoidea (Glandula thyreoidea)
Lateinische Bezeichnung für Schilddrüse.

Thyreoidektomie
Komplette chirurgische Entfernung der Schilddrüse (bei Krebs).

Thyreostatika (=Schilddrüsenblocker)
Hemmstoffe der Schilddrüsenfunktion, verringern die Produktion von Hormon.

Thyreozyt
Schilddrüsenzelle.

TPO-AK
Autoantikörper, gerichtet gegen das Enzym Peroxidase (stimuliert Jodaufnahme in Schilddrüsenzelle); erhöht bei Hashimoto-Thyreoiditis und auch bei Basedow'scher Krankheit.

TSH-R-AK
Autoantikörper, gerichtet gegen den Rezeptor für TSH; stimuliert – wie TSH – die Schilddrüsenzelle und führt so zur Überfunktion, erhöht bei Basedow'scher Krankheit, sichert die Diagnose.

TRH
TSH freisetzendes (TSH-releasing) Hormon, reguliert die TSH-Produktion in der Hypophyse.

TSH
Thyreoidea stimulierendes Hormon; wird in der Hypophyse gebildet und reguliert die Schilddrüsenfunktion.

Tumormarker
Substanz, die im Serum nachgewiesen werden kann und auf bösartigen Tumor (Entstehung, Rezidiv oder Metastasen) hinweist.

Unifokale Autonomie
Einzelner »heißer« Knoten, kann zur Überfunktion führen.

Uptake (= Aufnahme in %)
Messwert (in Prozent der Dosis) für Aufnahme einer radioaktiven Substanz in der Schilddrüse; Beispiel: hoher Uptake bei Überfunktion; niedriger Uptake bei Entzündungen und Unterfunktion oder »kalten« Knoten.

Vitiligo
Weißfleckenkrankheit der Haut, kommt manchmal zusammen mit Hashimoto-Thyreoiditis vor.

Zyste
Hohlraum in einem Organ. Entsteht häufig durch Einblutung. Ist mit der Sonographie leicht zu erkennen. Kann bei ausreichender Größe durch Punktion entleert werden.

Zytologie (Zytologe)
Fachgebiet (Spezialist) innerhalb der Medizin. Untersucht einzelne Zellen (»Zyten«) auf krankhafte Veränderungen, z. B. durch Punktion entnommene Zellen.

Zytostatika
Hemmstoffe der Zellteilung. Substanzen, die bei der Behandlung bösartiger Tumoren eingesetzt werden.

Sachverzeichnis